Krankenpfleger

in der

Pneumologie

Der vollständige Leitfaden

ALEXANDRE CAREWELL

Inhaltsverzeichnis

« *In der Pneumologie zählt jeder Atemzug; angesichts von Lungenerkrankungen suchen wir ständig nach Lösungen, um jeden Atemzug leichter zu machen.* »

Kapitel 1.
EINFÜHRUNG IN DIE PNEUMOLOGIE

Definition und Geschichte der Pneumologie

Die Pneumologie, vom griechischen Wort "pneumon" für "Lunge", ist der Zweig der Medizin, der sich mit der Untersuchung, Diagnose, Behandlung und Vorbeugung von Krankheiten des Atmungssystems befasst. Die Ursprünge der Pneumologie reichen weit in die Geschichte zurück und zeugen von der ewigen Bedeutung, die die Menschheit dem Akt des Atmens beimisst.

Die Geschichte der Pneumologie ist eine faszinierende Erzählung, die sich durch die Zeitalter zieht und Entdeckungen, Innovationen und oftmals den unbändigen Willen, das menschliche Verständnis von Atemwegserkrankungen zu verbessern, miteinander verbindet. In der Antike wurde der Atem oft mit der Essenz des Lebens selbst in Verbindung gebracht. In vielen Kulturen wurde der Atem als Bindeglied zwischen Körper und Seele gesehen.

Frühe Zivilisationen wie die Ägypter und die Griechen versuchten, Atemwegserkrankungen zu verstehen und mit den ihnen zur Verfügung stehenden Mitteln zu behandeln. Hippokrates, der Vater der modernen Medizin, verfasste ausführliche Texte über Lungenkrankheiten, in denen er die Bedeutung sauberer Luft und das Erkennen von Symptomen wie Husten, Fieber und Atemnot betonte.

Im Laufe der Zeit hat sich die Lungenheilkunde parallel zu den Fortschritten der medizinischen Wissenschaft weiterentwickelt. Im 19. Jahrhundert, mit dem Aufkommen der industriellen Revolution, machten Lungenerkrankungen, die mit industriellen Schadstoffen in Verbindung gebracht wurden, die Notwendigkeit eines besseren Verständnisses der Lungengesundheit deutlich. In diesem Jahrhundert wurde auch die Tuberkulose zu einer der Haupttodesursachen, was die medizinische Forschung dazu veranlasste, riesige Schritte zu ihrem Verständnis zu unternehmen.

Im 20. Jahrhundert hat der technologische Fortschritt die Entwicklung fortschrittlicher Diagnoseinstrumente wie Lungenröntgen, Spirometrie und viele andere ermöglicht. Die Forschung hat auch bedeutende Fortschritte bei der Behandlung von Atemwegserkrankungen gemacht, von Antibiotika zur Bekämpfung von Lungeninfektionen bis hin zum Aufkommen der Thoraxchirurgie zur Behandlung von Krankheiten wie Lungenkrebs.

Heute ist die Pneumologie ein weit entwickeltes Fachgebiet, das an der Schnittstelle zwischen fortschrittlicher Technologie, innovativer Forschung und einer soliden Tradition klinischer Spitzenleistungen angesiedelt ist. Sie entwickelt sich weiter, getrieben von den sich ändernden Bedürfnissen der Weltbevölkerung und dem unaufhörlichen Streben nach Wissen, das dieses medizinische Fachgebiet seit jeher auszeichnet.

Wenn wir also durch die faszinierende Geschichte der Pneumologie gehen, werden wir an die lebenswichtige Bedeutung des Atems, der Luft, die wir einatmen, und an die ständige Weiterentwicklung von Wissenschaft und Medizin in ihrem Bestreben, diese lebenswichtige Funktion gesund zu erhalten, erinnert.

Bedeutung der Pneumologie in der Medizin

Die Pneumologie nimmt im weiten Feld der Medizin einen zentralen Platz ein. Die Gesundheit unseres Atmungssystems ist untrennbar mit unserem allgemeinen Wohlbefinden und unserer Lebensqualität verbunden. Schließlich ist das Atmen die erste Handlung, die wir bei der Geburt ausführen, und die letzte, die wir am Ende unseres Lebens durchführen. Aufgrund dieser übergeordneten Bedeutung ist die Pneumologie von entscheidender Bedeutung für die Gewährleistung eines gesunden Lebens.

Zunächst einmal sind Atemwegserkrankungen weltweit eine Hauptursache für Morbidität und Mortalität. Von Bronchitis über Asthma bis hin zu Tuberkulose und Lungenkrebs sind Millionen von Menschen unabhängig von Alter, Geschlecht oder sozioökonomischem Status von diesen Erkrankungen betroffen.

Daher spielt die Pneumologie eine entscheidende Rolle bei der Diagnose, Behandlung und Prävention dieser Krankheiten und gewährleistet so eine höhere Lebenserwartung und -qualität für die betroffenen Patienten. Darüber hinaus ist die Pneumologie eng mit anderen medizinischen Fachgebieten vernetzt. So arbeiten beispielsweise Kardiologen häufig mit Pneumologen zusammen, da Herz- und Lungenerkrankungen häufig voneinander abhängig sind. Ebenso arbeiten Spezialisten für Infektionskrankheiten eng mit Pneumologen zusammen, da viele Infektionen, wie z. B. COVID-19, erhebliche Atemwegssymptome zeigen.

Die Forschung in der Pneumologie hat auch Auswirkungen auf viele andere Bereiche der Medizin. So haben beispielsweise Fortschritte in der Beatmungsmechanik die Intensivpflege revolutioniert und es Patienten ermöglicht, sich von Krankheiten zu erholen, die früher als tödlich galten. Ebenso kann das Verständnis der immunologischen Mechanismen, die Krankheiten wie Asthma oder Lungenfibrose zugrunde liegen, Licht auf die Erforschung anderer Autoimmun- oder Entzündungserkrankungen werfen.

Auch die präventive Dimension der Pneumologie ist von entscheidender Bedeutung. Durch die Behandlung von Themen wie Rauchen, Luftverschmutzung oder Berufskrankheiten sensibilisiert die Pneumologie die Öffentlichkeit für die Gefahren, die durch Umwelt und Verhalten die Gesundheit der Atemwege bedrohen. Damit spielt sie eine entscheidende Rolle bei der Förderung einer gesunden Lebensweise und der Prävention von Krankheiten.

Schließlich wird die Fähigkeit, frei und schmerzfrei zu atmen, oft unterschätzt, bis sie beeinträchtigt ist. Atemnot, Dyspnoe oder chronischer Husten können die Lebensqualität eines Menschen tiefgreifend beeinträchtigen und ihn von Medikamenten oder medizinischen Geräten abhängig machen. Die Pneumologie zielt darauf ab, diese Freiheit wiederherzustellen und den Menschen zu ermöglichen, ein möglichst normales und unabhängiges Leben zu führen.

Alles in allem kann die Bedeutung der Pneumologie in der Medizin gar nicht hoch genug eingeschätzt werden. Sie ist der stille Hüter unserer Fähigkeit zu atmen, zu leben und zu gedeihen und interagiert auf komplexe Weise mit anderen medizinischen Fachgebieten, um das ganzheitliche Wohlbefinden der Patienten zu gewährleisten. In der Pneumologie geht es nicht nur um die Lunge, sondern um den Kern dessen, was es bedeutet, am Leben zu sein.

Die Entwicklung der Behandlungen und Techniken

Die Odyssee der Pneumologie ist ein Testament der Innovation, des Fortschritts und der menschlichen Ausdauer. Von den rudimentären Anfängen bis zu den hochmodernen Eingriffen von heute ist der Weg der Behandlungen und Techniken in der Pneumologie faszinierend und ein Hinweis auf die Entschlossenheit der Medizin, die Lebensqualität der Patienten ständig zu verbessern.

In der Anfangszeit beruhte die Behandlung von Atemwegserkrankungen weitgehend auf empirischen Beobachtungen. Das Inhalieren von Dämpfen wurde beispielsweise häufig zur Behandlung von Bronchialerkrankungen eingesetzt. Im Laufe der Zeit wurden diese traditionellen Heilmittel von einem wissenschaftlicheren Ansatz abgelöst.

Jahrhundert kam Tuberkulin als potenzielle Behandlungsmethode für Tuberkulose auf, auch wenn es sich letztlich als weniger wirksam erwies als erwartet. Die Neuzeit brachte jedoch Antibiotika mit sich und revolutionierte die Behandlung vieler Atemwegsinfektionen, darunter auch die Tuberkulose.

Mit dem Beginn des 20. Jahrhunderts hat der technologische Fortschritt den Anwendungsbereich der Pneumologie grundlegend verändert. Die Bronchoskopie beispielsweise ermöglichte eine direkte Einsicht in das Innere der Bronchien und ebnete den Weg für präzisere diagnostische und therapeutische Verfahren. Spirometer wiederum ermöglichten eine objektive Beurteilung der Lungenfunktion.

In den letzten Jahrzehnten hat sich die nicht-invasive Beatmung (NIV) etabliert, die einen großen Fortschritt für Patienten mit chronischer Ateminsuffizienz darstellt. Die NIV hat die Notwendigkeit einer invasiven Intubation verringert, die damit verbundenen Risiken minimiert und die Lebensqualität der Patienten verbessert.

Das Verständnis von Entzündungen und Immunität war ebenfalls ein Wendepunkt, insbesondere bei Krankheiten wie Asthma. Inhalative Kortikosteroide, Bronchodilatatoren und andere zielgerichtete Medikamente haben die Behandlung von Asthma verändert und die Morbidität und Mortalität gesenkt.

Parallel zu diesen pharmakologischen Fortschritten haben sich auch die chirurgischen Techniken in der Pneumologie weiterentwickelt. Die videoassistierte Thoraxchirurgie (VATS) ist zu einer gängigen Technik zur Behandlung vieler Lungenerkrankungen geworden und bietet einen weniger invasiven Ansatz als die herkömmliche offene Chirurgie.

Im 21. Jahrhundert zeichnet sich das Zeitalter der personalisierten Medizin am Horizont ab. Dank der Fortschritte in der Genomik und Molekularbiologie werden gezielte und individualisierte Behandlungen für Krankheiten wie die idiopathische Lungenfibrose oder bestimmte Arten von Lungenkrebs entwickelt.

Die Entwicklung der Behandlungen und Techniken in der Pneumologie spiegelt das unaufhörliche Streben der Medizin nach einer besseren Versorgung der Patienten wider. Mit jeder Entdeckung und jeder Innovation verschiebt die Pneumologie weiterhin die Grenzen und verspricht eine noch hellere Zukunft für diejenigen, die von Atemwegserkrankungen betroffen sind.

Kapitel 2.
DIE ZENTRALE ROLLE DES KRANKENPFLEGERS IN DER PNEUMOLOGIE

Allgemeine Verantwortlichkeiten des Krankenpflegers

Der Krankenpfleger in der Pneumologie spielt eine zentrale Rolle bei der Behandlung von Patienten mit Atemwegserkrankungen. Er führt nicht nur klinische Aufgaben aus, sondern fungiert auch als Bindeglied zwischen Patient, Familie und medizinischem Team und bietet zudem wichtige psychologische und pädagogische Unterstützung. Hier ein Überblick über die allgemeinen Aufgaben des Krankenpflegers in der Pneumologie :

*   **Beurteilung von Patienten** : Der Krankenpfleger ist häufig der erste Angehörige eines Gesundheitsberufs, der mit dem Patienten in Kontakt kommt. Er beurteilt den Atemzustand, erkennt Anzeichen und Symptome einer Notlage und erhebt die relevante Krankengeschichte.
*   **Durchführung der Pflege**: Dazu gehören die Verabreichung von Medikamenten, das Management der Atemwege, die Durchführung von Lungenfunktionstests, die Unterstützung bei der Bronchoskopie und viele andere Interventionen.
*   **Aufklärung des Patienten** : Der Krankenpfleger bringt dem Patienten und seiner Familie bei, wie sie die Krankheit zu Hause bewältigen können, wie sie Medikamente und Inhalationsgeräte richtig anwenden und Anzeichen einer Exazerbation erkennen, die ein ärztliches Eingreifen erfordern.
*   **Psychologische Unterstützung**: Eine Atemwegserkrankung kann stressig und beängstigend sein. Der Krankenpfleger bietet emotionale Unterstützung, hört sich die Sorgen des Patienten an und beruhigt ihn.
*   **Kommunikation**: Der Krankenpfleger fungiert als Verbindungsstelle zwischen dem Patienten und dem Lungenfacharzt und übermittelt Informationen, Bedenken

und Beobachtungen, die für eine optimale Behandlung wesentlich sind.

- **Kontinuierliche Überwachung**: Bei Patienten mit Atemwegserkrankungen kann sich der Zustand schnell verschlechtern. Der Krankenpfleger überwacht kontinuierlich die Vitalzeichen, die Sauerstoffsättigung, die Atemkapazität und andere klinische Indikatoren.
- **Vorbeugung von Infektionen** : Lungenpatienten sind besonders anfällig für Infektionen. Der Krankenpfleger achtet auf die Hygiene, die Sterilisation der Ausrüstung und die Vermeidung nosokomialer Infektionen.
- **Notfallmanagement**: Bei akuter Atemnot oder anderen Komplikationen greift der Krankenpfleger schnell ein und leitet die notwendigen Notfallmaßnahmen ein, bis der Arzt eintrifft.
- **Zusammenarbeit**: Der Krankenpfleger arbeitet eng mit anderen Mitgliedern des medizinischen Teams zusammen, z. B. Physiotherapeuten, Ernährungsberatern, Sozialarbeitern und Spezialisten für psychische Gesundheit, um eine umfassende Betreuung zu gewährleisten.
- **Weiterbildung**: Der Bereich der Pneumologie entwickelt sich ständig weiter. Der Krankenpfleger hält sich über die neuesten Forschungsergebnisse, neue Behandlungsmethoden und bewährte Verfahren auf dem Laufenden, um eine Pflege auf dem neuesten Stand zu bieten.

Der Krankenpfleger in der Pneumologie ist weit mehr als nur ein Anbieter von klinischer Pflege. Er ist der Hüter des Wohlbefindens des Patienten, der Garant für Sicherheit und der unerschütterliche Verfechter einer optimalen Atemwegsgesundheit. In der weiten Welt der Beatmungsmedizin ist der Krankenpfleger eine zentrale Säule, die für die ganzheitliche Betreuung jedes einzelnen Patienten von entscheidender Bedeutung ist.

Besonderheiten der Abteilung für Pneumologie

Die Pneumologie als medizinisches Fachgebiet zeichnet sich durch ihre eigenen Merkmale und Besonderheiten aus, die sie im

Vergleich zu anderen Disziplinen einzigartig machen. Die Abteilung für Pneumologie ist ein Ort, an dem sich der technologische Fortschritt mit dem Menschlichen kreuzt und die Wissenschaft der Atmung im Mittelpunkt jedes Eingriffs steht. Hier sind einige der Besonderheiten, die dieses Fachgebiet ausmachen:

- **Vielfalt der Krankheitsbilder** : Die Abteilung für Pneumologie behandelt ein sehr breites Spektrum an Krankheiten, von chronischen Erkrankungen wie Asthma und COPD (chronisch obstruktive Lungenerkrankung) über Infektionen wie Tuberkulose bis hin zu Lungenkrebs.
- **Multidisziplinärer Ansatz**: Die Behandlung von Atemwegserkrankungen erfordert häufig den Einsatz von Fachkräften aus verschiedenen Disziplinen. Ein Patient benötigt möglicherweise das Fachwissen eines Radiologen für die Bildgebung, eines Thoraxchirurgen für einen Eingriff oder eines Physiotherapeuten für die Rehabilitation der Atemwege.
- **Fortschrittliche Technologie**: Die Pneumologie hat in den letzten Jahren von großen technologischen Fortschritten profitiert. Bronchoskopie, Spirometrie, Oximetrie und andere Tests sind für die Diagnose und Überwachung der Patienten von entscheidender Bedeutung.
- **Bedeutung der Prävention**: Mehr als in vielen anderen Abteilungen wird in der Pneumologie der Schwerpunkt auf die Prävention gelegt. Das Bewusstsein für die Gefahren des Rauchens, der Luftqualität und anderer umweltbedingter Risikofaktoren ist von entscheidender Bedeutung.
- **Herausforderungen durch Chronizität**: Viele der in der Pneumologie behandelten Krankheiten, wie Asthma oder COPD, sind chronisch. Das bedeutet, dass die Patienten möglicherweise eine langfristige Betreuung benötigen, mit all den damit verbundenen Herausforderungen in Bezug auf Aufklärung, medikamentöse Überwachung und Anpassung des Lebensstils.
- **Aufklärung und Befähigung der Patienten** : Patienten zu lehren, wie sie mit ihrer Krankheit umgehen, Inhalatoren richtig verwenden, Anzeichen einer Exazerbation erkennen und wann sie einen Arzt aufsuchen sollten, ist entscheidend.

- **Dringlichkeit und Reaktionsfähigkeit**: Situationen wie COPD-Exazerbationen, schwere Asthmaanfälle oder Pneumothorax erfordern ein schnelles und effektives Eingreifen. Das Team muss jederzeit bereit sein, auf solche Notfälle zu reagieren.
- **Forschung und Entwicklung**: Die Forschung ist eine tragende Säule der Pneumologie. Es werden ständig neue Therapien, Techniken und Ansätze entwickelt, die eine ständige Aktualisierung und Weiterbildung des gesamten Personals erfordern.
- **Beziehung zu anderen Fachgebieten**: Die Pneumologie ist eng mit anderen Fachgebieten verknüpft, insbesondere mit der Kardiologie (wegen der Verbindung zwischen Herz und Lunge) und der Onkologie (wegen der Behandlung von Lungenkrebs).
- **Psychosoziale Aspekte**: Atemnot kann tiefgreifende Auswirkungen auf die Lebensqualität, das psychische Wohlbefinden und die Autonomie eines Patienten haben. Die Berücksichtigung dieser Aspekte ist für eine ganzheitliche Behandlung von entscheidender Bedeutung.

Alles in allem ist die Abteilung für Pneumologie ein komplexes Universum, in dem Wissenschaft, Technologie, Fürsorge und Menschlichkeit zusammenfließen. Sie stellt eine ständige Herausforderung dar, bietet aber auch unschätzbare Belohnungen bei der Verbesserung der Gesundheit und der Lebensqualität ihrer Patienten.

Tägliche Herausforderungen und die Auszeichnungen des Berufs

Die Rolle des Krankenpflegers in der Pneumologie ist komplex und erfordert eine Kombination aus klinischem Fachwissen, zwischenmenschlichen Fähigkeiten und der Fähigkeit, sich durch die emotionalen Höhen und Tiefen der Patientenversorgung zu navigieren. Während der Beruf mit Herausforderungen gespickt ist, ist er auch reich an Belohnungen, die die Erfahrung zutiefst befriedigend machen.

Tägliche Herausforderungen :
- **Hohe Arbeitsbelastung**: Die steigende Nachfrage und die hohe Anzahl an Patienten können manchmal

überwältigend sein, insbesondere in Regionen mit begrenzten Ressourcen.

- **Komplexität der Pflege**: Pneumologische Patienten können multiple Komorbiditäten aufweisen, die eine sorgfältige Koordination und Aufmerksamkeit erfordern, um eine umfassende Pflege zu gewährleisten.
- **Atemwegsnotfälle**: Bei Asthmaanfällen, COPD-Exazerbationen oder anderen Atemwegsnotfällen ist schnelles Handeln von entscheidender Bedeutung. Diese Situationen können stressig und anspruchsvoll sein.
- **Emotionale Aspekte**: Patienten im Endstadium zu assistieren, insbesondere in der Lungenonkologie, oder Patienten leiden zu sehen, kann emotional anstrengend sein.
- **Fortlaufende Fortbildung**: Die Pneumologie entwickelt sich schnell **weiter.** Krankenpfleger müssen sich regelmäßig fortbilden, um mit den neuesten Methoden und Behandlungen auf dem Laufenden zu bleiben.

Berufsauszeichnungen :

- **Direkte Auswirkungen auf das Leben der Patienten** : Die Möglichkeit, die Lebensqualität von Patienten zu verbessern, zu sehen, wie sie sich erholen oder ihre Krankheit effektiv bewältigen, ist zutiefst befriedigend.
- **Anerkennung**: Die von den Patienten und ihren Familien zum Ausdruck gebrachte Dankbarkeit ist eine der größten Belohnungen. Zu wissen, dass man im Leben eines anderen Menschen etwas bewirkt hat, ist von unschätzbarem Wert.
- **Berufliche Entwicklung**: Die Komplexität der pneumologischen Versorgung bietet Möglichkeiten zur Spezialisierung, Forschung oder Lehre.
- **Bereichernde Interaktionen** : Die enge Zusammenarbeit mit Fachkräften aus verschiedenen Bereichen bietet eine mehrdimensionale Perspektive auf die Medizin und fördert das gegenseitige Lernen.
- **Zeugnis menschlicher Widerstandsfähigkeit**: Die Stärke, Entschlossenheit und Widerstandsfähigkeit von Patienten im Umgang mit chronischen oder schweren Krankheiten mitzuerleben, ist eine Quelle ständiger Inspiration.

Krankenpfleger in der Pneumologie zu sein, ist eine Gratwanderung zwischen Herausforderungen und Triumphen. Jeder Tag bringt seine eigenen Hindernisse mit sich, aber auch

Momente der Freude, der Erfüllung und der Hoffnung. Es ist ein Beruf, der nicht nur klinische Fähigkeiten erfordert, sondern auch eine große Portion Mitgefühl, Entschlossenheit und Einfühlungsvermögen.

Kapitel 3.
DIE WICHTIGSTEN
LUNGENERKRANKUNGEN VERSTEHEN

Bronchopneumopathien
chronisch obstruktive Lungenerkrankung
(COPD)

Die chronisch-obstruktive Lungenerkrankung, besser bekannt als COPD, ist eine Gruppe von Lungenerkrankungen, die den Luftstrom in der Lunge beeinträchtigen und zu Atembeschwerden führen. Es handelt sich um eine ernste Erkrankung, die häufig mit dem Rauchen in Verbindung gebracht wird und tiefgreifende Auswirkungen auf die Lebensqualität der Betroffenen hat. Lassen Sie uns in eine detaillierte Erforschung der COPD eintauchen, indem wir ihre Ursachen, Symptome, Behandlungsmöglichkeiten und Auswirkungen auf Patienten und medizinisches Personal erörtern.

Ätiologie und Risikofaktoren :

COPD wird hauptsächlich durch eine längere Exposition gegenüber Lungenreizstoffen verursacht, darunter :

- **Rauchen**: Der häufigste und bedeutendste Risikofaktor.
- **Luftverschmutzung und Rauch** : Langfristige Exposition gegenüber Luftschadstoffen oder Rauch aus Innenräumen (z. B. Verbrennung von Biomasse) kann ebenfalls dazu beitragen.
- **Berufliche Exposition**: Personen, die in staubigen oder chemischen Umgebungen arbeiten, sind einem erhöhten Risiko ausgesetzt.
- **Genetische Faktoren**: Obwohl seltener, können manche Menschen eine genetische Veranlagung für COPD haben.

Symptome :
Die Symptome der COPD können unterschiedlich stark ausgeprägt sein, umfassen aber häufig :

- **Kurzatmigkeit**, vor allem bei körperlichen Aktivitäten.
- **Chronischer Husten**, oft mit Schleimproduktion.

- **Pfeifen** beim Atmen
- Engegefühl in der Brust.
- Häufige Infektionen der Atemwege.

Diagnose :
Die Diagnose von COPD stützt sich auf :
- **Anamnese und körperliche Untersuchung**: Der Arzt wird die Symptome und die Vorgeschichte der Exposition beurteilen.
- **Spirometrie**: Ein wichtiger Test, der misst, wie viel Luft eine Person ein- und ausatmen kann und wie schnell sie das tut.
- **Röntgen- und CT-Scan**: Diese Bilder können ein Emphysem zeigen, einen der Hauptindikatoren für COPD.
- **Oxymetrietest**: Misst den Sauerstoffgehalt im Blut.

Behandlung :
Obwohl COPD nicht geheilt werden kann, lässt sich ihr Verlauf verlangsamen und die Symptome lassen sich in den Griff bekommen :
- **Bronchodilatatorische Medikamente**: Helfen dabei, die Atemwege zu öffnen.
- **Kortikosteroide**: Können Entzündungen in der Lunge reduzieren.
- **Pulmonale Rehabilitation**: Ein Übungs- und Aufklärungsprogramm, das Patienten hilft, ihre Ausdauer zu verbessern und besser mit ihrer Krankheit zu leben.
- **Sauerstofftherapie**: Für Patienten, die einen niedrigen Sauerstoffgehalt im Blut haben.
- **Chirurgie**: In schweren Fällen können bestimmte Eingriffe in Betracht gezogen werden, z. B. eine Operation zur Reduzierung des Lungenvolumens oder eine Lungentransplantation.

Implikationen für den Patienten und die Betreuer :
Das Leben mit COPD kann eine Herausforderung sein. Die Patienten können angesichts ihrer Symptome Angst oder Depressionen empfinden. Sie benötigen eine kontinuierliche Aufklärung über den Umgang mit der Krankheit, die Bedeutung der Therapietreue, das Erkennen von Anzeichen einer Exazerbation und die Notwendigkeit regelmäßiger Impfungen.

Für das Pflegepersonal, insbesondere Krankenpfleger, bedeutet die Behandlung von COPD-Patienten kontinuierliche Überwachung, Patientenschulung, Verabreichung von Medikamenten und oft auch psychologische Unterstützung.

COPD ist eine komplexe und anspruchsvolle Lungenerkrankung, sowohl für die Patienten als auch für die Angehörigen der Gesundheitsberufe. Eine wirksame Behandlung der COPD erfordert einen umfassenden Ansatz, der sich auf Prävention, Behandlung und langfristige Unterstützung konzentriert.

Asthma und damit verbundene Komplikationen

Asthma ist eine chronisch-entzündliche Erkrankung der Atemwege, die durch überempfindliche Bronchien und eine variable, reversible Obstruktion der Atemwege gekennzeichnet ist. Während viele Menschen mit gut kontrolliertem Asthma leben können, kann die Krankheit bei falscher Behandlung oder Vernachlässigung zu schwerwiegenden Komplikationen führen. Hier finden Sie eine Erkundung von Asthma, seinen Hauptmerkmalen und möglichen Komplikationen.

Asthma verstehen :
- **Häufige Auslöser** : Dazu gehören Allergene (Pollen, Hausstaubmilben, Schimmelpilze, Tierhaare), Reizstoffe (Rauch, Parfüm, Umweltverschmutzung), körperliche Betätigung, Atemwegsinfektionen, Stress, bestimmte Medikamente und der Klimawandel.
- **Leitsymptome**: Dazu gehören Episoden von Husten, Keuchen, Engegefühl in der Brust und Kurzatmigkeit.
- **Zugrunde liegender Mechanismus** : Die chronische Entzündung der Bronchien führt zu einer Verdickung der Atemwegswand, einer übermäßigen Schleimproduktion und einer bronchialen Überempfindlichkeit.

Assoziierte Komplikationen :
- **Asthmaanfall (oder Exazerbation)**: Hierbei handelt es sich um eine plötzliche und schwere Verschlechterung der Asthmasymptome. Wenn sie nicht schnell behandelt wird, kann sie tödlich verlaufen. Die Atemwege verengen sich so stark, dass der Luftstrom ganz oder teilweise blockiert wird.

- **Asthmastatus**: Dies ist die schwerste Form eines Asthmaanfalls, die nicht auf die übliche Behandlung anspricht. Es handelt sich um einen absoluten medizinischen Notfall, der eine Krankenhauseinweisung erfordert.
- **Chronische Lungenschädigung**: Eine anhaltende Entzündung kann zu einem permanenten Umbau der Atemwege führen, was im Laufe der Zeit zu einer verminderten Lungenfunktion führt.
- **Komplikationen im Zusammenhang mit Medikamenten** : Die langfristige oder umfangreiche Anwendung bestimmter Asthmamedikamente wie oraler Kortikosteroide kann zu Nebenwirkungen wie Gewichtszunahme, Osteoporose, Bluthochdruck, Diabetes und Katarakten führen.
- **Psychosoziale Komplikationen**: Asthma kann sich auf die Lebensqualität auswirken und zu Schul- oder Arbeitsabsentismus, Einschränkungen bei den täglichen Aktivitäten und erhöhter Angst oder Depression im Zusammenhang mit dem Umgang mit der Krankheit führen.

Umgang mit und Vermeidung von Komplikationen :
Der Schlüssel zur Vermeidung von Komplikationen bei Asthma ist eine optimale Kontrolle der Krankheit. Dazu gehören:
- **Asthma-Aktionsplan**: Wird mit dem Arzt ausgearbeitet und beschreibt, welche Medikamente eingenommen werden müssen, wie man eine Exazerbation erkennt und welche Maßnahmen bei einer Verschlechterung ergriffen werden müssen.
- **Vermeidung von Auslösern**: Ermittlung und Minimierung der Exposition gegenüber individuellen Auslösern.
- **Regelmäßige Überwachung**: Bei regelmäßigen Arztbesuchen wird die Lungenfunktion beurteilt, die Asthmakontrolle überprüft und die Behandlung ggf. angepasst.
- **Bildung**: Das Verständnis der eigenen Krankheit, der Behandlung und des Umgangs mit den Symptomen ist von entscheidender Bedeutung.

Asthma ist zwar weit verbreitet, kann aber zu schwerwiegenden Komplikationen führen. Eine proaktive Behandlung und angemessene Aufklärung sind entscheidend, um die Risiken zu minimieren und ein gesundes und aktives Leben für Asthmatiker zu gewährleisten.

Pneumonien und Lungeninfektionen

Die Lunge ist, wie andere Organe auch, anfällig für Infektionen. Bei einer Lungenentzündung handelt es sich um eine Entzündung der Lungenbläschen, die häufig durch eine Infektion verursacht wird. Lassen Sie uns gemeinsam mehr über diese Erkrankung, ihre Ursachen, Symptome, Behandlungen und andere häufige Formen von Lungeninfektionen erfahren.

Lungenentzündung: ein Überblick
- **Ursachen**: Obwohl eine Lungenentzündung in der Regel durch Bakterien verursacht wird, kann sie auch durch Viren, Pilze oder Parasiten hervorgerufen werden. Zu den häufigen Krankheitserregern gehören die Bakterien *Streptococcus pneumoniae* und *Mycoplasma pneumoniae*.
- **Symptome**: Sie variieren, umfassen aber in der Regel Fieber, produktiven Husten, Brustschmerzen, Müdigkeit, Schüttelfrost und keuchende oder schnelle Atmung.
- **Risikofaktoren**: Kinder, ältere Menschen, Menschen mit einem geschwächten Immunsystem, Raucher und Menschen mit chronischen Krankheiten sind anfälliger für eine Lungenentzündung.

Andere häufige Lungeninfektionen :
- **Bronchitis**: Entzündung der Bronchialröhren, die oft durch einen Virus verursacht wird.
- **Tuberkulose**: Wird durch das Bakterium *Mycobacterium tuberculosis* verursacht und ist eine potenziell schwere Krankheit, die sich von einer Person auf die andere ausbreiten kann.
- **Aspergillose**: Eine Pilzinfektion, die durch die Gattung Aspergillus verursacht wird. Sie betrifft vor allem immungeschwächte Personen.

Diagnose und Behandlung :
- **Klinische Untersuchung**: Bewertung der Symptome und Auskultation der Lunge.
- **Thoraxröntgen**: Es kann dunkle Stellen oder Infiltrationen zeigen.

- **Bluttests und Kulturen**: Nützlich für die Identifizierung des verursachenden Erregers.
- **Behandlung** : Bei einer bakteriellen Lungenentzündung werden in der Regel Antibiotika verschrieben. Bei einer viralen Lungenentzündung können antivirale Medikamente helfen. In jedem Fall sind Ruhe, eine ausreichende Flüssigkeitszufuhr und die Beobachtung der Symptome von entscheidender Bedeutung.

Prävention :
- **Impfung**: Es gibt Impfungen gegen bestimmte Formen der Lungenentzündung sowie gegen die Grippe, die für eine Lungenentzündung prädisponieren kann.
- **Hygiene**: Häufiges Händewaschen kann helfen, die Ausbreitung von Infektionen zu verhindern.
- Rauchstopp: Rauchen schwächt das Immunsystem und schädigt die Lunge, wodurch sich das Risiko von Infektionen erhöht.

Erwägungen für Angehörige der Gesundheitsberufe :
Krankenpfleger spielen eine lebenswichtige Rolle bei der Behandlung von Patienten mit Lungenentzündung und anderen Lungeninfektionen. Sie überwachen die Vitalzeichen, verabreichen Medikamente, klären die Patienten über die Einhaltung der Verschreibungen und über Anzeichen von Komplikationen auf und leisten psychologische Unterstützung.

Lungenentzündung und andere Lungeninfektionen sind ernste Erkrankungen, die eine schnelle und wirksame medizinische Behandlung erfordern. Die Vorbeugung durch Impfungen und gute Hygienegewohnheiten bleibt unsere beste Waffe. Für diejenigen, die krank werden, sind eine angemessene Behandlung und eine sorgfältige Nachsorge von entscheidender Bedeutung, um eine vollständige Genesung zu gewährleisten und Komplikationen zu verhindern.

Lungentumore

In der Lunge, diesen für die Atmung wichtigen Organen, können Tumore auftreten. Diese Tumore können gutartig oder bösartig sein, wobei die Bösartigkeit mit Krebs in Verbindung gebracht wird. Lungenkrebs ist weltweit eine der Hauptursachen für krebsbedingte Todesfälle. Tauchen wir ein in eine gründliche

Erforschung von Lungentumoren, ihren Arten, Ursachen, Symptomen und Behandlungen.

Arten von Lungentumoren :
- **Gutartige Tumore**: Sie sind nicht krebsartig und breiten sich nicht auf andere Teile des Körpers aus. Beispiele: Hamartom, Chondrom.
- **Bösartige Tumore**: Dies sind Krebserkrankungen, die in benachbartes Gewebe eindringen und in andere Körperregionen metastasieren können. Zu den wichtigsten Arten gehören:
    - Kleinzellige Karzinome (SCC): Etwa 15 % aller Lungenkrebsarten.
    - **Nicht-kleinzelliges Karzinom (NSCLC)**: Dies ist der häufigste Typ und umfasst mehrere Untertypen, darunter das Adenokarzinom, das Plattenepithelkarzinom und das großzellige Karzinom.

Ursachen und Risikofaktoren :
- **Rauchen**: Der wichtigste Risikofaktor. Sowohl Aktiv- als auch Passivraucher sind gefährdet.
- **Exposition gegenüber gefährlichen Stoffen**: Asbest, Radon, Chrom, Kadmium, Nickel und bestimmte Ölsubstanzen.
- **Familienanamnese**: Ein leicht erhöhtes Risiko, wenn ein Familienmitglied an Lungenkrebs erkrankt ist.
- **Hohes Alter**: Die meisten Diagnosen werden bei Personen im Alter von 65 Jahren oder älter gestellt.

Symptome :
- Anhaltender oder sich verschlimmernder Husten.
- Schmerzen in der Brust.
- Kurzatmigkeit, Pfeifen oder Heiserkeit.
- Blutiger Auswurf.
- Unerklärlicher Gewichtsverlust und Müdigkeit.

Diagnose und Behandlung :
- **Bildgebung**: Röntgenaufnahmen und CT des Brustkorbs können Anomalien aufdecken.
- **Bronchoskopie**: Inspiziert die Atemwege.
- **Biopsie**: Entnahme von Gewebe zur mikroskopischen Untersuchung.

- Behandlung :
- **Chirurgie:** Entfernen Sie den Tumor und ggf. einen Teil der Lunge.
- **Chemotherapie:** Verwendet Medikamente, um Krebszellen abzutöten oder ihr Wachstum zu stoppen.
- **Strahlentherapie:** Verwendet hochenergetische Strahlen, um Krebszellen gezielt anzusprechen und abzutöten.
- **Immuntherapie:** Stimuliert das Immunsystem des Körpers, damit es die Krebszellen angreift.

Erwägungen für Angehörige der Gesundheitsberufe :
Für Krankenpfleger, die mit Lungentumorpatienten arbeiten, sollte der Schwerpunkt auf der Schmerzbehandlung, der psychologischen Unterstützung, der Aufklärung über Medikamente und deren Nebenwirkungen sowie der Koordination mit anderen Spezialisten im Sinne einer ganzheitlichen Behandlung liegen.

Lungentumore, insbesondere bösartige, sind schwere Erkrankungen, die ein rasches Eingreifen und eine umfassende Behandlung erfordern. Während die Prävention, hauptsächlich durch die Aufgabe des Rauchens, weiterhin der Grundpfeiler der Risikominderung ist, bieten medizinische Fortschritte neue Perspektiven und Hoffnungen für diejenigen, bei denen die Krankheit diagnostiziert wird.

Tuberkulose

Die Tuberkulose (TB) ist eine alte Infektionskrankheit, die lange Zeit eine Hauptursache für Morbidität und Mortalität war. Obwohl sie in vielen Ländern dank Impfungen und einer besseren Gesundheitsversorgung weniger verbreitet ist, bleibt sie ein großes Problem für die öffentliche Gesundheit, vor allem in den Entwicklungsländern. Tauchen wir ein in die Welt dieser faszinierenden und hartnäckigen Krankheit.
Einführung in die Tuberkulose :
Die Tuberkulose wird durch das Bakterium *Mycobacterium tuberculosis* verursacht. Sie befällt in der Regel die Lunge, kann aber auch andere Teile des Körpers betreffen. Wenn sie nicht behandelt wird, kann sie tödlich verlaufen.

Übertragung und Ausbreitung :
- **Übertragung über** die Luft: TB wird über die Luft von einer Person zur anderen übertragen. Wenn eine Person mit Lungen-TB hustet, niest oder spricht, schleudert sie Tröpfchen mit dem Bakterium in die Luft.
- **Risikofaktoren**: Mit einer Person mit TB leben oder arbeiten, ein geschwächtes Immunsystem haben, reisen oder in Gebieten leben, in denen TB häufig vorkommt.

Symptome :
- **Lungen-TB**: Anhaltender Husten, blutiger Auswurf, Brustschmerzen, Schwäche oder Müdigkeit, Gewichtsverlust, Fieber und Nachtschweiß.
- **Extrapulmonale TB**: Die Symptome sind je nach betroffenem Organ unterschiedlich. Beispielsweise kann eine Knochentuberkulose Gelenkschmerzen verursachen, während eine Tuberkulose des Nervensystems zu Kopfschmerzen oder Krämpfen führen kann.

Diagnose und Behandlung :
- **Tuberkulin-Hauttest**: Eine kleine Menge der Substanz wird unter die Haut gespritzt, und wenn sich eine Beule bildet, kann dies auf eine TB-Infektion hindeuten.
- **Thoraxröntgen**: Zur Erkennung von Anomalien in der Lunge.
- **Sputumkultur**: Um das Vorhandensein von TB-Bakterien nachzuweisen.
- **Behandlung** : Tuberkulose wird mit einer Kombination von Antibiotika behandelt, die über mehrere Monate hinweg verabreicht werden. Die Behandlung muss genau eingehalten werden, um Resistenzen gegen die Medikamente zu verhindern.

Prävention :
- **Impfung**: BCG (Bacille de Calmette et Guérin) ist ein Impfstoff gegen Tuberkulose, der in vielen Ländern verwendet wird.
- **Exposition vermeiden**: In Hochrisikogebieten enge Räume und engen Kontakt mit Menschen mit TB meiden.

Erwägungen für Angehörige der Gesundheitsberufe :
Krankenpfleger und andere Angehörige der Gesundheitsberufe spielen eine entscheidende Rolle bei der Frühdiagnose, der Behandlung, der Aufklärung der Patienten über die Einnahme von Medikamenten und der Verhinderung der Ausbreitung von TB. Sie sollten sich auch der Anzeichen von multiresistenter TB

bewusst sein, einer Form von TB, die gegen mehrere häufig verwendete Medikamente resistent ist.

Trotz medizinischer Fortschritte bleibt Tuberkulose eine globale Bedrohung. Eine schnelle Erkennung, angemessene Behandlung und kontinuierliche Aufklärung sind entscheidend für die Bekämpfung dieser hartnäckigen Krankheit. Gesundheitsfachkräfte stehen bei diesem Kampf an der Grenze und sorgen dafür, dass die Patienten die bestmögliche Versorgung erhalten und die Ausbreitung eingedämmt wird.

Schlafstörungen

Der Schlaf ist eine lebenswichtige Funktion für die körperliche und geistige Regeneration. Verschiedene Störungen können diese wichtige Erholungsphase jedoch beeinträchtigen. Im Rahmen der Pneumologie kommt Schlafstörungen eine besondere Bedeutung zu, da sie häufig mit Atemproblemen verbunden sind. Lassen Sie uns diese Störungen genauer betrachten, insbesondere ihre Auswirkungen, Ursachen und Behandlung.

Natur und Bedeutung des Schlafs :
Der Schlaf ist ein physiologischer Ruhezustand, in dem sich Körper und Geist regenerieren. Er ist in verschiedene Zyklen und Phasen unterteilt, darunter REM-Schlaf (REM = Rapid Eye Movement) und NREM-Schlaf (NREM = Non-REM). Eine Störung dieser Phasen kann Auswirkungen auf die körperliche und geistige Gesundheit haben.
Wichtigste Schlafstörungen im Zusammenhang mit der Pneumologie :
- **Schlafapnoe-Syndrom (SAS)**: Dies ist eine Erkrankung, bei der die Person während des Schlafs wiederholt aufhört zu atmen. Apnoen können obstruktiv (aufgrund einer Blockierung der Atemwege) oder zentral (aufgrund einer Signalstörung im Gehirn) sein.
- **Schlafbezogene Hypoventilation**: Eine unzureichende Ventilation während des Schlafs, die häufig auf neuromuskuläre Probleme oder Thoraxanomalien zurückzuführen ist.
- **Schlaflosigkeit**: Schwierigkeiten beim Einschlafen oder beim Aufrechterhalten des Schlafs. Obwohl sie nicht

spezifisch für die Pneumologie sind, können sie durch Atemprobleme verschlimmert werden.

Häufige Symptome :

- **Tagesmüdigkeit**: Übermäßige Schläfrigkeit während des Tages, Schwierigkeiten, sich zu konzentrieren.
- Häufiges nächtliches Aufwachen.
- **Schnarchen**: Vor allem bei SAS.
- Atempausen im Schlaf: Von einem Partner beobachtet.
- Morgendliche Kopfschmerzen.

Ursachen und Risikofaktoren :

- **Fettleibigkeit**: Sie erhöht das Risiko für SAS.
- **Morphologie**: Zum Beispiel ein breiter weicher Gaumen oder eine voluminöse Zunge.
- Konsum von Alkohol oder Beruhigungsmitteln.
- Neurologische Probleme.

Diagnose und Behandlung :

- **Polysomnografie**: Eine Untersuchung des Schlafs, bei der verschiedene physiologische Parameter während der Nacht gemessen werden.
- **Continuous Positive** Airway Pressure **(C P A P) - Geräte**: Sie geben Druckluft ab, um die Atemwege offen zu halten.
- **Unterkiefervorschub-Orthesen**: Sie können bei manchen Patienten helfen, die Atemwege zu öffnen.
- **Medikamente**: Werden manchmal bei Schlaflosigkeit oder anderen Schlafstörungen eingesetzt.

Die Rolle des Krankenpflegers in der Pneumologie :

Bei Schlafstörungen, die auf Atemwegsprobleme zurückzuführen sind, spielt der Krankenpfleger eine Schlüsselrolle bei der Aufklärung des Patienten über Geräte wie CPAP, der Überwachung der Behandlung, der Anpassung an neue Lebensgewohnheiten und der psychologischen Unterstützung.

Schlafstörungen, die mit der Pneumologie in Verbindung gebracht werden, unterstreichen den Zusammenhang zwischen Atmung und Ruhe. Ihre wirksame Behandlung erfordert ein gründliches Verständnis der zugrunde liegenden Mechanismen, eine angemessene medizinische Intervention und eine aufmerksame Unterstützung durch Krankenpfleger, um den Patienten die bestmögliche Lebensqualität zu gewährleisten.

Kapitel 4.
SPEZIFISCHE VERFAHREN UND TECHNIKEN IN DER PNEUMOLOGIE

Spirometrie
und andere Lungenfunktionstests

Im weiten Feld der Pneumologie ist die genaue Beurteilung der Lungenfunktion von entscheidender Bedeutung. Die Spirometrie spielt zusammen mit anderen Lungenfunktionstests eine Schlüsselrolle in diesem Prozess. Diese Untersuchungen liefern entscheidende Informationen über die Atemkapazität eines Patienten und ermöglichen so die Diagnose, Überwachung und Anpassung der Behandlung verschiedener Lungenerkrankungen.

Die Spirometrie :
Die Spirometrie ist ein diagnostischer Test, der die Menge an Luft misst, die eine Person ein- und ausatmen kann, sowie die Geschwindigkeit, mit der die Luft ausgeatmet wird.
- **Ziele**: Eine Obstruktion oder Einschränkung der Atemwege zu erkennen, den Schweregrad einer Lungenerkrankung zu beurteilen, das Fortschreiten einer Erkrankung zu überwachen und die Wirksamkeit einer Behandlung zu beurteilen.
- **Wichtigste gemessene Parameter**: Forcierte Vitalkapazität (FVC), maximales exspiratorisches Volumen pro Sekunde (FEV1) und das Verhältnis von FEV1 zu FVC.

Andere Lungenfunktionstests :
- **Körper-Plethysmografie**: Sie misst die gesamte Lungenkapazität, einschließlich der Luft, die nicht ausgeatmet werden kann.
- **Kohlenmonoxid-Diffusionstest (DLCO)**: Er bewertet, wie die Lunge Gase austauscht.
- **Blutgasmessung**: Analysiert den Sauerstoff- und Kohlendioxidgehalt im Blut.
- **6-Minuten-Gehtest** : Beurteilt die Ausdauer und die Atemkapazität bei körperlicher Anstrengung.

Ablauf eines Tests :

- **Vorbereitung**: Patienten wird in der Regel geraten, vor dem Test auf Koffein zu verzichten, nicht zu rauchen und keine schweren Mahlzeiten zu sich zu nehmen.
- **Verfahren**: Bei der Spirometrie atmet der Patient durch ein Mundstück, das mit einem Spirometer verbunden ist, und befolgt dabei genaue Anweisungen zum Ein- und Ausatmen.
- **Interpretation**: Die Ergebnisse werden mit typischen Referenzwerten für das Alter, das Geschlecht, die Größe und die ethnische Zugehörigkeit des Patienten verglichen.

Erwägungen für Krankenpfleger :
- **Patientenaufklärung**: Es ist wichtig, den Patienten über die Bedeutung des Tests aufzuklären, wie er sich darauf vorbereiten kann und was ihn erwartet.
- **Unterstützung während des Tests**: Achten Sie darauf, dass sich der Patient wohlfühlt, geben Sie klare Anweisungen und ermutigen Sie den Patienten, während des Tests sein Bestes zu geben.
- **Nachsorge**: Besprechen Sie die Ergebnisse mit dem Patienten und verweisen Sie ihn eventuell an andere Angehörige der Gesundheitsberufe oder planen Sie weitere Tests.

Die Spirometrie ist zusammen mit anderen Lungenfunktionstests ein unverzichtbares Instrument in der Pneumologie. Sie ermöglichen nicht nur die Diagnose und Überwachung des Verlaufs verschiedener Lungenerkrankungen, sondern auch die Anpassung der Behandlungen, um den Patienten die bestmögliche Lebensqualität zu bieten. Das Fachwissen der Krankenpfleger ist entscheidend, um sicherzustellen, dass diese Tests korrekt durchgeführt werden und die Patienten die notwendigen Informationen und Unterstützung erhalten.

Bronchoskopie

Im Mittelpunkt der Diagnose und Behandlung vieler Lungenerkrankungen steht ein heikles und hochtechnisches Verfahren, das als Bronchoskopie bezeichnet wird. Dabei wird das Innere der Atemwege visuell untersucht, was einen unvergleichlichen Einblick in den Zustand und die Funktion der Atemwege ermöglicht.

Was ist eine Bronchoskopie?
Die Bronchoskopie ist ein medizinisches Verfahren zur Untersuchung der Atemwege, einschließlich der Luftröhre, der Hauptbronchien und einiger Teile der kleineren Bronchien. Sie wird mithilfe eines Bronchoskops durchgeführt, einem flexiblen Instrument mit einer Lichtquelle und einer Kamera an der Spitze.

Indikationen:
- **Diagnose**: Sie kann helfen, die Ursachen von Atemwegserkrankungen wie hartnäckigem Husten, Hämoptysen oder wiederkehrenden Infektionen zu erkennen.
- **Beurteilung**: Untersuchung des Ausmaßes bestimmter Krankheiten, z. B. Tumore oder Entzündungen.
- **Therapeutisch**: Zum Beispiel, um einen Fremdkörper oder ein Blutgerinnsel zu entfernen oder um bestimmte Verletzungen zu behandeln.
- **Biopsie**: Entnahme von Gewebeproben zur mikroskopischen Untersuchung.

Ablauf des Verfahrens :
- **Vorbereitung**: Der Patient kann aufgefordert werden, mehrere Stunden vor dem Eingriff zu fasten. Es können Beruhigungsmittel oder eine örtliche Betäubung verabreicht werden, um die Beschwerden zu verringern.
- **Einführen des Bronchoskops**: Der Arzt führt das Bronchoskop vorsichtig durch die Nase oder den Mund ein, lässt es in die Luftröhre hinab und erkundet die Bronchien.
- **Inspektion und Eingriffe** : Der Arzt untersucht die Atemwege und führt ggf. Eingriffe wie Biopsien oder die Entfernung von Fremdkörpern durch.

Nach dem Verfahren :
- **Überwachung**: Die Patienten werden nach dem Eingriff in der Regel eine Zeit lang überwacht, um sicherzustellen, dass es keine Komplikationen gibt.
- **Mögliche Nebenwirkungen**: Sie können leichte Halsschmerzen, Heiserkeit oder leichte Blutungen umfassen. Schwerere Komplikationen sind selten.

Rolle des Krankenpflegers :
- **Patientenaufklärung**: Erklären Sie das Verfahren, seine Vorteile und potenziellen Risiken und beantworten Sie alle Fragen.

- **Vorbereitung**: Stellen Sie sicher, dass der Patient richtig vorbereitet ist, verabreichen Sie die notwendigen Medikamente und bereiten Sie die Ausrüstung vor.
- **Unterstützung während des Verfahrens**: Unterstützen Sie den Arzt durch die Bereitstellung der erforderlichen Hilfsmittel, überwachen Sie die Vitalzeichen des Patienten und bieten Sie beruhigende Unterstützung.
- **Pflege nach dem Eingriff**: Den Patienten überwachen, Schmerzen einschätzen, bei Bedarf Medikamente verabreichen und den Patienten in der häuslichen Pflege unterweisen.

Die Bronchoskopie ist ein unschätzbares Verfahren in der Pneumologie, mit dem die Atemwege direkt untersucht und verschiedene Eingriffe vorgenommen werden können. Obwohl das Verfahren selbst von einem Arzt durchgeführt wird, spielen Krankenpfleger eine entscheidende Rolle, um die Sicherheit, den Komfort und das Wohlbefinden des Patienten vor, während und nach dem Eingriff zu gewährleisten.

Thorakentese

Bei der Thorakozentese, einem heiklen, aber wichtigen medizinischen Eingriff, wird Flüssigkeit zwischen der Lunge und der Brustwand entnommen. Dieses Verfahren, das sowohl zu diagnostischen als auch zu therapeutischen Zwecken eingesetzt wird, erfordert technische Kompetenz und akribische Detailgenauigkeit, nicht zuletzt, um die Sicherheit und das Wohlbefinden des Patienten zu gewährleisten.

Was ist eine Thorakozentese?
Die Thorakozentese ist ein invasives Verfahren, bei dem eine Nadel oder ein Katheter in den Pleuraspalt (den Raum zwischen dem die Lunge bedeckenden viszeralen Brustfell und dem die Brustwand auskleidenden parietalen Brustfell) eingeführt wird, um Flüssigkeit zu entfernen.

Indikationen:
- **Diagnose**: Identifizieren Sie die Ursache für Pleuraflüssigkeit, z. B. eine Infektion, Krebs oder Herzversagen.

- **Therapeutisch**: Linderung von Symptomen, die mit einer großen Flüssigkeitsmenge einhergehen, wie z. B. Kurzatmigkeit.

Ablauf des Verfahrens :
- **Position des Patienten**: Sitzend, wobei die Arme auf einem Tisch vor ihm ruhen und so den Rücken freilegen, oder auf der Seite liegend.
- **Desinfektion und Anästhesie**: Die Haut wird desinfiziert und es wird eine Lokalanästhesie verabreicht.
- **Einführen der Nadel**: Eine Nadel oder ein Katheter wird zwischen den Rippen eingeführt, um Zugang zum Pleuraspalt zu erhalten und die Flüssigkeit abzuleiten.

Risiken und Komplikationen :
Obwohl die Thorakozentese allgemein als sicher gilt, ist sie nicht frei von Risiken, wie z. B. :
- Pneumothorax (Luft im Pleuraspalt).
- Blutung oder Hämothorax (Blut im Pleuraspalt).
- Infektion.
- Verletzung der Lunge oder der Leber.

Rolle des Krankenpflegers :
- **Vor dem Eingriff**: Bereiten Sie den Patienten vor, indem Sie das Verfahren erklären, die Krankengeschichte, Medikamente und Allergien überprüfen und eine informierte Einwilligung einholen.
- **Während des Verfahrens**: Unterstützen Sie den Arzt, bereiten Sie die erforderlichen Materialien vor, überwachen Sie die Vitalzeichen des Patienten und achten Sie auf Anzeichen von Notlagen oder Komplikationen.
- **Nach dem Eingriff**: Überwachen Sie den Patienten auf Komplikationen, klären Sie den Patienten über Warnzeichen (wie erhöhte Schmerzen, Kurzatmigkeit oder Fieber) auf und sorgen Sie für eine angemessene Nachsorge.

Die Thorakozentese ist für viele Patienten mit Pleuraergüssen ein lebensrettender Eingriff. Sie kann zu einer sofortigen Linderung der Symptome führen und entscheidende diagnostische Informationen liefern. Der Krankenpfleger spielt eine zentrale Rolle für den Erfolg dieses Verfahrens, indem er die Vorbereitung, Sicherheit und Pflege des Patienten während des gesamten Prozesses gewährleistet.

Atmungserziehung und -rehabilitation

Die Pneumologie umfasst weit über die medizinische Diagnose und Behandlung hinaus auch die Patientenaufklärung und die Rehabilitation der Atemwege. Diese Elemente sind entscheidend für die Verbesserung der Lebensqualität, der Lungenfunktion und der Unabhängigkeit von Patienten mit chronischen Atemwegserkrankungen.

Atemschulung verstehen :
Die Atemwegserziehung zielt darauf ab, den Patienten Wissen über ihre Krankheit, ihre Behandlung, die Vermeidung von Exazerbationen und den Umgang mit ihren Symptomen im Alltag zu vermitteln.

- **Wissen über die Krankheit**: Wenn der Patient seine Krankheit versteht, kann er besser mit ihr umgehen und mögliche Probleme vorhersehen.
- **Inhalationstechniken**: Eine gute Beherrschung der Inhalationsgeräte ist entscheidend für eine maximale Wirksamkeit der Behandlung.
- **Umgang mit Exazerbationen**: Erkennen der Warnsignale und wissen, wann man sich an medizinisches Fachpersonal wenden sollte.
- **Gesunder Lebensstil**: Die Bedeutung der Raucherentwöhnung, regelmäßiger Bewegung und einer ausgewogenen Ernährung.

Rehabilitation der Atmung :
Die respiratorische Rehabilitation ist ein individualisiertes, multidisziplinäres Programm für Patienten mit chronischen Atemwegserkrankungen. Sie zielt darauf ab, die Lebensqualität zu verbessern, indem die körperliche Ausdauer gesteigert und die Symptome verringert werden.

- **Übung und körperliches Training**: Ziel ist es, die Bewegungsfähigkeit zu verbessern, die Atemnot zu verringern und die Ausdauer zu steigern.
- **Ernährung**: Ernährungstipps zur Erhaltung eines gesunden Gewichts und zur Optimierung der Lungenfunktion.
- **Psychologische Unterstützung**: Der Umgang mit Stress, Angst und Depressionen, die häufig mit chronischen Atemwegserkrankungen einhergehen.

- **Atem- und Energiespartechniken**: Lernen Sie, effizienter zu atmen, um die Sauerstoffversorgung zu optimieren und die Ermüdung zu verringern.

Rolle des Krankenpflegers :

- **Ersteinschätzung**: Beurteilen Sie die Bedürfnisse, Bedenken und den Wissensstand des Patienten.
- **Unterrichten** : Sicherstellen, dass der Patient seine Krankheit, die verschriebenen Medikamente und die Techniken der Selbstversorgung versteht.
- **Koordination**: Arbeiten Sie mit anderen Angehörigen der Gesundheitsberufe zusammen, z. B. Physiotherapeuten, Ernährungswissenschaftlern und Psychologen.
- **Nachsorge**: Beurteilen Sie regelmäßig die Fortschritte des Patienten, beantworten Sie Fragen und passen Sie den Pflegeplan ggf. an.

Atemwegserziehung und -rehabilitation sind zwei grundlegende Säulen in der umfassenden Betreuung von Patienten mit Atemwegserkrankungen. Sie zielen nicht nur auf die Behandlung der Krankheit ab, sondern auch darauf, den Patienten mit den nötigen Hilfsmitteln auszustatten, um trotz seiner Erkrankung ein erfülltes Leben führen zu können. Der Krankenpfleger, der für viele Patienten die wichtigste Anlaufstelle ist, spielt eine entscheidende Rolle für den Erfolg dieser Programme, indem er Aufklärung, Unterstützung und kontinuierliche Pflege anbietet.

Kapitel 5.
DIE BEZIEHUNG ZWISCHEN PATIENT UND KRANKENPFLEGER

Die Bedeutung der Kommunikation

Die Kommunikation nimmt in allen Bereichen des Gesundheitswesens eine herausragende Stellung ein, und die Abteilung für Pneumologie bildet hier keine Ausnahme. Sie dient als Brücke zwischen medizinischem Fachpersonal, Patienten und deren Angehörigen und gewährleistet so eine umfassende und optimale Betreuung. In diesem Kapitel werden wir die entscheidende Dimension der Kommunikation in der Pneumologie, ihre Herausforderungen und ihre Umsetzung erkunden.

Interprofessionelle Kommunikation :
An der Pneumologie sind aufgrund ihrer komplexen Natur eine Vielzahl von Fachleuten beteiligt: Pneumologen, Krankenpfleger, Physiotherapeuten der Atemwege, Ernährungswissenschaftler, Psychologen und andere Spezialisten. Eine effektive Kommunikation zwischen diesen Fachleuten ist entscheidend für :

- **Kontinuität der Pflege** gewährleisten: Jede Fachkraft trägt ihren Teil zur Pflege bei, und für eine ganzheitliche Pflege ist eine reibungslose Koordination erforderlich.
- **Vermeidung von medizinischen Fehlern**: Die genaue und klare Übermittlung von Informationen verringert das Risiko von Fehlern oder Auslassungen.
- **Entscheidungsfindung** optimieren: Eine offene Kommunikation erleichtert die Diskussion um komplexe Fälle und ermöglicht so eine gemeinsame, fundierte Entscheidungsfindung.

Kommunikation mit Patienten :
Der Patient steht im Mittelpunkt der Behandlung in der Pneumologie. Eine angemessene und einfühlsame Kommunikation ist von entscheidender Bedeutung, um :

46

- **Aufbau eines Vertrauensverhältnisses**: Eine gute Kommunikation stärkt die Bindung zwischen Patient und Behandler, die für die Einhaltung der Behandlung von entscheidender Bedeutung ist.
- **Den Patienten aufklären**: Vermitteln Sie klare Informationen über die Krankheit, die Behandlung, empfohlene Lebensgewohnheiten etc.
- **Bedürfnisse und Anliegen verstehen**: Dies ermöglicht es, die Betreuung individuell auf den Einzelnen abzustimmen und seine Vorlieben und Werte zu respektieren.

Kommunikation mit den Familien :
Die Angehörigen von Patienten spielen oft eine unverzichtbare unterstützende Rolle. Sie in die Kommunikation einzubeziehen, ermöglicht :

- **Unterstützung zu Hause**: Angehörige können bei der Einnahme von Medikamenten, Atemübungen usw. helfen.
- **Sorgen zu zerstreuen**: Die Krankheit, ihren Verlauf und die Prognose zu erklären, beruhigt und klärt die Situation.
- **Die Einhaltung der Behandlung zu f ö r d e r n** : Angehörige, die verstehen, was auf dem Spiel steht, können den Patienten dazu ermutigen, die medizinischen Empfehlungen zu befolgen.

Kommunikationstechniken :

- **Aktives Zuhören**: Dies bedeutet, voll präsent zu sein, zuzuhören, ohne zu unterbrechen, und umzuformulieren, um sicherzustellen, dass man alles richtig verstanden hat.
- **Nonverbale Sprache**: Der Tonfall, die Körperhaltung und der Blickkontakt spielen eine Rolle bei der Übermittlung der Botschaft.
- **Feedback**: Regelmäßig um Feedback, Klarstellungen oder Fragen bitten, um sicherzustellen, dass die Botschaft richtig verstanden wurde.
- **Medizinischen Jargon vermeiden**: Sich klar ausdrücken und dabei Begriffe vermeiden, die für den Patienten und seine Familie zu technisch oder komplex sind.

Kommunikation ist der Kitt, der alle Facetten der Behandlung in der Pneumologie zusammenhält. Ob es sich um interdisziplinäre

Teams handelt, die harmonisch zusammenarbeiten, um Patienten, die gut informiert sind und ihre Gesundheit mitbestimmen, oder um Familien, die einbezogen und beruhigt sind - eine effektive und einfühlsame Kommunikation ist der Schlüssel zu einer modernen, patientenzentrierten und menschenfreundlichen Medizin.

Aufklärung des Patienten und der Familie

Die Aufklärung des Patienten und seiner Familie ist ein wichtiges Glied in der Behandlung von Atemwegserkrankungen. Sie spielt eine zentrale Rolle, um ein besseres Verständnis der Krankheit, eine bessere Therapietreue und letztlich eine bessere Lebensqualität für den Patienten zu gewährleisten. Lassen Sie uns diesen Teil mit der Tiefe und Sensibilität angehen, die er verdient.

Warum den Patienten und seine Familie aufklären?

Wenn ein Patient und seine Angehörigen die Art der Erkrankung, die damit verbundenen Risiken und den Nutzen von Interventionen verstehen, sind sie besser gerüstet, um :

- **Aktive Mitarbeit bei der Pflege**: Die aktive Beteiligung des Patienten und seiner Familie erhöht die Chancen auf eine erfolgreiche Behandlung.
- **Informierte Entscheidungen treffen** : Verständnis ermöglicht es, die Vor- und Nachteile jeder Behandlungsoption abzuwägen.
- **Umgang mit Symptomen im Alltag**: Mit den richtigen Informationen kann der Patient Exazerbationen oder Komplikationen besser vorhersehen und darauf reagieren.

Bildungsinhalte :

- **Art und Verlauf der Krankheit**: Erklären Sie die Diagnose, die Ursache und den wahrscheinlichen Verlauf der Erkrankung.
- **Verfügbare Behandlungen**: Beschreiben Sie Medikamente, Atemtherapien und andere mögliche Interventionen und gehen Sie dabei besonders auf ihren Nutzen und mögliche Nebenwirkungen ein.
- **Präventive Maßnahmen**: Sprechen Sie Themen an wie die Bedeutung von Impfungen, die Vermeidung von Infektionen und die Vermeidung von Auslösern.

- **Techniken des Selbstmanagements**: Den Patienten darin schulen, Exazerbationen zu erkennen und zu behandeln, Inhalatoren richtig zu verwenden und Atemübungen durchzuführen.
- **Lifestyle**: Diskutieren Sie die Bedeutung einer angemessenen Ernährung, von Bewegung, Raucherentwöhnung und der Begrenzung der Exposition gegenüber Reizstoffen.

Methodologien :
- **Individuelle Aufklärungssitzungen**: Bieten einen privaten Rahmen, in dem spezifische Anliegen des Patienten besprochen werden können.
- **Gruppenworkshops**: Ermutigen Sie die Patienten, ihre Erfahrungen auszutauschen und voneinander zu lernen.
- **Lernmaterialien**: Stellen Sie Broschüren, Videos oder mobile Anwendungen zur Verfügung, um das Lernen zu unterstützen.
- **Praktische Demonstrationen**: Konkrete Vorführung der Verwendung eines Inhalationsgeräts oder Durchführung von Atemübungen.

Rolle der Betreuer :
Der Krankenpfleger, der oft an vorderster Front steht, ist ideal positioniert, um :
- **Bildungsbedarf einschätzen**: Ermitteln Sie Wissenslücken beim Patienten und seiner Familie.
- **Aufklärung anpassen**: Jeder Patient ist einzigartig; Informationen auf seine Bedürfnisse und seine Kultur abstimmen.
- **Dialog** fördern: **Fördern Sie** einen bidirektionalen Austausch, bei dem sich der Patient und seine Familie frei fühlen, Fragen zu stellen und Bedenken zu äußern.
- **Mit anderen Spezialisten koordinieren** : Arbeiten Sie für eine umfassende Bildung synergetisch mit Ernährungswissenschaftlern, Physiotherapeuten oder Psychologen zusammen.

Die Aufklärung des Patienten und seiner Familie in der Pneumologie beschränkt sich nicht auf die bloße Vermittlung von Informationen. Sie ist ein dynamischer, patientenzentrierter Prozess, der darauf abzielt, den Patienten in den Mittelpunkt seiner Behandlung zu stellen. Indem man den Patienten und seine Angehörigen mit Wissen und Werkzeugen ausrüstet, werden sie in die Lage versetzt, aktiv und aufgeklärt am Umgang mit ihrer Krankheit mitzuwirken, was zu besseren Gesundheitsergebnissen und einer höheren Lebensqualität führt.

Erwartungen verwalten und die Ängste der Patienten

Lungenerkrankungen, ob chronisch oder akut, können bei Patienten ein Gefühl der Unsicherheit und Sorge hervorrufen. Angesichts der manchmal behindernden Symptome und der Ungewissheit, wie sich ihr Zustand entwickeln wird, entwickeln viele Menschen Ängste. Darüber hinaus können ihre Erwartungen an die Behandlung mit der medizinischen Realität nicht übereinstimmen. Lassen Sie uns besprechen, wie Gesundheitsfachkräfte durch diese unruhigen Gewässer navigieren können, indem sie Trost und Klarheit spenden.

Die Quellen der Angst verstehen :
Angst kann aus verschiedenen Quellen stammen:
- **Erstickungsangst**: Atembeschwerden können eine panische Angst davor erzeugen, nicht atmen zu können.
- **Unsicherheit** über die **Zukunft**: Sich Gedanken über das Fortschreiten der Krankheit, mögliche Komplikationen oder sogar die Sterblichkeit machen.
- **Identitätsveränderung**: Sich als chronischer Patient zu sehen, kann das Selbstwertgefühl und den Sinn für Identität beeinträchtigen.
- **Auswirkungen auf das tägliche Leben**: Körperliche Einschränkungen, Medikamentenabhängigkeit und wiederkehrende Krankenhausaufenthalte können Ängste auslösen.

Erkennen Sie die Erwartungen der Patienten :
Die Erwartungen können unterschiedlich sein:
- **Hoffnung** auf **schnelle** Genesung: Manche Menschen erwarten vielleicht eine sofortige Genesung nach der Behandlung.
- **Erwartung ständiger Unterstützung** : Der Bedarf an häufigen Konsultationen oder emotionaler Unterstützung.
- **Suche nach alternativen Lösungen**: Manche Menschen wenden sich vielleicht unkonventionellen Therapien zu, in der Hoffnung auf ein besseres Ergebnis.

Strategien zum Umgang mit Ängsten und Erwartungen :

- **Aktives Zuhören**: Vor allem ist es wichtig, dem Patienten ein offenes Ohr zu schenken und seine Ängste und Sorgen zu erkennen.
- **Klare und transparente Informationen** : Ein genaues Verständnis ihres Zustands und der Behandlungen kann viele Ängste zerstreuen.
- **Ermutigung zum Ausdruck von Gefühlen**: Schaffen Sie eine Umgebung, in der sich der Patient frei fühlt, seine Gefühle ohne Verurteilung mitzuteilen.
- **Therapieerziehung**: Den Patienten helfen, ihre Krankheit zu verstehen und mit ihren Symptomen umzugehen, wodurch Unsicherheit und Angst verringert werden.
- **Präsentieren Sie eine realistische Vision**: Während Sie Hoffnung vermitteln, ist es entscheidend, die erwarteten Ergebnisse realistisch einzuschätzen, um Enttäuschungen zu vermeiden.
- **Verweis auf Selbsthilfegruppen**: Mit anderen in ähnlichen Situationen zu sprechen, kann Trost spenden und Perspektiven eröffnen.
- **Interdisziplinäre Zusammenarbeit**: Psychologische Unterstützung oder eine Therapie kann für manche Patienten von Vorteil sein.

Die Pneumologie erfordert, wie andere medizinische Fachgebiete auch, eine ganzheitliche Betreuung, die körperliche Pflege und emotionale Unterstützung miteinander verbindet. Der Umgang mit Erwartungen und Ängsten ist nicht nur eine Frage des psychologischen Wohlbefindens, sondern wirkt sich auch direkt auf die medizinischen Ergebnisse aus. Ein Patient, der beruhigt, aufgeklärt und gut orientiert ist, ist eher in der Lage, sich aktiv an seiner Behandlung zu beteiligen, sich an die Behandlung zu halten und letztlich trotz seiner Krankheit ein erfüllteres Leben zu führen.

Die Einhaltung der Behandlung unterstützen

Die Therapietreue ist entscheidend, um bei Patienten mit Lungenerkrankungen die bestmöglichen Ergebnisse zu erzielen. Die Komplexität der Therapieregime, Bedenken hinsichtlich der

Nebenwirkungen und psychologische oder soziale Barrieren können diese Adhärenz jedoch behindern. Sehen wir uns an, wie Gesundheitsfachkräfte die Therapietreue in der Pneumologie wirksam unterstützen können.

Hindernisse für den Beitritt verstehen :

- **Komplexität der Behandlung** : Mehrere Medikamente, komplizierte Einnahmezeiten oder verschiedene Inhalationsgeräte können zu Verwirrung führen.
- **Ängste und Überzeugungen**: Manche Patienten haben Angst vor Nebenwirkungen oder glauben, dass das Medikament nicht notwendig ist.
- **Sozioökonomische Faktoren**: Die Kosten für Medikamente oder der Zugang zur Gesundheitsversorgung können die Adhärenz behindern.
- **Mangelnde Einsicht in die Notwendigkeit**: Wenn die Symptome leicht sind oder nur zeitweise auftreten, fühlen sich manche Patienten möglicherweise weniger geneigt, die Behandlung regelmäßig zu befolgen.

Strategien zur Stärkung der Mitgliedschaft :

- **Aufklärung des Patienten** : Sicherstellen, dass der Patient die Natur seiner Krankheit, den Grund hinter jedem Medikament und die Bedeutung der Einhaltung versteht.
- **Klarstellung des therapeutischen Regimes**: Vereinfachen Sie das Regime, wenn möglich, und stellen Sie klare und detaillierte Anweisungen zur Verfügung.
- **Regelmäßiges Feedback geben**: Bei regelmäßigen Nachsorgeterminen kann die Wirksamkeit der Behandlung besprochen, die Dosis angepasst und auf Bedenken eingegangen werden.
- **Psychologische Unterstützung**: Sitzungen mit einem Psychologen oder eine Selbsthilfegruppe können helfen, psychologische Barrieren für die Mitgliedschaft zu überwinden.
- **Hilfen bei der Medikamenteneinnahme**: Pillenboxen, Erinnerungs-Apps oder Alarme können Patienten bei der Einhaltung ihrer Diät helfen.
- **Familie einbeziehen**: Das Umfeld des Patienten kann eine unterstützende Rolle spielen, indem es hilft, an die Einnahme von Medikamenten zu erinnern oder bei der Handhabung der Inhalatoren behilflich ist.

- **Berücksichtigung sozioökonomischer Faktoren**: Verweis auf Hilfsprogramme, kostengünstigere generische Alternativen oder andere Ressourcen, um die finanzielle Belastung zu verringern.
- **Spezifische Bedenken ansprechen**: Wenn ein Patient Bedenken bezüglich eines Medikaments äußert, ist es entscheidend, einfühlsam darauf zu reagieren und relevante Informationen zu liefern.

Die Therapietreue darf niemals als selbstverständlich vorausgesetzt werden. Sie erfordert ein ständiges Bemühen der Angehörigen der Gesundheitsberufe, die einzigartigen Bedürfnisse jedes einzelnen Patienten zu verstehen und auf sie einzugehen. Durch einen proaktiven, empathischen und patientenzentrierten Ansatz kann die Adhärenz deutlich gesteigert werden, wodurch die klinischen Ergebnisse und die Lebensqualität von Lungenpatienten verbessert werden.

Kapitel 6.
INTERDISZIPLINÄRE ZUSAMMENARBEIT IN DER PNEUMOLOGIE

Mit Lungenärzten arbeiten und andere Spezialisten

Im Zentrum der modernen Medizin steht die Zusammenarbeit. Dies gilt insbesondere für die Pneumologie, wo die komplexe Natur von Lungenerkrankungen oftmals eine Teamleistung erfordert, um den Patienten die bestmögliche Versorgung zu bieten. Die enge Zusammenarbeit mit Lungenfachärzten und anderen Spezialisten ist daher für viele Angehörige der Gesundheitsberufe tägliche Realität.

Die Dynamik der Arbeit mit einem Lungenfacharzt beruht auf dem gegenseitigen Respekt für die Fähigkeiten und Kenntnisse jedes Einzelnen. Pneumologen mit ihrem umfassenden Fachwissen über Atemwegserkrankungen leiten häufig den Behandlungsplan, sind aber auch auf die Beobachtungen und Rückmeldungen von Krankenpflegern und anderen Mitgliedern des medizinischen Teams angewiesen. Diese Synergie ermöglicht es, klinische Entscheidungen zu verfeinern und sicherzustellen, dass der Patient eine umfassende und kohärente Behandlung erhält.

Die Zusammenarbeit endet jedoch nicht beim Krankenpfleger und Pneumologen. Da die Pneumologie ein Fachgebiet ist, das häufig mit anderen medizinischen Bereichen vernetzt ist, muss sie auch mit anderen Spezialisten interagieren. Beispielsweise könnte ein COPD-Patient auch Herzprobleme haben, so dass ein Kardiologe in seinen Behandlungspfad einbezogen wird. Oder angesichts eines Lungentumors könnte das Fachwissen eines Onkologen in Anspruch genommen werden. In solchen Fällen ist die Fähigkeit, effektiv zu kommunizieren und entscheidende klinische Informationen zwischen verschiedenen Spezialisten auszutauschen, von entscheidender Bedeutung.

Die Schönheit dieser interdisziplinären Zusammenarbeit liegt in der Verschmelzung von Fachkenntnissen, um zu einem besseren

Verständnis des Patienten in seiner Gesamtheit zu gelangen. Klinische Herausforderungen, insbesondere solche, die aus der Sicht eines einzelnen Fachgebiets unlösbar erscheinen, können oft durch mehrere Perspektiven beleuchtet werden.

Diese Teamarbeit erfordert jedoch auch Fähigkeiten in der Kommunikation und im Umgang mit interprofessionellen Beziehungen. Es geht nicht nur darum, Informationen weiterzugeben, sondern auch darum, die Anliegen, Perspektiven und Empfehlungen anderer zu verstehen. Aktives Zuhören, Respekt und Lernbereitschaft sind entscheidend, um sich in diesen komplexen Interaktionen zurechtzufinden.

Die Zusammenarbeit mit Lungenärzten und anderen Spezialisten ist ein schwieriger Tanz, ein Balanceakt zwischen dem Teilen von Fachwissen, Zuhören und gemeinsamem Handeln. In dieser Zusammenarbeit liegt oft der Schlüssel zum klinischen Erfolg, der es ermöglicht, eine ganzheitliche, auf jeden Patienten zugeschnittene Versorgung zu bieten. Jedes Teammitglied bringt seine einzigartige Note in diese medizinische Melodie ein, und gemeinsam schaffen sie die perfekte Harmonie für das Wohlbefinden des Patienten.

Rolle der Atemwegsphysiotherapeuten

Die Physiotherapie der Atemwege spielt eine wesentliche Rolle bei der Behandlung vieler Patienten mit Lungenerkrankungen. Der Atemphysiotherapeut trägt durch seine Fachkenntnisse erheblich zur Verbesserung der Atemfunktion, zur Optimierung der Lungenkapazität und zur Verbesserung der Lebensqualität der Patienten bei.

Atembeschwerden, seien es chronische Erkrankungen wie COPD und Asthma oder akute Erkrankungen wie Lungenentzündungen, können die Fähigkeit einer Person, frei und effizient zu atmen, beeinträchtigen. Hier kommt der Atemphysiotherapeut ins Spiel, der eine Vielzahl von Techniken und Interventionen anwendet, um den Patienten zu helfen, besser zu atmen.

Eine der wichtigsten Maßnahmen dieser Spezialisten ist die Bronchialdrainage, die darauf abzielt, den Abtransport des in den Atemwegen angesammelten Schleims zu erleichtern. Durch manuelle Techniken, Vibrationen und spezielle Körperhaltungen hilft der Physiotherapeut, den Schleim zu lösen und zu entfernen, wodurch die Atemwege frei werden und die Belüftung der Lunge verbessert wird.

Neben diesen manuellen Techniken spielt der Atemphysiotherapeut auch eine erzieherische Rolle, indem er den Patienten spezielle Atemübungen wie die Zwerchfellatmung oder die Pleura-Lippen-Atmung beibringt, die die Lungenfunktion verbessern und die Belastungstoleranz erhöhen können. Diese Fähigkeiten sind besonders wertvoll für Patienten mit chronischen Erkrankungen, da sie ihnen helfen, ihre Atemkapazität im Alltag zu optimieren.

Die pulmonale Rehabilitation ist ein weiterer Schlüsselbereich der Physiotherapie der Atemwege. Dabei handelt es sich um ein multidisziplinäres Programm, das sich auf die Verbesserung der körperlichen Leistungsfähigkeit und Ausdauer von Patienten mit eingeschränkter Atmung konzentriert. Durch Ausdauer- und Kräftigungsübungen zielt der Physiotherapeut darauf ab, die Kraft der Atemmuskulatur zu erhöhen, die Bewegungsfähigkeit des Patienten zu verbessern und die Kurzatmigkeit zu verringern.

Die Rolle des Atemphysiotherapeuten beschränkt sich jedoch nicht auf diese Interventionen. Er ist auch eine psychologische Stütze und hilft den Patienten, ihren Zustand zu verstehen, mit der Angst, die mit Atemnot einhergeht, umzugehen und sich Strategien anzueignen, um mit ihrer Krankheit im Alltag umzugehen.

Der Atemphysiotherapeut ist eine wichtige Stütze bei der Behandlung von Lungenerkrankungen. Mit seinen Fachkenntnissen und seinem ganzheitlichen Ansatz bietet er den Patienten die Werkzeuge und die Unterstützung, die sie benötigen, um besser zu atmen, besser zu leben und ihre Unabhängigkeit bei ihren täglichen Aktivitäten wiederzuerlangen.

Unterstützung durch Psychologen und Sozialarbeiter

In der Pneumologie, wie auch in anderen medizinischen Fachgebieten, ist die körperliche Dimension der Krankheit nur ein Teil der Erfahrung des Patienten. Lungenerkrankungen können tiefgreifende Auswirkungen auf die psychische Gesundheit, die Identität, die Beziehungen und das allgemeine Wohlbefinden des Einzelnen haben. In Anerkennung dieser vernetzten Realität spielen Psychologen und Sozialarbeiter eine unverzichtbare Rolle, um Patienten und ihren Familien ganzheitliche Unterstützung zu bieten.

Psychologen: Die Anwesenheit eines Psychologen in einem Pneumologieteam erkennt die emotionalen und psychologischen Auswirkungen von Atemwegserkrankungen an. Patienten können Angst, Depression, Furcht oder Stress im Zusammenhang mit einer Diagnose, Kurzatmigkeit oder anderen Symptomen empfinden. Darüber hinaus kann das Leben mit einer chronischen Krankheit Gefühle der Isolation, Frustration oder Trauer um das Leben, das sie zuvor hatten, hervorrufen. Psychologen helfen den Patienten, durch diese Emotionen zu navigieren, Bewältigungsstrategien zu entwickeln und ihre Resilienz zu stärken. Sie können Patienten auch dabei helfen, psychosomatische Reaktionen zu verstehen und zu bewältigen, bei denen Stress und Angst körperliche Symptome verschlimmern.

Sozialarbeiter: Während Psychologen sich vor allem auf das emotionale und geistige Wohlbefinden konzentrieren, befassen sich Sozialarbeiter mit den sozialen und praktischen Herausforderungen, denen sich Patienten mit Lungenerkrankungen gegenübersehen. Diese Fachkräfte helfen dabei, die Kluft zwischen Krankenhaus und Zuhause zu überbrücken, indem sie dafür sorgen, dass die Patienten über die Ressourcen und die Unterstützung verfügen, die sie benötigen, um ihre Krankheit im Alltag zu bewältigen. Dazu kann die Vermittlung von finanziellen Hilfsprogrammen für Medikamente gehören, die Unterstützung bei der Suche nach Diensten zur Rehabilitation der Atemwege, die Vermittlung mit Arbeitgebern bezüglich notwendiger Anpassungen am Arbeitsplatz oder die Unterstützung von Familien, um die Krankheit eines Angehörigen zu verstehen und damit umzugehen. Mit anderen Worten, sie sorgen dafür, dass der Patient nicht nur behandelt, sondern auch in allen Aspekten seines Lebens unterstützt wird.

Zusammenarbeit für eine umfassende Versorgung: In Tandems arbeiten Psychologen und Sozialarbeiter, die sich mit den nicht-körperlichen Facetten der Lungenerkrankung befassen. Ihre Rolle ergänzt die der Pneumologen, Krankenpfleger und Physiotherapeuten. Gemeinsam sorgt dieses multidisziplinäre Team dafür, dass die Patienten eine umfassende Versorgung erhalten, die nicht nur ihren Lungenzustand, sondern auch ihr geistiges, emotionales und soziales Wohlbefinden berücksichtigt.

Die Präsenz von Psychologen und Sozialarbeitern in den Teams der Lungenheilkunde verstärkt die Vorstellung, dass die medizinische Versorgung über die bloße Behandlung von Symptomen hinausgeht. Sie umfasst den Menschen als Ganzes und bietet einen ganzheitlichen und empathischen Ansatz, der darauf abzielt, die Lebensqualität auf allen Ebenen zu verbessern.

Kapitel 7.
NOTFÄLLE BEWÄLTIGEN
IN DER PNEUMOLOGIE

Einen akuten Anfall erkennen

In der Lungenheilkunde bezieht sich eine akute Krise auf eine plötzliche Exazerbation oder Verschlimmerung eines bestehenden Atemwegszustands oder auf das abrupte Auftreten schwerer Atemwegssymptome. Für Angehörige der Gesundheitsberufe, Patienten und deren Angehörige ist es von entscheidender Bedeutung, diese Anzeichen frühzeitig zu erkennen, um wirksam eingreifen und potenziell schwerwiegenden Komplikationen vorbeugen zu können.

1. Plötzliche oder verstärkte Kurzatmigkeit: Eines der häufigsten Anzeichen für einen akuten Anfall ist Kurzatmigkeit, die sich schnell entwickelt oder deutlich schlimmer ist als zuvor. Wenn ein Patient, der sich bisher gut bewegen konnte, nach wenigen Schritten plötzlich außer Atem gerät, kann dies auf einen Anfall hindeuten.

2. Erhöhte Atemfrequenz: Eine schnelle, flache Atmung kann darauf hindeuten, dass der Körper versucht, eine geringe Sauerstoffzufuhr auszugleichen.

3. Zyanose: Zyanose ist eine bläuliche Verfärbung der Haut, vor allem um die Lippen und Nägel herum. Sie wird durch einen niedrigen Sauerstoffgehalt im Blut verursacht und ist ein ernstes Zeichen.

4. Anhaltender oder verstärkter Husten: Obwohl Husten bei vielen Lungenerkrankungen üblich ist, kann eine plötzliche Zunahme der Häufigkeit oder des Schweregrads des Hustens auf eine Exazerbation hindeuten.

5. Veränderungen des Schleims: Wenn ein Patient bemerkt, dass sein Schleim dicker oder üppiger wird oder seine Farbe ändert (insbesondere wenn er gelb, grün oder blutig ist), kann dies auf eine Infektion oder eine andere Komplikation hindeuten.

6. Brustschmerzen: Ein akuter, plötzlicher oder stechender Schmerz in der Brust, vor allem beim Atmen, erfordert sofortige Aufmerksamkeit.

7. Verwirrung oder Desorientierung: Eine verminderte Sauerstoffversorgung des Gehirns kann zu Verwirrung, Schläfrigkeit oder Konzentrationsschwäche führen.

8. Einsatz von Hilfsmuskeln beim Atmen: Wenn ein Patient seine Nacken-, Brust- oder Bauchmuskeln verstärkt zum Atmen einsetzt, ist dies ein Zeichen dafür, dass die Atmung erschwert ist.

9. Pfeifende Atemgeräusche: Pfeifende oder rasselnde Atemgeräusche können auf eine Verengung oder Blockierung der Atemwege hinweisen.

10. Verminderte Sauerstoffzufuhr: Wenn ein Patient mit einem Pulsoximeter überwacht wird, ist ein plötzlicher Abfall der Sauerstoffsättigung ein Alarmzeichen.

Angesichts dieser Anzeichen ist schnelles Handeln von entscheidender Bedeutung. Unabhängig davon, ob es sich um eine medizinische Fachkraft oder einen Angehörigen handelt, sollten Sie bei Verdacht auf einen akuten Anfall den Patienten stabilisieren, nach Möglichkeit für eine ausreichende Sauerstoffzufuhr sorgen und dringend medizinische Hilfe suchen. Das schnelle Erkennen und Reagieren auf einen akuten Anfall kann den Unterschied zwischen einer erfolgreichen Genesung und lebensbedrohlichen Komplikationen ausmachen.

Schnelle Interventionen und Gesten, die man kennen sollte

Wenn ein Patient Anzeichen einer akuten Krise zeigt, ist Zeit von entscheidender Bedeutung. Eine schnelle und wirksame Reaktion kann das Risiko schwerwiegender Komplikationen verringern. Hier sind die wichtigsten Interventionen und Handlungen, die Gesundheitsfachkräfte, Patienten und ihre Angehörigen kennen sollten, um mit solchen Notfallsituationen umzugehen:

1. Ruhe bewahren: Es ist wichtig, ruhig zu bleiben und dem Patienten Sicherheit zu geben. Angstzustände können die Kurzatmigkeit oder Panik des Patienten verschlimmern.

2. Sicherstellung der optimalen Position: Ermutigen Sie den Patienten, eine sitzende oder halb sitzende Position einzunehmen. Dies kann die Atmung erleichtern, da sich die Lunge besser ausdehnen kann.

3. Sauerstoff verabreichen: Wenn Sie Zugang zu Sauerstoff haben, verabreichen Sie ihn gemäß den medizinischen Richtlinien oder den Empfehlungen des Geräts. Achten Sie darauf, dass Sie die Sauerstoffsättigung mit einem Pulsoximeter überwachen.

4. Anwendung von bronchienerweiternden Medikamenten: Wenn der Patient inhalative Medikamente wie Bronchodilatatoren einnimmt, ermutigen Sie ihn, seinen Inhalator oder Vernebler zu benutzen. Diese Medikamente können helfen, die Atemwege zu öffnen.

5. Beurteilen Sie die Atemwege: Suchen Sie nach Blockaden wie Fremdkörpern oder übermäßigem Schleim und saugen Sie gegebenenfalls ab, um die Atemwege frei zu machen.

6. Beginnen Sie mit der Herz-Lungen-Wiederbelebung: Wenn der Patient das Bewusstsein verliert und nicht atmet, beginnen Sie sofort mit der Herz-Lungen-Wiederbelebung (HLW) und setzen Sie diese fort, bis der Notarzt eintrifft oder der Patient selbstständig atmet.

7. Rufen Sie medizinische Hilfe: Je nach Situation und Schweregrad sollten Sie den Notruf wählen oder sich an die nächstgelegene Notaufnahme wenden. Zögern Sie nicht, medizinische Hilfe zu suchen, wenn Sie einen akuten Anfall vermuten.

8. Kontinuierliche Beurteilung: Setzen Sie die Überwachung des Patienten fort. Beurteilen Sie regelmäßig die Atmung, das Bewusstsein, die Hautfarbe und die Sauerstoffsättigung.

9. Bereiten Sie die medizinischen Informationen vor: Sammeln Sie, wenn möglich, alle relevanten medizinischen Informationen über den Patienten, einschließlich seiner Krankengeschichte, der Medikamente, die er einnimmt, und aller bekannten Allergien. Diese Details können für das Gesundheitspersonal von entscheidender Bedeutung sein.

10. Beziehen Sie die **Angehörigen mit ein:** Informieren Sie die Familie oder die Angehörigen des Patienten über die Situation. Sie können emotionale Unterstützung bieten und helfen, wichtige medizinische Details in Erinnerung zu rufen.

Das Wissen und die Beherrschung dieser Handgriffe und Interventionen können einen enormen Unterschied für den Ausgang einer akuten Krise ausmachen. Obwohl Vorbereitung und Schulung für Angehörige der Gesundheitsberufe von entscheidender Bedeutung sind, ist es auch für Patienten mit Atemwegserkrankungen und ihre Familien hilfreich, mit diesen

Interventionen vertraut zu sein, da sie oft die ersten sind, die bei einer Krise zu Hause reagieren.

Mit dem Notfallteam arbeiten und die Intensivstation

In der dynamischen Landschaft der Medizin befindet sich der Krankenpfleger für Pneumologie oft an der Schnittstelle zwischen mehreren spezialisierten Teams. Im Falle einer akuten Krise oder einer schweren Komplikation ist die Zusammenarbeit zwischen dem Krankenpfleger für Pneumologie, dem Notfallteam und der Intensivstation entscheidend, um das bestmögliche Ergebnis für den Patienten zu gewährleisten. Diese komplexe Interaktion erfordert nicht nur ein tiefgreifendes technisches Verständnis der einzelnen Fachgebiete, sondern auch zwischenmenschliche Fähigkeiten und eine effektive Kommunikationsfähigkeit.

1. Ankunft in der Notaufnahme: Wenn ein Patient mit einer Lungenerkrankung in die Notaufnahme kommt, besteht der erste Schritt darin, seinen Zustand zu stabilisieren. Hier kann der Krankenpfleger für Pneumologie sein Fachwissen einbringen, indem er das Notfallteam über die Vorgeschichte des Patienten, die aktuellen Medikamente und die in der Vergangenheit erfolgreichen Maßnahmen informiert.

2. Übergang zur Intensivpflege: Wenn sich der Zustand des Patienten verschlechtert oder er eine intensivere Überwachung und Pflege benötigt, kann eine Aufnahme in die Intensivpflege erforderlich sein. Der Krankenpfleger für Pneumologie spielt bei diesem Übergang eine Schlüsselrolle, indem er die vollständige und genaue Übergabe der Informationen an die Intensivstation sicherstellt.

3. Kontinuierliche Zusammenarbeit: Auch nachdem der Patient auf die Intensivstation verlegt wurde, bleibt der Krankenpfleger für Pneumologie ein wichtiger Bezugspunkt. Die Fähigkeit dieses Krankenpflegers, effektiv mit dem Intensivpflegeteam zusammenzuarbeiten und zu kommunizieren, stellt sicher, dass der Pflegeplan auf die spezifischen Bedürfnisse des Lungenpatienten abgestimmt ist.

4. Entlassungsplanung: Wenn der Patient sich zu erholen beginnt und bereit ist, die Intensivstation zu verlassen, wird der Krankenpfleger für Pneumologie erneut tätig und arbeitet mit dem Team zusammen, um einen geeigneten Entlassungsplan zu erstellen.

5. Aus- und Weiterbildung: Neben der direkten Betreuung der Patienten spielt der Krankenpfleger für Pneumologie auch eine wichtige Rolle bei der Weiterbildung der anderen Teammitglieder. Der Krankenpfleger ist eine unschätzbare Ressource für das erweiterte Team, sei es durch formelle Schulungen, Updates über die neuesten Entwicklungen in der Pneumologie oder informelle Gespräche am Patientenbett.

6. Nachbesprechungen **und Erfahrungsaustausch:** Nach besonders intensiven oder komplizierten Ereignissen können Nachbesprechungen organisiert werden. Diese Momente sind wichtig, um zu besprechen, was gut gelaufen ist, um Bereiche für Verbesserungen zu identifizieren und um die Beziehungen zwischen den Teams zu stärken.

Der Erfolg dieser multidisziplinären Zusammenarbeit beruht auf gegenseitigem Respekt, offener Kommunikation und gemeinsamen Pflegezielen. Der Krankenpfleger für Pneumologie steht mit seinem Spezialwissen oft im Mittelpunkt dieser Interaktionen und sorgt dafür, dass jeder Patient unabhängig von der Komplexität seiner Situation eine kohärente und integrierte Versorgung erhält.

Kapitel 8.
PRÄVENTION IN DER PNEUMOLOGIE

Impfungen und Vorsorgeuntersuchungen

Die Prävention ist ein zentraler Pfeiler der Medizin. Im Bereich der Pneumologie gilt dies in besonderem Maße, da viele Lungenerkrankungen durch geeignete Impf- und Screeningstrategien verhindert oder in ihrer Schwere verringert werden können. Für den Krankenpfleger in der Pneumologie ist es von grundlegender Bedeutung, ein tiefes Verständnis dieser Strategien zu haben und sie den Patienten und ihren Familien vermitteln zu können.

1. Die Bedeutung der Impfung: Atemwegsinfektionen können bestehende Lungenerkrankungen erheblich verschlimmern und bei Menschen mit eingeschränkter Lungenfunktion besonders schwerwiegend sein.
- **Grippe:** Patienten mit Lungenerkrankungen haben ein höheres Risiko für schwere Komplikationen durch die Grippe. Daher wird ihnen die jährliche Grippeimpfung dringend empfohlen.
- Pneumokokken: Impfungen gegen Pneumokokken können bestimmte Formen der Lungenentzündung verhindern, was für Lungenpatienten ein großes Problem darstellt.
- **Weitere Impfungen:** Je nach Gesundheitszustand, Alter und Exposition des Patienten können weitere Impfungen empfohlen werden, z. B. gegen Keuchhusten oder Tuberkulose.

2. Lungenkrebs-Screening: Bei Personen mit hohem Risiko, insbesondere bei langjährigen Rauchern und Personen, die bestimmten Giftstoffen ausgesetzt waren, kann das Lungenkrebs-Screening eine Früherkennung ermöglichen, wenn der Krebs besser behandelbar ist.
- **Niedrigdosis-Computertomografie (Low-Dose-CT):** Derzeit ist dies die bevorzugte Methode zur Früherkennung von Lungenkrebs bei Risikopopulationen.

3. Tuberkulosetest: Obwohl Tuberkulose in vielen Regionen seltener vorkommt, ist sie in anderen Regionen immer noch ein großes Problem für die öffentliche Gesundheit. Tuberkulin-Hauttests oder IGRA-Bluttests (Gamma-Interferon-

Freisetzungstests) können zur Erkennung der Krankheit verwendet werden.

4. Spirometrie zur Erkennung von COPD: Die chronisch obstruktive Lungenerkrankung (COPD) wird häufig unterdiagnostiziert. Bei Personen mit Symptomen oder Risikofaktoren (z. B. Rauchen) kann eine Spirometrie eingesetzt werden, um eine Obstruktion der Atemwege festzustellen, die ein typisches Zeichen für COPD ist.

5. Aufklärung und Erziehung: Neben den Tests und Impfungen selbst spielt der Krankenpfleger für Pneumologie eine Schlüsselrolle bei der Aufklärung der Patienten. Die Aufklärung der Patienten über die Risiken und Vorteile von Impfungen, die Ermutigung zur Teilnahme an Vorsorgeuntersuchungen und die Vermittlung von Kenntnissen zur Erkennung der ersten Symptome einer Lungenerkrankung können langfristig einen großen Einfluss auf ihre Gesundheit haben.

Insgesamt sind Impf- und Früherkennungsprogramme wesentliche Bestandteile der öffentlichen Gesundheitsstrategie zur Verringerung der Inzidenz und der Auswirkungen von Lungenerkrankungen. Für den Krankenpfleger mit Schwerpunkt Pneumologie stellen sie eine Möglichkeit dar, sowohl an der Prävention als auch an der Behandlung zu arbeiten und so sicherzustellen, dass die Patienten in jeder Phase ihres Behandlungspfades von den Vorteilen der modernen Medizin profitieren.

Aufklärung über die Raucherentwöhnung

Rauchen ist eine der Hauptursachen für Morbidität und Mortalität im Zusammenhang mit Lungenerkrankungen. Als Hauptrisikofaktor für COPD, viele Lungenkrebserkrankungen und andere Atemwegserkrankungen ist die Bedeutung der Raucherentwöhnung immens. Für den Krankenpfleger in der Pneumologie ist es von entscheidender Bedeutung, den Patienten zu helfen, die Gefahren des Rauchens zu verstehen, und sie bei der Entwöhnung zu unterstützen.

1. Verstehen Sie die Gefahren des Rauchens:
Vor allem müssen die Patienten die Risiken erkennen und verstehen, die mit ihrem Tabakkonsum verbunden sind.

- **Unmittelbare Auswirkungen:** Atemprobleme, anhaltender Husten, verminderte Lungenkapazität u. a.
- **Langfristige Folgen:** COPD, Lungenkrebs, Herz-Kreislauf-Erkrankungen und eine geringere Lebenserwartung.

2. Die Vorteile der Entwöhnung :

Erklären Sie den Patienten, dass die Vorteile der Raucherentwöhnung fast unmittelbar eintreten. Blutdruck und Herzfrequenz normalisieren sich kurz nach dem Aufhören, die Lungenfunktion beginnt sich zu verbessern und das Risiko einer Herzerkrankung sinkt im Laufe der Zeit erheblich.

3. Die Herausforderungen des Entzugs :

Es ist entscheidend, die mit der Raucherentwöhnung verbundenen Herausforderungen wie die körperliche Abhängigkeit von Nikotin, Verhaltensgewohnheiten und emotionale Faktoren zu erkennen und anzusprechen.

4. Tools und Ressourcen für die Entwöhnung :

- **Nikotinersatztherapien (NRT):** Kaugummis, Pflaster, Inhalatoren, die bei der Bewältigung der Entzugssymptome helfen.
- **Medikamente:** Medikamente wie Bupropion (Zyban) und Vareniclin (Champix) können verschrieben werden, um dabei zu helfen, das Verlangen nach einer Zigarette zu reduzieren.
- **Beratung und Verhaltenstherapie:** Einzel- oder Gruppensitzungen können den Patienten helfen, die Auslöser des Rauchverlangens zu erkennen und zu bewältigen.

5. Bedeutung der Unterstützung :

Ermutigen Sie die Patienten, sich Unterstützung zu suchen, sei es bei der Familie, bei Freunden oder in speziellen Selbsthilfegruppen. Der Weg zum Rauchstopp ist oft steinig, und ein Team zu haben, das zusammenhält, kann einen großen Unterschied machen.

6. Erkennen von Rückfällen :

Es ist sehr wichtig, den Patienten zu vermitteln, dass ein Rückfall nicht gleichbedeutend mit einem Versagen ist. Viele Menschen brauchen mehrere Versuche, bevor sie endgültig aufhören. Wichtig ist, den Rückfall zu erkennen, die Ursachen zu ermitteln und Maßnahmen zu ergreifen, um wieder auf den Weg der Entwöhnung zu gelangen.

Die Aufklärung über die Raucherentwöhnung ist weit mehr als nur die Information über die Gefahren des Rauchens. Es handelt sich um einen ganzheitlichen Ansatz, der sich mit den physiologischen, psychologischen und emotionalen Aspekten der Raucherentwöhnung befasst. Als Krankenpfleger in der Pneumologie kann die Unterstützung und Anleitung von Patienten auf diesem Weg einen erheblichen Einfluss auf ihre langfristige Gesundheit und Lebensqualität haben.

Sensibilisierung zu Umweltrisiken

Im riesigen Ökosystem der Lungengesundheit spielen Umweltfaktoren eine herausragende Rolle. Die Qualität der Luft, die wir sowohl in Innenräumen als auch im Freien einatmen, hat einen direkten Einfluss auf unser Lungenwohlbefinden. Der Krankenpfleger in der Pneumologie steht daher an vorderster Front, wenn es darum geht, die Patienten über diese Umweltrisiken aufzuklären und zu sensibilisieren, wodurch Exazerbationen, die auf äußere Faktoren zurückzuführen sind, verhindert und minimiert werden können.

1. Äußere Luftschadstoffe :
- **Feinstaub (PM2,5 und PM10) :** Diese Partikel, die von industrieller Verbrennung, Fahrzeugen oder Waldbränden ausgehen, können tief in die Lunge eindringen und Atemwegserkrankungen verschlimmern oder auslösen.
- **Bodennahes Ozon: Wird** durch die chemische Reaktion zwischen Stickoxiden und flüchtigen organischen Verbindungen hervorgerufen und kann die Atemwege reizen und Lungenerkrankungen verschlimmern.

2. Innenraumschadstoffe :
- **Passivrauchen:** Exposition gegenüber dem Tabakrauch einer anderen Person, die vor allem für Kinder gefährlich ist.
- **Schimmelpilze und Allergene:** Schimmelpilzsporen und andere Allergene wie Hausstaubmilben oder Tierhaare können Asthmaanfälle oder andere allergische Reaktionen auslösen.

- **Radon: Ein** radioaktives Gas aus dem Boden, das sich in Häusern ansammeln und das Risiko von Lungenkrebs erhöhen kann.

3. Berufliche Expositionen :
Einige Arbeitsplätze setzen Arbeitnehmer einem erhöhten Risiko für Lungenerkrankungen aus, z. B. Asbest, Silikastaub oder bestimmte Industriechemikalien.

4. Die Auswirkungen des Klimawandels :
Extreme Wetterereignisse, Hitzewellen oder die Zunahme von Waldbränden können die Luftverschmutzung verschlimmern, wodurch das Bewusstsein für dieses Thema noch entscheidender wird.

5. Prävention und Schutz :
- **Luftqualität überwachen:** Nutzen Sie Apps oder Webseiten, um über die Luftqualität auf dem Laufenden zu bleiben, vor allem an Tagen mit hohem Risiko.
- **Verringerung der Exposition:** Bleiben Sie bei Spitzenwerten der Luftverschmutzung in geschlossenen Räumen, verwenden Sie zu Hause Luftreiniger und vermeiden Sie an Tagen mit hoher Luftverschmutzung Sport im Freien.
- **Regelmäßige Konsultation:** Risikopatienten sollten regelmäßig ihren Arzt oder Krankenpfleger aufsuchen, um den Zustand ihrer Lunge zu überwachen und die Behandlung ggf. anzupassen.

6. Bildung und Sensibilisierung :
Der Krankenpfleger spielt eine entscheidende Rolle, indem er die Patienten über Umweltrisiken aufklärt und ihnen Instrumente und Strategien an die Hand gibt, um ihre Exposition zu minimieren. Dies kann Workshops, Broschüren oder Einzelgespräche umfassen.

Die Sensibilisierung für Umweltrisiken ist eine gemeinsame Verantwortung von Gesundheitsfachkräften, politischen Entscheidungsträgern und der Gemeinschaft. Als Krankenpfleger in der Pneumologie sind Sie in einer idealen Position, um Patienten zu informieren, aufzuklären und anzuleiten, damit sie in einer sich ständig verändernden Umwelt fundierte Entscheidungen für ihre Lungengesundheit treffen können.

Kapitel 9.
WEITERBILDUNG UND FORSCHUNG IN DER PNEUMOLOGIE

Bedeutung der Aktualisierung Wissen

In der sich ständig verändernden Welt der Medizin ist es von größter Bedeutung, informiert und auf dem neuesten Stand zu bleiben. Die Pneumologie ist, wie andere medizinische Bereiche auch, von ständigen Fortschritten in Forschung, Technologie und Behandlung geprägt. Für spezialisierte Krankenpfleger ist die Verpflichtung zum lebenslangen Lernen mehr als nur ein berufliches Gebot, es ist eine Aufgabe, um die bestmögliche Versorgung der Patienten zu gewährleisten.

1. Eine sich ständig verändernde Medizin :
Jeden Tag werden neue Studien veröffentlicht, Protokolle aktualisiert und neue Medikamente und Behandlungen auf den Markt gebracht. Ohne eine regelmäßige Aktualisierung des Wissens können selbst die erfahrensten Fachleute schnell veralten.

2. Gewährleistung einer optimalen Versorgung :
Patienten verlassen sich auf ihre Krankenpfleger, um die neueste und effektivste Pflege zu erhalten. Indem sie sich über die neuesten Entwicklungen auf dem Laufenden halten, können Krankenpfleger in der Pneumologie eine Pflege anbieten, die auf den neuesten Erkenntnissen beruht, und so die Ergebnisse für den Patienten optimieren.

3. Auf aufkommende Herausforderungen reagieren :
Neue Krankheiten und Pandemien wie COVID-19 haben gezeigt, wie entscheidend es für Gesundheitsfachkräfte ist, flexibel zu sein und sich schnell an neue Herausforderungen anzupassen. Durch ständige Weiterbildung können die notwendigen Fähigkeiten erworben werden, um mit diesen unerwarteten Situationen umzugehen.

4. Technologie und Innovation :
Mit der Einführung neuer Technologien wie der Telemedizin oder vernetzter medizinischer Geräte ist es von entscheidender Bedeutung, deren Funktionsweise und Anwendung im klinischen Kontext zu verstehen. Eine kontinuierliche Fortbildung stellt

sicher, dass Krankenpfleger diese Werkzeuge voll ausschöpfen können, um die Pflege zu verbessern.

5. Berufliche Entwicklung :
Für den Krankenpfleger öffnet die Aktualisierung der Kenntnisse Türen zu neuen Karrieremöglichkeiten, sei es in der Forschung, im Unterricht oder im Management. Darüber hinaus ist in vielen Ländern die Weiterbildung eine Voraussetzung für die Verlängerung der Berufslizenz.

6. Vertrauen stärken :
Wenn Patienten sehen, dass ihr Krankenpfleger über die neuesten Trends und Fortschritte in der Pneumologie informiert ist, stärkt dies ihr Vertrauen in die Qualität der Pflege, die sie erhalten.

7. Förderung der interdisziplinären Zusammenarbeit :
Auf seinem Gebiet auf dem neuesten Stand zu sein, ermöglicht auch eine effektive Zusammenarbeit mit anderen Spezialisten und gewährleistet so einen ganzheitlichen Ansatz in der Pflege.

In der modernen medizinischen Landschaft ist es kein Luxus, sein Wissen auf dem neuesten Stand zu halten, sondern eine Notwendigkeit. Für den Krankenpfleger in der Pneumologie ist dies eine Verpflichtung zu Spitzenleistungen, die sicherstellt, dass jeder Patient die fortschrittlichste und für seine Situation am besten geeignete Versorgung erhält.

An Studien teilnehmen und klinische Forschung

Die Beteiligung an der klinischen Forschung ist für jeden Krankenpfleger eine berufliche Bereicherung. Im Bereich der Pneumologie ermöglicht dies, an der Spitze des medizinischen Fortschritts zu stehen und einen wesentlichen Beitrag zur Weiterentwicklung der Lungenpflege zu leisten. Als Krankenpfleger in der Pneumologie bietet die Teilnahme an klinischen Studien und Forschungsarbeiten eine Vielzahl von Möglichkeiten und Verantwortlichkeiten.

1. Die Bedeutung der klinischen Forschung verstehen :
Die klinische Forschung ist von entscheidender Bedeutung für die Entdeckung neuer Behandlungsmethoden, die Verbesserung der bestehenden Versorgung und das Verständnis von

Lungenerkrankungen. Sie macht Fortschritte in der Medizin und bringt Hoffnung und Lösungen für Tausende von Patienten.

2. Die einzigartige Rolle des Krankenpflegers in der Forschung :

- **Rekrutierung von Patienten :** Krankenpfleger sind aufgrund ihrer besonderen Beziehung zu den Patienten oft die ersten, die potenzielle Patienten für eine Studie identifizieren.

- **Datenerhebung:** Sie spielen eine zentrale Rolle bei der Sammlung von Proben, der Durchführung von Tests und der Nachverfolgung von Patientenreaktionen.

- **Aufklärung:** Der Krankenpfleger informiert die Patienten über den Ablauf der Studie, ihre Risiken und Vorteile und gewährleistet so eine informierte Einwilligung.

3. Ethik und Integrität :

Die Teilnahme an klinischer Forschung bedeutet, dass man strenge ethische Normen einhalten muss, um die Sicherheit und das Wohlergehen der Patienten zu gewährleisten. Jeder Krankenpfleger muss sich der Forschungsprotokolle bewusst sein und auf ihre strikte Einhaltung achten.

4. Mit einem multidisziplinären Team zusammenarbeiten :

Klinische Forschung ist eine kollektive Anstrengung. Sie erfordert die Zusammenarbeit von Ärzten, Forschern, Krankenpflegern und anderen Gesundheitsfachkräften. Diese Interaktion stärkt die interprofessionellen Kompetenzen und fördert einen bereichernden Wissensaustausch.

5. Berufliche Entwicklung :

Die Teilnahme an klinischen Studien kann Krankenpflegern neue Karrieremöglichkeiten eröffnen, z. B. als Koordinator für klinische Forschung, oder ihre Rolle als klinischer Experte stärken.

6. Beitrag zu Wissenschaft und Gesellschaft :

Durch die Teilnahme an der Forschung trägt der Krankenpfleger aktiv zum Fortschritt der medizinischen Wissenschaft bei und bietet greifbare Lösungen für die aktuellen Probleme der Lungengesundheit.

7. Verbreitung von Wissen :

Es ist von entscheidender Bedeutung, dass die Forschungsergebnisse mit der medizinischen Gemeinschaft geteilt werden. Krankenpfleger können an Konferenzen teilnehmen, Artikel schreiben oder Schulungen durchführen, die auf ihren Forschungserfahrungen basieren.

Die Teilnahme von Krankenpflegern für Pneumologie an klinischen Studien und Forschungsarbeiten ist ein großer Gewinn für den medizinischen Bereich. Sie bringen nicht nur ihr klinisches Fachwissen ein, sondern auch ihr Mitgefühl und ihre Hingabe für die Sache der Patienten. Es ist ein lohnender und anspruchsvoller Prozess, der jedoch persönlich und beruflich zutiefst bereichernd ist.

Die jüngsten Fortschritte und die Zukunftsaussichten

Der Bereich der Pneumologie hat in den letzten Jahren bedeutende Fortschritte gemacht, die von der Technologie, der Forschung und einem besseren Verständnis der Atemwegserkrankungen getragen wurden. In einer Welt, die sich ständig weiterentwickelt, zeichnet sich der Horizont der Pneumologie vielversprechend und ehrgeizig ab.

1. Jüngste Fortschritte :
   - **Telemedizin:** Die Möglichkeit, Patienten mithilfe von Kommunikationstechnologien aus der Ferne zu konsultieren, hat die Art und Weise der Gesundheitsversorgung verändert, vor allem in ländlichen oder abgelegenen Gebieten.
   - **Gezielte Therapien:** Bei Krankheiten wie schwerem Asthma oder Lungenkrebs hat die Forschung Therapien entwickelt, die gezielt auf die verantwortlichen molekularen oder genetischen Mechanismen abzielen.
   - **Gentherapien:** Obwohl sie sich bei vielen Lungenerkrankungen noch in der Erprobungsphase befinden, bieten sie Hoffnung für Krankheiten, die zuvor als unheilbar galten.
   - **Verbesserte Diagnostik:** Durch den verstärkten Einsatz moderner bildgebender Verfahren wie PET-Scan können Lungenerkrankungen früher und genauer erkannt werden.
2. Zukunftsperspektiven :
   - **Personalisierte Medizin:** In Zukunft könnte die Lungenbehandlung noch stärker individualisiert werden und auf dem genetischen und molekularen Profil des Patienten basieren, was eine wirksamere Behandlung und ein geringeres Risiko von Nebenwirkungen gewährleistet.

- **Bio-Engineering der Lunge:** Es könnte möglich sein, Lungen oder Lungenabschnitte im Labor für Transplantationen zu "züchten", um die Abhängigkeit von Spendern zu verringern und die Verträglichkeit zu verbessern.
- **Künstliche Intelligenz und Datenanalyse:** Algorithmen könnten dabei helfen, Anfälle bei COPD- und Asthmapatienten vorherzusehen und die Behandlung in Echtzeit anzupassen.
- **Inhalationstherapien:** Neben der herkömmlichen Behandlung von Asthma und COPD könnte die Inhalation auch zur Verabreichung komplexerer Medikamente wie Gen- oder zielgerichteter Therapien eingesetzt werden.
- **Umweltwissen:** Da das Bewusstsein für Klimawandel und Umweltverschmutzung wächst, könnten neue Strategien zum Schutz der Lungengesundheit vor Umweltbelastungen entstehen.

Die Pneumologie ist ein sich schnell entwickelnder Bereich, in dem sich die jüngsten Fortschritte mit kühnen Zukunftsaussichten vermischen. Für Krankenpfleger und alle anderen Fachleute in diesem Bereich ist dies eine aufregende Zeit, die große Veränderungen bei der Behandlung von Atemwegserkrankungen und dem Wohlbefinden der Patienten verspricht. Diese Veränderungen spiegeln unser kontinuierliches Engagement für Innovation, Spitzenleistungen und vor allem für die Gesundheit der Patienten wider.

Kapitel 10.
RESSOURCEN UND WERKZEUGE FÜR DEN KRANKENPFLEGER IN DER PNEUMOLOGIE

Nützliche Software und Anwendungen

Im Zuge des Technologiebooms ist eine Vielzahl von Software und Anwendungen entstanden, die den Angehörigen der Gesundheitsberufe, darunter auch der Pneumologie, dabei helfen, ihre Praxis zu verbessern und eine qualitativ hochwertigere Versorgung anzubieten. Hier finden Sie einen Überblick über die relevantesten Tools für den Pneumologen und sein Team.

1. Software zur Verwaltung von Krankenakten :
   - **EPIC, Cerner, MEDITECH:** Diese elektronischen Patientenakten (EPA) ermöglichen es, Patienteninformationen zu zentralisieren, Behandlungen zu verfolgen, Tests zu veranlassen und Ergebnisse zu visualisieren.
2. Telemedizinische Anwendungen :
   - **Doctolib, ZoomCare, Teladoc:** Diese Plattformen ermöglichen es Gesundheitsfachkräften, Fernkonsultationen anzubieten und so den Patienten den Zugang zu medizinischer Versorgung zu erleichtern.
3. Apps zur Verfolgung von Symptomen :
   - **Propeller Health, AsthmaMD, MyCOPD:** Diese Apps helfen Patienten mit chronischen Atemwegserkrankungen, ihre Symptome zu verfolgen, ihre Behandlung einzuhalten und ihrem Pflegeteam alle Änderungen zu melden.
4. Software für medizinische Bildgebung :
   - **OsiriX, Horos:** Werkzeuge zur Analyse und Visualisierung medizinischer Bilder, mit denen Lungenfachärzte Thoraxscans, Röntgenbilder und andere Bilder genau untersuchen können.
5. Anwendungen zur Patientenbildung :
   - **RespiRelax, Breathe Easy:** Diese Anwendungen schulen die Patienten über Atemtechniken, Symptombekämpfung und Möglichkeiten zur Verbesserung der Lebensqualität.

6. Spirometrie-Software :
Spezialisierte Software, die es medizinischem Fachpersonal ermöglicht, Lungenfunktionstests zu interpretieren, die Entwicklung der Patienten zu verfolgen und die Behandlung entsprechend anzupassen.

7. Anwendungen zur Raucherentwöhnung :
- **Smoke Free, QuitNow!:** Diese Apps sollen Patienten helfen, mit dem Rauchen aufzuhören, und bieten Beratung, Überwachung und Ermutigung.

8. Software für Forschung und Bildung :
- **PubMed, UpToDate:** Diese Plattformen bieten Zugang zur neuesten medizinischen Literatur und ermöglichen es Fachleuten, sich über die neuesten Forschungsergebnisse und Empfehlungen im Bereich der Pneumologie auf dem Laufenden zu halten.

9. Anwendungen für Kommunikation und Zusammenarbeit :
- **Microsoft Teams, Medical Slack:** Diese Tools ermöglichen eine reibungslose Kommunikation zwischen den Mitgliedern des medizinischen Teams und erleichtern so die Koordination der Pflege.

Das digitale Zeitalter bietet eine Vielzahl von Werkzeugen für Lungenärzte und ihr Team, die darauf abzielen, die Versorgung zu optimieren, die Zusammenarbeit zu verbessern, die Patienten aufzuklären und mit den medizinischen Fortschritten Schritt zu halten. Diese Software und Anwendungen können, wenn sie richtig eingesetzt werden, die Behandlung von Atemwegserkrankungen und das Wohlbefinden der Patienten erheblich verbessern.

Die französischsprachige Gemeinschaft profitiert auch von einer Reihe digitaler Tools, die der Pneumologie und der Medizin im Allgemeinen gewidmet sind. Diese Software und Anwendungen sind häufig auf die speziellen Bedürfnisse der Angehörigen der Gesundheitsberufe und der Patienten in den französischsprachigen Ländern zugeschnitten.

1. Software zur Verwaltung von Krankenakten :
- **Medimust, Hellodoc, Axisanté:** Diese EPAs (Electronic Medical Files) wurden speziell für französischsprachige Ärzte entwickelt. Sie ermöglichen eine effiziente Verwaltung von Patientenakten, Rezepten und Terminen.

2. Telemedizinische Anwendungen :
- **Doctolib (französische Version) :** Ermöglicht es Patienten, online Termine zu vereinbaren, und Ärzten, Videosprechstunden anzubieten.
- **Qare:** Eine französische Plattform, die medizinische Fernkonsultationen mit Spezialisten anbietet.

3. Anwendungen zur Patientenaufklärung und -betreuung :
- **Mein Asthma:** Eine Anwendung für Asthmapatienten, die ihnen hilft, ihr Asthma zu verstehen, zu überwachen und zu verwalten.
- **COPD Mein Coach:** Eine Anwendung, die entwickelt wurde, um Patienten mit COPD (Chronic Obstructive Pulmonary Disease) zu begleiten und aufzuklären.

4. Anwendungen zur Raucherentwöhnung :
- **Tabac Info Service:** Diese von Santé publique France entwickelte Anwendung hilft den Nutzern mit Ratschlägen und einer persönlichen Betreuung bei der Raucherentwöhnung.

5. Software und Anwendungen für die medizinische Ausbildung :
- **Univers Med:** Plattform für medizinische Fortbildung, die Online-Kurse zu verschiedenen Fachgebieten, darunter auch Pneumologie, anbietet.
- **BiblioMed:** Eine Anwendung, mit der Sie auf Zusammenfassungen medizinischer Artikel in französischer Sprache zugreifen können.

6. Anwendungen für Kommunikation und Zusammenarbeit :
- **MedPics:** Plattform für den Austausch von klinischen Fällen zwischen Angehörigen der Gesundheitsberufe, darunter auch Fälle mit Bezug zur Pneumologie.

7. Anwendungen für Lungenfunktionstests :
- **SpiroSmart:** Obwohl nicht ausschließlich französischsprachig, ist diese App auf Deutsch verfügbar und ermöglicht eine Schätzung der Spirometrie mithilfe eines Smartphones.

8. Andere Werkzeuge und Ressourcen :
- **RespiRéseau:** Ein professionelles Netzwerk, das der Ausbildung und dem Austausch zwischen französischsprachigen Pneumologen dient.

Berufliche Netzwerke und Verbände

Die Welt der Medizin, insbesondere die der Pneumologie, wird durch eine Vielzahl von Berufsverbänden und Netzwerken gestärkt. Diese Organisationen spielen eine wesentliche Rolle bei der Verbesserung der Patientenversorgung, der Aktualisierung des Wissens, der Förderung der Forschung und der Verteidigung der Berufsrechte. Für Pneumologen bedeutet die Mitgliedschaft in diesen Netzwerken oder Verbänden häufig eine kontinuierliche berufliche Bereicherung.

1. Internationale Organisationen :
   - **ERS (European Respiratory Society):** Eine europäische Organisation, die Fachleute aus dem Bereich der Pneumologie zusammenbringt. Sie widmet sich der Förderung von Forschung, Bildung und Ausbildung im Bereich der Atemwege.
   - **ATS (American Thoracic Society):** Eine Organisation mit Sitz in den USA, die sich auf Forschung, Bildung und Interessenvertretung in den Bereichen Pneumologie, Intensivmedizin und Schlafmedizin konzentriert.
2. Nationale Vereinigungen (frankophon) :
   - **SPLF (Société de Pneumologie de Langue Française):** Sie vertritt die französischsprachigen Fachleute der Pneumologie, veranstaltet Kongresse, veröffentlicht Leitlinien und fördert die klinische Forschung.
   - **APSR (Association pour la Promotion des Soins Respiratoires) :** Sie setzt sich für die Förderung von Spitzenleistungen in der Atemwegspflege in der Frankophonie ein.
3. Forschungsnetzwerke :
   - **REPARI (Réseau en Pathologies Respiratoires) :** Ein Netzwerk in Quebec, das sich der Forschung im Bereich der Atemwegserkrankungen widmet.
4. Patientenzentrierte Assoziationen :
   - **Fédération Française de Pneumologie (FFP) :** Sie setzt sich für die Prävention von Atemwegserkrankungen und die Verbesserung des Alltags der Patienten ein.
   - **Asthma & Allergien :** Französischer Verband, der Asthmapatienten informiert und unterstützt.

5. Weiterbildungsnetzwerke :
- **Collège des Enseignants de Pneumologie (CEP):** Bietet pädagogische Ressourcen an und fördert die Ausbildung in Pneumologie in Frankreich.

6. Netzwerke, die sich der Qualität der Gesundheitsversorgung widmen :
- **COPD-Initiative:** Sie fördert eine bessere Behandlung der chronisch-obstruktiven Lungenerkrankung (**COPD**) und bietet Instrumente und Schulungen für Angehörige der Gesundheitsberufe an.

Darüber hinaus haben viele Regionen oder Länder ihre eigenen Verbände oder Netzwerke, die sich der Pneumologie widmen und Ressourcen, Schulungen und Networking-Möglichkeiten anbieten, die auf die lokalen Besonderheiten zugeschnitten sind. Für Pneumologen und Krankenpfleger in der Pneumologie ist es von entscheidender Bedeutung, sich aktiv in diesen Verbänden und Netzwerken zu engagieren. Das hilft ihnen nicht nur, mit den neuesten Entwicklungen auf dem Gebiet Schritt zu halten, sondern bietet auch eine Plattform, um Ideen auszutauschen, an Forschungsprojekten mitzuarbeiten und die Interessen ihres Berufsstandes und ihrer Patienten zu vertreten.

Wo Sie Hilfe und Unterstützung finden

In der anspruchsvollen und sich ständig verändernden Welt der Pneumologie ist es von entscheidender Bedeutung, dass Angehörige der Gesundheitsberufe Zugang zu Ressourcen, Unterstützung und Hilfe haben. Unabhängig davon, ob sie mit klinischen, emotionalen, erzieherischen oder beruflichen Herausforderungen konfrontiert sind, stehen ihnen verschiedene Quellen der Unterstützung zur Verfügung.

1. Mentoring und Supervision :
- Junge Pneumologen und Krankenpfleger können von der Weisheit und Erfahrung eines Mentors oder Supervisors in ihrer Einrichtung oder durch formelle Programme profitieren, die von Berufsverbänden angeboten werden.

2. Verbände und Berufsverbände :
- Organisationen wie die SPLF (Société de Pneumologie de Langue Française) oder ERS (European Respiratory

Society) bieten Ressourcen, Schulungen und Diskussionsforen für ihre Mitglieder an.

3. Selbsthilfegruppen für Angehörige der Gesundheitsberufe :
   - Diese Gruppen bieten Raum, um Erfahrungen auszutauschen, berufliche und emotionale Herausforderungen zu diskutieren und sich beraten zu lassen. Sie können regionalspezifisch oder fachspezifisch sein.

4. Schulungen und Seminare :
   - Um auf dem neuesten Stand der medizinischen Fortschritte zu bleiben, können Fachkräfte an Kursen, Workshops und Konferenzen teilnehmen. Diese Veranstaltungen bieten oft die Gelegenheit, Gleichgesinnte zu treffen und Ideen auszutauschen.

5. Psychologische Unterstützungsdienste :
   - Angesichts von Stress, Müdigkeit oder Emotionen, die mit ihrer Arbeit verbunden sind, können Berufstätige psychologische Unterstützung benötigen. Viele Institutionen bieten spezielle Dienste für ihre Mitarbeiter an, und es gibt auch Telefon-Hotlines und spezielle Berater.

6. Online-Ressourcen :
   - Foren, Blogs und Websites, die sich mit der Pneumologie befassen, können wertvolle Informationsquellen und Unterstützung bieten. Plattformen wie Medscape oder Doctissimo Pro bieten Artikel, Studien und Diskussionen zu verschiedenen medizinischen Themen.

7. Medizinische Bibliotheken :
   - Für Forschungs- oder Bildungszwecke sind medizinische Bibliotheken, ob physisch oder digital, eine Schatzkammer an Informationen.

8. Soziale Netzwerke :
   - Spezielle Gruppen auf Plattformen wie LinkedIn oder Facebook können Unterstützung, Austausch und relevante Informationen für Fachkräfte im Bereich der Pneumologie bieten.

9. Rechtsdienste und Gewerkschaften :
   - Bei Fragen oder Bedenken rechtlicher oder ethischer Art können Fachkräfte Anwälte für Medizinrecht konsultieren oder sich an ihre Berufsgewerkschaft wenden.

10. Patienten und Familien :
    - Manchmal können die besten Quellen für Unterstützung und Inspiration von den Patienten selbst oder ihren

Familien kommen, die ihre Erfahrungen, Herausforderungen und Hoffnungen mitteilen.

Es ist für jeden Angehörigen eines Gesundheitsberufs von entscheidender Bedeutung, zu erkennen, wann er Hilfe oder Unterstützung benötigt, und zu wissen, wo diese zu finden ist. Resilienz in der Medizin bedeutet nicht, isoliert zu arbeiten, sondern vielmehr mit einem starken Netzwerk von Kollegen, Mentoren, Ressourcen und Unterstützern verbunden zu sein, die einem helfen können, sich durch die Herausforderungen dieses lohnenden Berufs zu navigieren.

Kapitel 11.
SPEZIFISCHE PHARMAKOLOGIE IN DER PNEUMOLOGIE

Muskarinische Antagonisten und Beta-2-Agonisten

Muskarinische Antagonisten und Beta-2-Agonisten sind zwei wichtige Klassen von Medikamenten, die zur Behandlung von obstruktiven Atemwegserkrankungen wie chronisch obstruktiver Lungenerkrankung (COPD) und Asthma eingesetzt werden. Sie funktionieren, indem sie die glatte Muskulatur der Bronchien entspannen und so eine bessere Öffnung der Atemwege ermöglichen. Sie wirken jedoch durch unterschiedliche Mechanismen.

Muskarinische Antagonisten :
- **Wirkmechanismus:** Diese Medikamente blockieren die Wirkung des Neurotransmitters Acetylcholin auf die Muskarinrezeptoren der glatten Bronchialmuskulatur und verhindern so die Kontraktion dieser Muskeln.
- Häufige Beispiele:
    - Tiotropium (Spiriva)
    - Ipratropium (Atrovent)
    - Aclidinium (Eklira Genuair)
    - Umeclidinium (Incruse Ellipta)
- **Hauptverwendung:** Sie werden häufig zur Behandlung von COPD eingesetzt. Einige, wie Ipratropium, können auch bei Asthma eingesetzt werden, insbesondere bei akuten Exazerbationen.
- **Häufige Nebenwirkungen:** Trockener Mund, Halsreizung, bitterer Geschmack und Harnverhalt.

Beta-2-Agonisten :
- **Wirkmechanismus:** Diese Medikamente stimulieren die Beta-2-Rezeptoren der glatten Bronchialmuskulatur, was zu einer Entspannung dieser Muskeln und einer Öffnung der Atemwege führt. Sie können schnell wirkend (werden zur sofortigen Linderung der Symptome eingesetzt) oder

lang wirkend (werden zur langfristigen Kontrolle der Symptome eingesetzt) sein.

- Häufige Beispiele:
  - Schnell wirkend: Salbutamol (Ventolin), Terbutalin (Bricanyl)
  - Verlängerte Wirkung : Formoterol (Foradil, kombiniert in Symbicort), Salmeterol (Serevent, kombiniert in Seretide)
- **Hauptanwendungsgebiet:** Behandlung von Asthma und COPD. Schnell wirkende Beta-2-Agonisten sind für die Behandlung von Asthmaanfällen unerlässlich.
- **Häufige Nebenwirkungen:** Zittern, Herzklopfen, Kopfschmerzen und Muskelkrämpfe.

Feste Vereinigungen :
In der gängigen Praxis ist es nicht ungewöhnlich, Medikamente aus diesen beiden Klassen zu kombinieren, um eine bessere Kontrolle der Symptome zu erreichen. Es sind Inhalationsgeräte erhältlich, die sowohl einen Beta-2-Agonisten als auch einen Muskarin-Antagonisten enthalten. Beispiele sind Combivent (Ipratropium + Salbutamol) oder Anoro Ellipta (Umeclidinium + Vilanterol).

Muskarinische Antagonisten und Beta-2-Agonisten spielen eine wesentliche Rolle bei der Behandlung von obstruktiven Atemwegserkrankungen. Die Wahl zwischen diesen Medikamenten oder die kombinierte Anwendung hängt von der zugrunde liegenden Krankheit, der Schwere der Symptome und anderen patientenspezifischen Faktoren ab. Konsultieren Sie immer einen Angehörigen der Gesundheitsberufe für individuelle Therapieempfehlungen.

Inhalative Kortikosteroide

Inhalative Kortikosteroide (ICS) spielen eine zentrale Rolle bei der Behandlung verschiedener Atemwegserkrankungen, insbesondere bei Asthma und in einigen Fällen auch bei der chronisch obstruktiven Lungenerkrankung (COPD). Diese Medikamente wirken entzündungshemmend und reduzieren die Schwellung und die Schleimproduktion in den Atemwegen.

Wirkungsmechanismus :
ICS wirken, indem sie die Entzündung der Atemwege verringern. Sie modulieren die Aktivität bestimmter Gene in den Entzündungszellen und hemmen so die Freisetzung von entzündungsfördernden Substanzen. Diese Wirkung verhindert und reduziert Schwellungen und eine übermäßige Schleimproduktion in den Bronchien.

Häufige Beispiele:
- Beclometason (z.B. Qvar, Clenil Modulite)
- Fluticason (z.B. Flixotide, kombiniert in Seretide)
- Budesonid (z.B. Pulmicort, kombiniert in Symbicort)
- Ciclesonid (z.B. Alvesco)
- Mometason (z.B.: Asmanex Twisthaler)

Hauptverwendung :
- **Asthma:** ICS sind der Eckpfeiler der vorbeugenden Behandlung von Asthma. Sie reduzieren die Häufigkeit und den Schweregrad von Exazerbationen und verbessern die Lungenfunktion.
- **COPD:** Bei COPD werden sie in der Regel in Kombination mit lang wirksamen Bronchodilatatoren bei Patienten mit häufigen Exazerbationen eingesetzt.

Häufige Nebenwirkungen :
Die Verwendung von Inhalatoren verringert die Wahrscheinlichkeit von systemischen Nebenwirkungen, die bei oralen Kortikosteroiden beobachtet werden, aber lokale und systemische Effekte können weiterhin auftreten.
- **Lokale Effekte:** Oropharyngeale Candidose (Soor), Dysphonie (Heiserkeit), Halsreizung.
- **Systemische Wirkungen (seltener) :** Nebennierenatrophie, Osteoporose, verlangsamtes Wachstum bei Kindern, Katarakt, Glaukom.

Empfehlungen für die Verwendung :
- Die regelmäßige Anwendung von ICS ist von entscheidender Bedeutung, auch wenn die Symptome gut kontrolliert werden.
- Die Patienten müssen in der korrekten Anwendung der Inhalatoren geschult werden, um eine angemessene Abgabe des Arzneimittels zu gewährleisten.
- Nach der Inhalation sollte man den Mund ausspülen oder die Zähne putzen, um einer oropharyngealen Candidose vorzubeugen.
- Eine regelmäßige Überwachung, insbesondere bei Kindern (zur Überwachung des Wachstums), wird empfohlen.

Inhalative Kortikosteroide sind entscheidend für die Behandlung von Entzündungen der Atemwege bei Asthma und in einigen Fällen auch bei COPD. Wie bei allen Medikamenten müssen Nutzen und Risiken gegeneinander abgewogen und eine korrekte Anwendung sichergestellt werden, um den Nutzen zu maximieren und die Nebenwirkungen zu minimieren.

Spezifische Antibiotika und antivirale Mittel

Wenn es um Lungenerkrankungen geht, spielen Infektionen, ob durch Bakterien oder Viren verursacht, eine entscheidende Rolle. Lungenentzündungen beispielsweise können entweder durch Bakterien oder durch Viren verursacht werden, und ihre Behandlung unterscheidet sich je nach dem verursachenden Erreger. In diesem Zusammenhang sind Antibiotika und antivirale Mittel wichtige Hilfsmittel.

Antibiotika :

Antibiotika werden zur Behandlung von bakteriellen Infektionen eingesetzt. Die Wahl des Antibiotikums hängt von den vermuteten oder identifizierten Bakterien, dem Ort der Infektion und der Resistenz gegen Medikamente ab.

1. Bei gemeinschaftsbedingter Lungenentzündung :
   - **Amoxicillin**: Häufig die erste Wahl zur Behandlung einer unkomplizierten Pneumokokken-Pneumonie.
   - **Makrolide** (wie Erythromycin, Clarithromycin, Azithromycin): Nützlich für eine Reihe von Krankheitserregern, einschließlich Mycoplasma pneumoniae.
   - **Fluorchinolone** (wie Levofloxacin, Moxifloxacin): Werden bei Allergien gegen andere Antibiotika oder bei Resistenzen eingesetzt.
2. Bei chronisch-obstruktiver Lungenerkrankung (COPD) :
   - COPD-Exazerbationen werden häufig mit Antibiotika behandelt, wenn eine bakterielle Infektion vermutet wird. Zu den gängigen Wahlmöglichkeiten gehören Makrolide, Fluorchinolone und Amoxicillin-Clavulanat.

Antivirale Mittel :

Virostatika sind weniger verbreitet als Antibiotika, aber sie sind für einige schwere Virusinfektionen unerlässlich.

1. Gegen Grippe :
- **Oseltamivir** (Tamiflu) und **Zanamivir** (Relenza): Diese Neuraminidasehemmer werden verwendet, um die Dauer und Schwere der Symptome von Influenza A und B zu verringern.
- **Baloxavir marboxil** (Xofluza): Dies ist ein neues antivirales Mittel, das die Virusreplikation hemmt.
2. Für RSV (Respiratory Syncytial Virus) :
- **Ribavirin**: Wird in schweren Fällen, insbesondere bei immungeschwächten Patienten, eingesetzt.

Es ist von größter Bedeutung, Antibiotika sinnvoll einzusetzen, um die Entwicklung von Resistenzen zu verhindern. Das bedeutet, diese Medikamente nur bei Bedarf zu verschreiben und das richtige Antibiotikum für die spezifische Infektion zu wählen. Antivirale Mittel werden zwar weniger häufig verschrieben, sind aber bei der Behandlung relevanter Virusinfektionen ebenso entscheidend. Jeder Angehörige eines Gesundheitsberufs muss sicherstellen, dass die Medikamente verantwortungsvoll und in Kenntnis der Sachlage eingesetzt werden.

Biologische Medikamente und gezielte Therapien

Mit dem Fortschritt der Wissenschaft und dem zunehmenden Verständnis der zugrunde liegenden Mechanismen von Lungenerkrankungen hat sich die Medizin von einem ganzheitlichen Ansatz zu einem stärker personalisierten Ansatz entwickelt. Biologische Medikamente und zielgerichtete Therapien sind das Ergebnis dieser Entwicklung und bieten präzisere und oftmals wirksamere Behandlungsmöglichkeiten für bestimmte Patienten.

Biologische Arzneimittel :
Hierbei handelt es sich um Arzneimittel, die aus einer biologischen Quelle, wie einer Zelle oder einem Organismus, hergestellt oder abgeleitet werden, anstatt chemisch synthetisiert zu werden. In der Lungenheilkunde werden sie in der Regel zur Behandlung schwerer Formen von Asthma eingesetzt, die auf Standardtherapien nicht ansprechen.

- **Monoklonale Antikörper gegen IgE**: *Omalizumab* (Xolair) ist ein Beispiel. Er richtet sich gegen IgE, ein Immunglobulin, das an allergischen Reaktionen beteiligt ist, und wird bei schwerem allergischem Asthma eingesetzt.
- **Monoklonale Antikörper gegen IL5**: Medikamente wie *Mepolizumab* (Nucala) und *Reslizumab* (Cinqair) richten sich gegen Interleukin-5 (IL-5), ein Zytokin, das eine Rolle bei der Proliferation von Eosinophilen spielt, Zellen, die an der Entzündung bei eosinophilem Asthma beteiligt sind.

Gezielte Therapien :
Diese Behandlungen richten sich gegen spezifische Mutationen oder Pfade, die mit bestimmten Krankheiten in Verbindung gebracht werden. In der Pneumologie werden sie am häufigsten mit Lungentumoren in Verbindung gebracht.

- **Tyrosinkinase-Inhibitoren**: Medikamente wie *Erlotinib* (Tarceva) und *Gefitinib* (Iressa) zielen auf Mutationen des Rezeptors für den epidermalen Wachstumsfaktor (EGFR) ab, die häufig bei nicht-kleinzelligen Adenokarzinomen der Lunge auftreten.
- **ALK-Inhibitoren**: *Crizotinib* (Xalkori) zielt auf Tumore mit einer Translokation des ALK-Gens ab, eine weitere häufige Mutation bei nicht-kleinzelligem Lungenkrebs.

Biologische Arzneimittel und zielgerichtete Therapien haben die Behandlung vieler Lungenerkrankungen revolutioniert, indem sie wirksamere und weniger toxische Optionen für die Patienten bieten. Mit der Gensequenzierung und einem besseren Verständnis der molekularen Pfade ist zu erwarten, dass neue zielgerichtete Therapien entstehen, die die Behandlung von Lungenerkrankungen noch präziser und individueller machen.

Kapitel 12.
PSYCHOLOGISCHE ASPEKTE
ATEMBESCHWERDEN

Psychologische Auswirkungen chronische Krankheiten

Wenn bei einer Person eine chronische Krankheit diagnostiziert wird, sind die Auswirkungen nicht nur auf die körperliche Ebene beschränkt. Die oft tiefgreifenden psychologischen Verzweigungen können die Lebensqualität des Patienten genauso stark oder sogar stärker beeinflussen als die körperlichen Symptome selbst. Erkunden wir, wie sich chronische Krankheiten auf den Geist und die Gefühle auswirken.

1. Akzeptanz der Diagnose :
Für viele Menschen kann das Erhalten einer chronischen Diagnose einen anfänglichen Schock auslösen. Es kann eine Phase der Verleugnung folgen, in der der Patient die Behandlung vermeidet oder die Schwere seines Zustands herunterspielt. Mit der Zeit kann diese Verleugnung der Akzeptanz weichen, aber das ist nicht immer ein einfacher Übergang.

2. Angst und Depression :
Die Aussicht, langfristig mit einer Krankheit zu leben, kann Ängste auslösen. Darüber hinaus können die Einschränkung von Aktivitäten, körperliche Symptome und die Abhängigkeit von Medikamenten alle zu Depressionen beitragen. Bei Lungenerkrankungen kann z. B. das Gefühl der Kurzatmigkeit zu verstärkter Angst führen, wodurch ein Teufelskreis entsteht.

3. Gefühl des Verlustes :
Patienten können einen Verlust ihres früheren "Ichs" empfinden und sich nach den Tagen sehnen, als sie noch gesund waren. Sie können auch einen Verlust an Unabhängigkeit empfinden, insbesondere wenn die Krankheit regelmäßige Hilfe oder Pflege erfordert.

4. Soziale Isolation :
Die körperlichen Einschränkungen und die Müdigkeit, die mit vielen chronischen Krankheiten einhergehen, können die Teilnahme an sozialen Aktivitäten erschweren und zu einem Gefühl der Isolation führen. Darüber hinaus kann die Angst vor Stigmatisierung oder das Gefühl, dass andere "es nicht verstehen", dieses Gefühl der Isolation verstärken.

5. Umgang mit chronischen Schmerzen :
Schmerzen sind nicht nur eine körperliche, sondern auch eine psychologische Herausforderung. Patienten können sich angesichts anhaltender Schmerzen frustriert oder verzweifelt fühlen, was ihre Stimmung und ihre gesamte Perspektive beeinträchtigen kann.

6. Anpassung und Resilienz :
Mit der Zeit finden viele Betroffene Wege, ihr Leben an ihren Zustand anzupassen. Sie entwickeln Resilienz, finden Freude in neuen Hobbys oder indem sie sich auf die positiven Aspekte des Lebens konzentrieren. Manche finden einen neuen Sinn darin, anderen Patienten zu helfen oder sich ehrenamtlich zu engagieren.

7. Bedeutung der Unterstützung :
Therapie, Selbsthilfegruppen und eine offene Kommunikation mit Angehörigen der Gesundheitsberufe können eine wesentliche Rolle dabei spielen, Patienten bei der Bewältigung der psychischen Auswirkungen einer chronischen Krankheit zu helfen. Die Bedeutung einer integrierten Behandlung, die sowohl die körperlichen als auch die psychologischen Aspekte berücksichtigt, darf nicht unterschätzt werden.

Die psychologischen Auswirkungen chronischer Krankheiten zu erkennen und anzugehen, ist ebenso entscheidend wie die Behandlung der körperlichen Symptome. Eine ganzheitliche und einfühlsame Behandlung kann die Lebensqualität der Patienten erheblich verbessern und ihnen helfen, auf ihrer Reise mit der chronischen Krankheit Ausgeglichenheit und Gelassenheit zu finden.

Umgang mit der Angst vor Atemnot

Dyspnoe oder Kurzatmigkeit ist eines der unangenehmsten und beängstigendsten Gefühle, die man haben kann. Sie tritt häufig im Zusammenhang mit Lungen-, Herz- und anderen systemischen Erkrankungen auf. Das Gefühl, nicht richtig atmen zu können, kann schnell Angst auslösen, die wiederum die Dyspnoe verschlimmern kann, wodurch ein Teufelskreis entsteht. Hier erfahren Sie, wie Sie mit der Angst vor Atemnot umgehen können :

1. Verständnis von Dyspnoe :
Die zugrunde liegende Ursache der Atemnot zu verstehen, ist von entscheidender Bedeutung. Zu wissen, dass die Empfindung auf einen erkennbaren und behandelbaren Zustand zurückzuführen ist, kann Trost spenden.

2. Atemtechniken :
 • **Tiefe Atmung:** Langsam durch die Nase einatmen, die Lungen füllen und dann länger durch den Mund ausatmen.
 • **Schmalzlippenatmung:** Durch die Nase einatmen und dann langsam durch gespitzte Lippen ausatmen, als ob man in einen Strohhalm blasen würde.

3. Reduzierung der äußeren Reize :
In einer Episode von Atemnot kann das Reduzieren von Lärm, hellem Licht und anderen Reizen helfen, sich auf das Atmen zu konzentrieren.

4. Positionierung :
Nehmen Sie eine Haltung ein, die das Atmen erleichtert. Eine leicht nach vorne gebeugte Sitzposition, bei der die Arme auf die Knie oder einen Tisch gestützt sind, kann helfen, die Muskeln zu entspannen und die Atemwege zu öffnen.

5. Ablenkung :
Das Hören beruhigender Musik, geführte Meditationen oder andere Ablenkungstechniken können von dem Gefühl der Atemnot ablenken.

6. Ventilatoren verwenden :
Ein kühler Luftstrom über das Gesicht, der von einem Ventilator oder einem offenen Fenster ausgeht, kann helfen, das Gefühl der Kurzatmigkeit zu verringern.

7. Medikation :
Wenn die Atemnot durch eine Grunderkrankung wie Asthma oder COPD verursacht wird, kann die Verwendung von Bronchodilatatoren oder anderen verschreibungspflichtigen Medikamenten helfen, die Kurzatmigkeit zu lindern.

8. Kognitive Verhaltenstherapie :
Dieser Ansatz hilft, negative Denkmuster, die mit Atemnot verbunden sind, zu erkennen und zu verändern. Ein Therapeut kann Werkzeuge zur Verfügung stellen, um mit den Ängsten und der Panik umzugehen, die mit Atemnot verbunden sind.

9. Muskelaufbau :
Pulmonale Rehabilitation und regelmäßige Übungen können helfen, die Atemmuskulatur zu stärken, wodurch die Fähigkeit, mit Atemnot umzugehen, verbessert wird.

10. Psychosoziale Unterstützung :
Das Gespräch über Ängste und Sorgen mit einer Fachkraft oder in einer Selbsthilfegruppe kann helfen, die mit der Atemnot verbundenen Ängste zu bewältigen.

Angst im Zusammenhang mit Atemnot ist natürlich, aber mit den richtigen Strategien und angemessener Unterstützung kann sie bewältigt werden. Es ist wichtig, eng mit medizinischen Fachkräften zusammenzuarbeiten, um einen Behandlungs- und Bewältigungsplan zu erstellen, der auf die individuellen Bedürfnisse zugeschnitten ist.

Strategien zur Anpassung und psychosoziale Unterstützung

Angesichts einer chronischen Krankheit oder einer anderen medizinischen Herausforderung können die Gefühle turbulent sein. Die Entwicklung von Bewältigungsstrategien und die Inanspruchnahme psychosozialer Unterstützung sind nicht nur für die psychische, sondern auch für die körperliche Gesundheit von entscheidender Bedeutung. Hier sind einige Strategien und Quellen der Unterstützung:

1. Erkennen und Ausdrücken von Emotionen :
Es ist sehr wichtig, seine Gefühle zu akzeptieren und auszudrücken, egal ob es sich um Wut, Trauer, Frustration oder Angst handelt. Über seine Gefühle zu sprechen oder sie aufzuschreiben kann bei der Verarbeitung helfen.

2. Kognitive Verhaltenstherapie (KVT) :
Die CBT ist ein therapeutischer Ansatz, der dabei hilft, negative Denkmuster zu erkennen und zu verändern. Sie bietet Werkzeuge, um Herausforderungen zu bewältigen, Stress zu bewältigen und eine positive Perspektive aufzubauen.

3. Entspannung und Meditation :
Techniken wie Achtsamkeitsmeditation, tiefes Atmen oder Yoga können helfen, Stress abzubauen, den Geist zu beruhigen und das emotionale Wohlbefinden zu steigern.

4. Regelmäßige Übung :
Körperliche Aktivität hat nachweislich psychologische Vorteile, insbesondere durch die Freisetzung von Endorphinen, die als natürliche Schmerzmittel und Stimmungsaufheller wirken.

5. Sich mit anderen verbinden :
Selbsthilfegruppen, ob persönlich oder online, bieten Raum, um Erfahrungen auszutauschen, Ratschläge zu erhalten und sich weniger isoliert zu fühlen.

6. Bildung :
Sich über seine Krankheit oder seinen Zustand zu informieren, kann ein Gefühl der Kontrolle vermitteln. Das Verständnis von Symptomen, Behandlungen und Prognosen kann helfen, Ängste abzubauen.

7. Sich mit einem Pflegeteam umgeben :
Neben Ärzten kann dieses Team auch Psychologen, Sozialarbeiter, Physio- oder Beschäftigungstherapeuten und andere Spezialisten umfassen, die Beratung, Unterstützung und Ressourcen anbieten können.

8. Techniken zur Selbstbehauptung :
Wenn Sie lernen, Ihre Bedürfnisse auszudrücken, Grenzen zu setzen und um Hilfe zu bitten, kann dies Ihr emotionales Wohlbefinden steigern und den Umgang mit medizinischen Herausforderungen erleichtern.

9. Protokollierung :
Das Führen eines Tagebuchs über Gefühle, Symptome und Erfahrungen kann eine Perspektive bieten und als Ausdrucksmittel dienen.

10. Kunst und Kreativität :
Aktivitäten wie Malen, Musizieren oder Tanzen können als Ventil für Emotionen dienen und eine willkommene Abwechslung bieten.

Die Kombination aus proaktiver Anpassung und verstärkter psychosozialer Unterstützung kann die Lebensqualität einer Person, die mit medizinischen Herausforderungen konfrontiert ist, erheblich verbessern. Jeder Mensch ist einzigartig, und was für den einen funktioniert, kann für einen anderen nicht funktionieren. Daher ist es von entscheidender Bedeutung, verschiedene Strategien zu erkunden, um diejenige zu finden, die am besten zu den eigenen Bedürfnissen und der jeweiligen Situation passt.

Kapitel 13.
PALLIATIVMEDIZINISCHE BETREUUNG
IN DER PNEUMOLOGIE

Aufnehmen
von Schmerzen und Komfort

Die Palliativmedizin soll einen ganzheitlichen Ansatz bieten, der sich auf die Lebensqualität der Patienten und ihrer Angehörigen angesichts der Folgen einer lebensbedrohlichen Erkrankung konzentriert. Die Behandlung von Schmerzen und Komfort ist in diesem Zusammenhang eine der wichtigsten Prioritäten. In der Praxis sieht das folgendermaßen aus:

1. Eingehende Schmerzbewertung :
   * **Quantifizierung:** Auch im fortgeschrittenen Stadium ist die Verwendung geeigneter Schmerzskalen von entscheidender Bedeutung.
   * **Qualifikation:** Schmerzen können nozizeptiv, neuropathisch oder gemischt sein. Jede Art erfordert eine spezifische Behandlung.
2. Pharmakologische Interventionen :
   * **Stufenanalgetika:** Von Paracetamol bis zu starken Opioiden wie Morphin, je nach Intensität.
   * **Adjuvante Medikamente :** Wie Antidepressiva oder Antikonvulsiva bei neuropathischen Schmerzen.
3. Ganzheitlicher Ansatz :
   * **Begleitsymptome: Umgang mit** Übelkeit, Verstopfung, Müdigkeit, Kurzatmigkeit usw.
   * **Emotionale Bedürfnisse :** Palliativpatienten können emotionale, spirituelle und soziale Bedürfnisse haben, die, wenn sie angesprochen werden, das allgemeine Wohlbefinden steigern.
4. Ergänzende Therapien :
   * Massagen, Akupunktur, Musiktherapie usw. können eine Verbesserung des Wohlbefindens bieten.
5. Psychologische Unterstützung :
   * **Umgang mit Angst und Depressionen:** Durch Therapien, Medikamente oder Gespräche.

- **Geistige Unterstützung:** Für diejenigen, die dies wünschen, kann ein spiritueller Ansatz Trost spenden.
6. Offene Kommunikation :
   - **Diskussion über Präferenzen:** Sprechen Sie über Entscheidungen am Lebensende, Präferenzen bezüglich des Sterbeortes und Wünsche für die zukünftige Pflege.
   - **Unterstützung für die Familie:** Auch Angehörige können Begleitung benötigen, sowohl emotional als auch bei der Entscheidungsfindung.
7. Lagerung und Komfortpflege :
   - Die Position anpassen, Mund- und Hautpflege usw. sicherstellen, um Problemen vorzubeugen und sie zu behandeln, die Unbehagen verursachen können.
8. Bildung :
   - Helfen Sie der Familie zu verstehen, was zu erwarten ist, wie man helfen kann und wann man um Hilfe bitten sollte.
9. Fortgeschrittene Pflegeplanung :
   - Ermutigung von Patienten und Familien, ihre Wünsche in Bezug auf die Pflege zu überdenken und mitzuteilen, insbesondere bei unvorhergesehenen Ereignissen.
10. Interdisziplinäre Zusammenarbeit :
   - Das Palliativteam besteht häufig aus Ärzten, Krankenpflegern, Sozialarbeitern, Seelsorgern und anderen, die zusammenarbeiten, um eine umfassende Betreuung zu ermöglichen.

In der Palliativmedizin geht die Behandlung von Schmerzen und Beschwerden weit über die bloße Symptombekämpfung hinaus. Sie erkennt die Komplexität der menschlichen Erfahrung am Lebensende an und versucht, alle Bedürfnisse des Patienten und seiner Familie zu erfüllen. Es ist ein zutiefst personenzentrierter Ansatz, der versucht, Würde, Respekt und Lebensqualität bis zum Ende zu gewährleisten.

Mitteilung über das Lebensende

Die Kommunikation über das Lebensende ist eine der heikelsten und komplexesten Aufgaben im medizinischen Bereich, da sie tiefe Gefühle der Menschlichkeit, Emotionen und Verletzlichkeit betrifft. Sie erfordert eine Kombination aus klinischem Fachwissen, Mitgefühl, aktivem Zuhören und Respekt.

1. Erkennen Sie die Bedeutung von Gesprächen :
   - Die Diskussion über das Lebensende ermöglicht es den Patienten, fundierte Entscheidungen zu treffen, sich über ihre Wünsche zu äußern und vorauszusehen, was mit ihnen geschehen könnte.
2. Den richtigen Zeitpunkt wählen :
   - Es ist entscheidend, den richtigen Zeitpunkt für dieses Gespräch zu finden, oft indem man das Fortschreiten der Krankheit voraussieht und die Anzeichen des Endstadiums erkennt.
3. Eine geeignete Umgebung schaffen :
   - Für einen ruhigen, privaten und gemütlichen Ort für das Gespräch sorgen.
   - Ermutigen Sie die Anwesenheit von Familienmitgliedern oder Angehörigen, wenn der Patient dies wünscht.
4. Aktives Zuhören :
   - Bevor Sie sprechen, hören Sie zu. Verstehen Sie die Ängste, Hoffnungen und Sorgen des Patienten.
   - Bestätigen Sie ihre Gefühle und zeigen Sie Empathie.
5. Verwenden Sie eine klare und ehrliche Sprache :
   - Vermeiden Sie medizinischen Fachjargon.
   - Seien Sie direkt, aber mitfühlend in der Formulierung.
6. Wünsche des Patienten ansprechen :
   - Fragen Sie ihn, wie er sich das Lebensende vorstellt, welche Pflege er bevorzugt und wo er sterben möchte.
   - Sprechen Sie über Patientenverfügungen und die Ernennung eines Bevollmächtigten.
7. Behandlungsmöglichkeiten erörtern :
   - Sprechen Sie über mögliche Behandlungen und deren Vor- und Nachteile.
   - Sprechen Sie über die Palliativmedizin und ihre Rolle bei der Verbesserung der Lebensqualität.
8. Emotionen erkennen und bewältigen :
   - Traurigkeit, Wut, Verleugnung und Angst können aufkommen. Erkennen Sie diese Gefühle an und bieten Sie Unterstützung an.
9. Raum geben :
   - Geben Sie dem Patienten Zeit, die Informationen zu verarbeiten und Fragen zu stellen.
10. Das Pflegeteam einbeziehen :
    - Psychologen, Sozialarbeiter, Seelsorger und andere Teammitglieder können wertvolle Hilfe bei der Bewältigung der emotionalen, spirituellen und praktischen Aspekte bieten.

11. Nachbereitung planen :
  - Ein einziges Gespräch ist oft nicht ausreichend. Planen Sie Zeit ein, um auf das Thema zurückzukommen und auf andere Fragen oder Anliegen einzugehen.

Die Kommunikation über das Lebensende ist von entscheidender Bedeutung, um sicherzustellen, dass die Wünsche der Patienten respektiert werden, und um ihnen zu ermöglichen, ihre letzten Tage so würdevoll und komfortabel wie möglich zu verbringen. Diese Verantwortung erfordert Sensibilität, Geduld und Mitgefühl, kann dem Patienten und seiner Familie aber einen immensen Seelenfrieden verschaffen.

Begleitung von Familien

Die Krankheit betrifft nicht nur den Patienten, sondern hallt auch in seinem Umfeld wider und beeinflusst die Emotionen, die Familiendynamik und den Alltag der Angehörigen. Die Begleitung der Familien ist ein entscheidender Aspekt der Rolle des Krankenpflegers, insbesondere in der Abteilung für Pneumologie, wo die Krankheiten chronisch oder lebensbedrohlich sein können. Für die Familien ist der Krankenpfleger oft die Brücke zwischen der medizinischen Welt und ihrer persönlichen Erfahrung, ein beruhigender Ankerpunkt in einer oft einschüchternden Umgebung.

1. Eine offene Kommunikation aufbauen :
  - Initiieren Sie von Anfang an einen ehrlichen Dialog mit den Familien.
  - Stellen Sie klare Informationen über den Gesundheitszustand des Patienten, die aktuelle Behandlung und die Aussichten bereit.
2. Die Familiendynamik verstehen :
  - Jede Familie ist einzigartig. Wenn Sie sich die Zeit nehmen, die Familienmitglieder, ihre Rollen, Sorgen und Erwartungen kennen zu lernen, kann dies die Betreuung erheblich erleichtern.
3. Raum zum Zuhören bieten :
  - Familien müssen ihre Ängste, Hoffnungen und Frustrationen zum Ausdruck bringen. Ein einfacher Akt des Zuhörens kann ihnen helfen, die komplexen Gefühle, die sie empfinden, zu verarbeiten.

4. Familien in die Pflege einbeziehen :
   - Sie in medizinische Entscheidungen einzubeziehen, sie über bevorstehende Verfahren zu informieren und sie anzuleiten, wie sie im Alltag helfen können, stärkt ihr Gefühl der Kontrolle und Beteiligung.
5. Ressourcen bereitstellen :
   - Informationsbroschüren, Selbsthilfegruppen, Seminare oder Workshops anbieten, die den Familien helfen können, die Erkrankung besser zu verstehen und mit dem Stress umzugehen.
6. Wohlbefinden fördern :
   - Erinnern Sie die Familien daran, wie wichtig es ist, auf sich selbst aufzupassen, Zeit zum Ausruhen zu finden, richtig zu essen und bei Bedarf Unterstützung zu suchen.
7. Erleichterung der Koordinierung der Gesundheitsversorgung :
   - Familien bei der Navigation durch das medizinische System unterstützen, mit anderen Spezialisten oder Diensten koordinieren und bei der Planung von Entlassungen oder Verlegungen helfen.
8. Auf die Zukunft vorbereiten :
   - In schweren oder chronischen Fällen den Familien helfen, in die Zukunft zu blicken, sei es bei der Planung der Langzeitpflege, der Palliativpflege oder der Sterbephase.
9. Emotionale Unterstützung bieten :
   - Da sein, um zu trösten, zu beruhigen und manchmal einfach nur eine Schulter zum Ausweinen anzubieten.
10. Mit anderen Fachkräften zusammenarbeiten :
   - Arbeiten Sie eng mit Sozialarbeitern, Psychologen oder Therapeuten zusammen, um eine ganzheitliche Unterstützung der Familien zu gewährleisten.

Die Begleitung von Familien ist nicht nur eine Erweiterung der Patientenbetreuung; sie ist eine Aufgabe für sich. Indem sie sich die Zeit nehmen, zuzuhören, zu verstehen und zu unterstützen, können Krankenpfleger ein Umfeld schaffen, in dem sich die Familien wertgeschätzt und verstanden fühlen und in der Lage sind, an der Seite ihrer kranken Angehörigen auch die schwersten Prüfungen zu bestehen.

Kapitel 14.
DIE THORAXCHIRURGIE
UND DER KRANKENPFLEGER

Präoperative Vorbereitung

In der weiten Welt der Pneumologie nimmt die Thoraxchirurgie einen bedeutenden Platz ein. Ob es sich um eine Lobektomie wegen eines Lungentumors, eine Operation zur Reduzierung des Lungenvolumens oder eine Biopsie handelt, die präoperative Vorbereitung ist entscheidend für die Optimierung der postoperativen Ergebnisse. Krankenpfleger spielen bei dieser Vorbereitung eine Schlüsselrolle und stellen sicher, dass der Patient informiert, beruhigt und physiologisch auf das Verfahren vorbereitet ist.

1. Ersteinschätzung :
   - Klinische Untersuchung des Patienten auf Anzeichen von Infektionen, Entzündungen oder anderen Komplikationen.
   - Erhebung der Krankengeschichte, der aktuellen Medikamente und der Allergien.
2. Patientenaufklärung :
   - Informieren Sie den Patienten über das Verfahren, seinen Ablauf, die Risiken und den Nutzen.
   - Besprechen Sie die Erwartungen nach der Operation, die Dauer des Krankenhausaufenthalts und den Bedarf an Rehabilitation.
3. Präoperative Tests :
   - Durchführung von Laboruntersuchungen (vollständiges Blutbild, Elektrolyte, Blutgerinnung).
   - Spirometrie oder andere Lungenfunktionstests zur Beurteilung der Atemkapazität.
   - Bildgebung, z. B. eine Röntgenaufnahme des Brustkorbs oder eine Computertomografie.
4. Optimierung der Lungenfunktion :
   - Ermutigung zum Aufhören mit dem Rauchen.
   - Atemphysiotherapie zur Verbesserung der Lungenkapazität
   - Verabreichung von Bronchodilatatoren oder inhalativen Kortikosteroiden, falls erforderlich.

5. Psychologische Vorbereitung :
   - Sprechen Sie die Ängste und Befürchtungen des Patienten an.
   - Bieten Sie psychologische Unterstützung für Angstpatienten an.
6. Koordination mit dem Chirurgenteam :
   - Gewährleistung einer reibungslosen Kommunikation mit dem Chirurgen, dem Anästhesisten und den anderen Mitgliedern des Operationsteams.
7. Präoperatives Fasten :
   - Informieren Sie den Patienten darüber, dass er vor der Operation fasten muss, um Komplikationen bei der Anästhesie zu vermeiden.
8. Hautpräparat :
   - Sorgen Sie für eine saubere und mikrobenfreie Haut, um das Risiko von Infektionen zu minimieren.
9. Präoperative Medikation :
   - Verabreichung der vorgeschriebenen präoperativen Medikamente, z. B. prophylaktische Antibiotika oder Anxiolytika
10. Informierte Zustimmung :
   - Sicherstellen, dass der Patient das Verfahren und seine Auswirkungen verstanden und seine Einwilligung nach Aufklärung erteilt hat.

Die präoperative Vorbereitung ist ein entscheidender Schritt, um die Sicherheit des Patienten zu gewährleisten und die Erfolgsaussichten der Operation zu maximieren. Krankenpfleger sind durch ihre Nähe zum Patienten und ihr klinisches Fachwissen Schlüsselfiguren in dieser Phase und stellen sicher, dass jeder Patient körperlich und geistig bereit ist, um die Operation mit Zuversicht anzugehen.

Postoperative Pflege und mögliche Komplikationen

Die postoperative Pflege in der Pneumologie ist ein wesentlicher Bestandteil, um die Genesung zu gewährleisten, das Risiko von Komplikationen zu verringern und den Komfort des Patienten zu verbessern. Diese Phase, die oft als die kritischste angesehen wird, erfordert eine verstärkte Überwachung, klinisches

Fachwissen und eine ständige Kommunikation mit dem Patienten und seinem Umfeld.

1. Postoperative Bewertung :
   - Überwachung der Vitalzeichen: Temperatur, Blutdruck, Herzfrequenz, Sauerstoffsättigung.
   - Beobachtung der Operationswunde: Suche nach Blutungen, Infektionen oder anderen Anomalien.
   - Abhören der Lunge: Feststellung möglicher Atemanomalien.
2. Schmerzmanagement :
   - Regelmäßige Schmerzbewertung und Anpassung der Schmerzmittel.
   - Einsatz nicht-medikamentöser Techniken: Entspannung, Lagerung.
3. Atemwegspflege :
   - Atemphysiotherapie zur Mobilisierung des Sekrets und zur Verbesserung der Lungenkapazität.
   - Überwachung und Verwaltung von Thoraxdrainagen.
   - Verabreichung von Sauerstoff, falls erforderlich
4. Frühe Mobilisierung :
   - Ermutigung des Patienten, sich hinzusetzen, zu gehen, um Komplikationen wie tiefe Venenthrombosen zu verhindern.
5. Ernährung :
   - Beurteilung des Ernährungszustands des Patienten.
   - Allmähliche Wiedereinführung der Nahrung je nach Toleranz.
6. Mögliche Komplikationen :
   - **Atelektase**: teilweiser oder vollständiger Kollaps eines Teils der Lunge.
   - **Pneumothorax**: Luft zwischen der Lunge und der Brustwand.
   - **Infektionen**: postoperative Lungenentzündung, Wundinfektion.
   - **Venöse Thromboembolie**: Bildung eines Blutgerinnsels.
   - **Reaktionen auf Medikamente**: Allergien, Nebenwirkungen von Schmerzmitteln.
   - **Herzkomplikationen**: Arrhythmien, Herzinsuffizienz.
   - **Komplikationen im Zusammenhang mit der Wunde**: Blutungen, Hämatome, Dehiszenz (Öffnung der Wunde).
7. Bildung und Rehabilitation :
   - Informieren Sie den Patienten über die Warnzeichen und das richtige Verhalten.
   - Ermutigen Sie zu Atemübungen zu Hause.

- Planung der Entlassung und Koordination mit der Nachsorge oder Rehabilitation

8. Psychologische Unterstützung :
   - Bewertung der psychologischen Auswirkungen der Operation auf den Patienten.
   - Bieten Sie ggf. psychologische Unterstützung an.

Die postoperative Phase in der Pneumologie ist dicht und erfordert ständige Wachsamkeit. Jeder Patient ist einzigartig und kann besondere Herausforderungen mit sich bringen. Krankenpfleger sind die Wächter an der Front, um Komplikationen frühzeitig zu erkennen, eine angemessene Pflege zu gewährleisten und für das Wohlbefinden des Patienten zu sorgen. Mit der Unterstützung eines multidisziplinären Teams leisten sie einen wichtigen Beitrag zur Genesung und zum Wohlbefinden des Patienten nach einer Thoraxoperation.

Zusammenarbeit mit dem Chirurgenteam

Der Erfolg eines chirurgischen Eingriffs in der Pneumologie hängt wie in jedem anderen medizinischen Bereich nicht nur von der Kompetenz des Chirurgen, sondern auch von einer engen Zusammenarbeit mit dem Pflegeteam ab. Diese Zusammenarbeit beginnt lange vor dem Eintritt des Patienten in den Operationssaal und setzt sich bis weit nach seiner Entlassung fort. Im Mittelpunkt dieser Zusammenarbeit steht die optimale Versorgung des Patienten.

1. Vor dem Eingriff: Optimale Vorbereitung
   - **Austausch von Informationen** : Das Operationsteam muss dem Krankenpfleger entscheidende Informationen über den Patienten, die Art des geplanten Eingriffs, die damit verbundenen Risiken und die spezifischen postoperativen Bedürfnisse übermitteln.
   - **Pflegeplanung**: Anhand dieser Informationen erstellt das Krankenpflegepersonal einen Pflegeplan, um den Bedürfnissen des Patienten gerecht zu werden, einschließlich Analgesie, Überwachung und Beatmungsmaßnahmen.

2. Während der Intervention: Ständige Unterstützung

- **Vorbereitung des Patienten**: Die Krankenpfleger stellen sicher, dass der Patient körperlich und geistig angemessen auf die Operation vorbereitet ist, überprüfen das Fasten, verabreichen die präoperativen Medikamente und beruhigen den Patienten.
- **Kommunikation mit dem Operationssaal**: Während des Eingriffs stehen die Krankenpfleger in Kontakt mit dem Operationssaal, um über den Verlauf der Operation informiert zu werden und die Nachsorge vorzubereiten.

3. Nach der Operation: Koordinierte Betreuung

- **Übermittlung von Informationen** : Das Chirurgenteam sollte einen detaillierten Bericht über den Eingriff, mögliche Komplikationen, gelegte Vorrichtungen (Drainagen, Sonden) und spezifische Empfehlungen vorlegen.
- **Postoperative Pflege**: Die Krankenpfleger befolgen die postoperativen Richtlinien, überwachen den Patienten genau, verabreichen Medikamente und führen die erforderliche Pflege durch.
- **OP-Rückkehr**: Wenn es nach der Operation zu Anomalien oder Komplikationen kommt, sind Krankenpfleger oft die ersten, die diese Probleme erkennen und das OP-Team alarmieren.

4. Bildung und Rehabilitation

- **Ratschläge des Chirurgen**: Das Chirurgenteam stellt spezifische Richtlinien für die Rehabilitation, die Wiederaufnahme von Aktivitäten, die zu beachtenden Anzeichen oder auch die postoperativen Einschränkungen zur Verfügung.
- **Anwendung und Erziehung durch Krankenpfleger**: Krankenpfleger stellen sicher, dass diese Richtlinien befolgt werden, erziehen den Patienten und seine Familie und stellen sicher, dass der Patient gut auf die Rückkehr nach Hause vorbereitet ist.

5. Multidisziplinäre Zeitschriften

- **Enge Zusammenarbeit**: Regelmäßige Überprüfungen ermöglichen es dem Pflege- und Operationsteam, komplexe Fälle zu besprechen, Aktualisierungen über den Patienten auszutauschen und gemeinsam die nächsten Schritte zu planen.

Die Zusammenarbeit mit dem Chirurgenteam ist grundlegend, um die Qualität der Versorgung und die Sicherheit der Patienten in der Pneumologie zu gewährleisten. Jedes Teammitglied, ob Chirurg, Krankenpfleger, Anästhesist oder Physiotherapeut, spielt eine Schlüsselrolle in dieser ganzheitlichen Behandlung. Der Erfolg dieser Zusammenarbeit hängt von der Kommunikation, dem gegenseitigen Respekt, dem Zuhören und der Bündelung von Fachwissen ab.

Kapitel 15.
SELTENE LUNGENKRANKHEITEN

Idiopathische Lungenfibrose

Die idiopathische Lungenfibrose (IPF) ist eine chronische, fortschreitende und häufig tödliche Atemwegserkrankung. Sie gehört zu einer Gruppe von Erkrankungen, die als interstitielle Lungenerkrankungen bezeichnet werden und durch eine Entzündung und Vernarbung (Fibrose) des Lungengewebes gekennzeichnet sind. Die "idiopathische Lungenfibrose" wird als "idiopathisch" bezeichnet, da ihre genaue Ursache trotz umfangreicher Forschung unbekannt ist.

1. Verständnis der Krankheit
   - **Symptomatik**: IPF-Patienten leiden häufig unter fortschreitender Kurzatmigkeit, trockenem und manchmal schmerzhaftem Husten und können auch Anzeichen einer Zyanose (bläuliche Hautfarbe) aufweisen. Diese Symptome können sich im Laufe der Zeit verschlimmern, sodass alltägliche Aktivitäten zunehmend schwieriger werden.
   - **Verlauf**: Der Verlauf der IPF ist unvorhersehbar. Bei manchen Patienten kann die Krankheit über mehrere Jahre hinweg langsam fortschreiten, während andere innerhalb weniger Monate eine rasche Verschlechterung erleben.
2. Diagnose
Die Diagnose von IPF beruht auf einer Kombination von Tests, darunter :
   - **Radiologie**: Mithilfe von Röntgenaufnahmen des Brustkorbs und Computertomografie (CT) lassen sich Anzeichen einer Fibrose erkennen.
   - **Lungenfunktion**: Tests wie die Spirometrie bewerten den Grad der Einschränkung der Lunge.
   - **Lungenbiopsie**: In einigen Fällen kann eine Biopsie erforderlich sein, um die Diagnose zu bestätigen.
3. Aufnehmen
   - **Medikamentöse Behandlung**: Obwohl es derzeit keine Heilung für IPF gibt, können einige Medikamente das Fortschreiten der Krankheit verlangsamen und die Lebensqualität verbessern.

- **Sauerstofftherapie**: Aufgrund des verringerten Sauerstoffgehalts im Blut benötigen viele Patienten langfristig eine Sauerstofftherapie.
- **Pulmonale Rehabilitation**: Dieses Übungs- und Aufklärungsprogramm hilft den Patienten, mit ihren Symptomen umzugehen und ihre körperliche Leistungsfähigkeit zu verbessern.
- **Lungentransplantation**: In schweren Fällen, wenn andere Behandlungen nicht mehr wirksam sind, kann eine Lungentransplantation in Betracht gezogen werden.

4. Emotionale und psychosoziale Unterstützung

IPF kann tiefgreifende emotionale Auswirkungen haben, nicht nur für die Patienten, sondern auch für ihre Familien. Angst, Ängste und Depressionen sind weit verbreitet.

- **Therapie**: Einzel- oder Gruppenpsychotherapie kann helfen, mit diesen Gefühlen umzugehen.
- **Selbsthilfegruppen**: Sie bieten eine Plattform, um Erfahrungen auszutauschen und Unterstützung von Personen zu erhalten, die sich in ähnlichen Situationen befinden.

Die idiopathische Lungenfibrose ist nach wie vor eines der verwirrendsten medizinischen Rätsel. Mit einer unbekannten Ursache und einer begrenzten Behandlungsmöglichkeit stellt sie eine große Herausforderung für die Angehörigen der Gesundheitsberufe dar. Dank kontinuierlicher Forschung tauchen jedoch neue Fortschritte und Behandlungsansätze auf, die den Patienten mit dieser schwächenden Erkrankung Hoffnung und Unterstützung bieten.

Pulmonale Hypertonie

Bei der pulmonalen Hypertonie handelt es sich um einen anormalen Druckanstieg in den Lungenarterien, die das Blut vom Herzen in die Lunge leiten, wo es mit Sauerstoff angereichert wird. Er unterscheidet sich von der systemischen Hypertonie, einem hohen Blutdruck, der den Rest des Körpers betrifft. Diese schwere Erkrankung kann, wenn sie nicht behandelt wird, zu einer Rechtsherzinsuffizienz führen, die potenziell lebensbedrohlich ist.

1. PAH verstehen
   - Pathophysiologie: PAH wird durch eine Vasokonstriktion (Verengung) der kleinen Lungenarterien und durch Veränderungen in der Wand dieser Arterien verursacht. Diese Veränderungen können zu einem erhöhten Widerstand gegen den Blutfluss durch die Lunge führen, wodurch die rechte Seite des Herzens überlastet wird.
   - **Leitsymptome**: Dazu gehören Kurzatmigkeit, Müdigkeit, Schwindel oder Ohnmacht, Schmerzen oder Engegefühl in der Brust und Ödeme (Schwellungen) an Knöcheln und Beinen.
2. Diagnose
   - **Echokardiogramm**: Diese Ultraschalluntersuchung des Herzens ist oft der erste Test, der eine pulmonale Hypertonie aufdeckt.
   - **Katheterisierung des rechten Herzens** : Dies ist der Standardtest für die Diagnose, bei dem der Druck in den Lungenarterien direkt gemessen werden kann.
   - **Lungenfunktionstests und Bildgebung**: Diese Tests wie Spirometrie und Thorax-CT können helfen, die Lungenfunktion zu beurteilen und nach anderen möglichen Ursachen für die Symptome zu suchen.
3. Aufnehmen
   - **Pharmakologische Behandlungen**: Viele Medikamente, darunter einige, die speziell für PAH entwickelt wurden, wirken, indem sie die Lungenarterien entspannen und erweitern und so den Druck senken.
   - **Sauerstofftherapie**: Sie wird häufig bei Patienten mit niedrigem Sauerstoffgehalt im Blut verordnet.
   - **Lungentransplantation**: In besonders schweren Fällen, wenn andere Behandlungen nicht mehr wirksam sind, kann eine Lungentransplantation in Betracht gezogen werden.
4. Leben mit PAH
   - **Anpassung des Lebensstils**: PAH kann die Bewegungsfähigkeit und die täglichen Aktivitäten einschränken, daher ist es wichtig, ein Gleichgewicht zwischen Ruhe und Aktivität zu finden.
   - **Emotionale und psychologische Unterstützung**: Die Krankheit kann auch emotionale Auswirkungen haben, z. B. Angst, Depressionen und Furcht. Psychologische Unterstützung und Selbsthilfegruppen können von Vorteil sein.

Die pulmonale Hypertonie ist eine komplexe Erkrankung, die eine spezialisierte Behandlung erfordert. Mit einer Früherkennung, einer angemessenen Behandlung und einer regelmäßigen Nachsorge können viele Patienten ihre Lebensqualität und Lebenserwartung verbessern. Eine enge Zusammenarbeit zwischen dem Patienten, dem Krankenpfleger, dem Lungenfacharzt und anderen Spezialisten ist für den erfolgreichen Umgang und die Behandlung dieser Krankheit von entscheidender Bedeutung.

Andere, weniger häufige Pathologien

Obwohl einige Lungenerkrankungen von der medizinischen Gemeinschaft und der Öffentlichkeit weitgehend anerkannt und verstanden werden, sind andere weniger häufig und können besondere Herausforderungen bei der Diagnose, Behandlung und Betreuung darstellen. Im Folgenden erhalten Sie einen Überblick über einige dieser seltenen, aber bedeutsamen Erkrankungen.

1. Spontaner Pneumothorax
   - **Beschreibung**: Ist die Ansammlung von Luft im Pleuraspalt zwischen den Lungen und der Brustwand, meist ohne erkennbare Ursache.
   - **Klinische Manifestationen**: Akute Brustschmerzen und Kurzatmigkeit sind häufig.
   - **Behandlung**: Drainage der Luft, manchmal Operation zur Vermeidung von Rezidiven.
2. Nicht-idiopathische Lungenfibrose
   - **Beschreibung**: Vernarbung und Verhärtung der Lunge, die aus einer Vielzahl von Ursachen resultieren können, u. a. Autoimmunerkrankungen und Umweltbelastungen.
   - **Klinische Manifestationen**: Progressive Kurzatmigkeit, trockener Husten, Müdigkeit.
   - **Behandlung**: Medikamente zur Verlangsamung des Fortschritts, Lungentransplantation in schweren Fällen.
3. Pneumokoniose
   - **Beschreibung**: Eine Gruppe von Lungenerkrankungen, die durch das Einatmen verschiedener Arten von Staub verursacht werden, darunter Siliziumdioxid, Asbest und Kohle.

- **Klinische Manifestationen**: Kurzatmigkeit, Husten, mit Fortschreiten bis zur Ateminsuffizienz.
- **Behandlung** : Verhinderung der Exposition, Behandlung der Symptome, Sauerstofftherapie.

4. Arteriovenöse Missbildungen der Lunge
- **Beschreibung**: Seltene Anomalien der Blutgefäße in der Lunge, die zu einer abnormalen Mischung aus sauerstoffreichem und sauerstoffarmem Blut führen können.
- **Klinische Manifestationen**: Kurzatmigkeit, Zyanose, Lungenblutungen.
- **Behandlung**: Embolisation oder Operation

5. Diffuse alveoläre Blutungen
- **Beschreibung**: Plötzliche, ausgedehnte Blutungen in die Lungenbläschen, häufig aufgrund von Autoimmunerkrankungen.
- **Klinische Manifestationen**: Akute Atemnot, Hämoptysen, Anämie.
- **Behandlung**: Immunsuppressiva, Kortikosteroide, unterstützende Pflege.

Diese Erkrankungen sind zwar weniger häufig, stellen aber aufgrund ihrer vielfältigen und manchmal subtilen Darstellungsformen große Herausforderungen für das Gesundheitspersonal dar. Für den Krankenpfleger in der Pneumologie ist ein gründliches Verständnis dieser Erkrankungen in Verbindung mit einem aufmerksamen klinischen Ansatz und einer interdisziplinären Zusammenarbeit von entscheidender Bedeutung, um eine optimale Patientenversorgung zu gewährleisten. Immer auf dem neuesten Stand der Forschung und der therapeutischen Fortschritte zu bleiben, ist bei diesen weniger häufigen Erkrankungen von entscheidender Bedeutung, da neue Erkenntnisse einen großen Einfluss auf die Diagnose, die Behandlung und die Lebensqualität der Patienten haben können.

Kapitel 16.
ETHISCHE ASPEKTE IN DER PNEUMOLOGIE

Häufige ethische Dilemmata

In der Pneumologie, wie auch in allen anderen Bereichen der Medizin, sehen sich Fachleute häufig mit ethischen Dilemmas konfrontiert. Diese Herausforderungen können entstehen, wenn es darum geht, medizinische Entscheidungen zum Wohle des Patienten zu treffen und dabei dessen Wünsche, Überzeugungen und Würde zu respektieren. Im Folgenden sind einige ethische Dilemmas aufgeführt, mit denen Krankenpfleger in der Pneumologie häufig konfrontiert sind:

1. Lebensende und Behandlungsbegrenzung
   Patienten mit Lungenerkrankungen im Endstadium, wie z. B. fortgeschrittene COPD, können ein Stadium erreichen, in dem die Behandlung eher zur Belastung als zum Nutzen wird. Die Entscheidung, die Behandlung, einschließlich der mechanischen Beatmung, fortzusetzen, einzuschränken oder zu beenden, bedarf einer gründlichen Überlegung, bei der die Wünsche des Patienten, seiner Familie und die medizinischen Empfehlungen berücksichtigt werden.
2. Patientenautonomie versus medizinische Empfehlungen
   Patienten können manchmal Behandlungen ablehnen, die nach Ansicht des medizinischen Personals in ihrem besten Interesse wären. Beispielsweise kann ein Patient einen empfohlenen Luftröhrenschnitt oder sogar die Aufgabe des Rauchens ablehnen. Wie kann man die Autonomie des Patienten respektieren und gleichzeitig versuchen, das bestmögliche Ergebnis zu gewährleisten?
3. Transparente Kommunikation versus Patientenschutz
   Es kann schwierig sein, verheerende Nachrichten zu kommunizieren, wie z. B. die Diagnose Lungenkrebs im Endstadium. Sollte man alle Informationen unverblümt offenlegen oder sie auf eine Weise präsentieren, die für den Patienten akzeptabler ist, aber dennoch ehrlich bleibt?

4. Gerechter Zugang zu Ressourcen
>Ressourcen wie Betten auf der Intensivstation oder Organe für die Lungentransplantation sind begrenzt. Wie kann eine gerechte Zuteilung dieser wertvollen Ressourcen gewährleistet werden, insbesondere wenn der Bedarf das Angebot übersteigt?

5. Die Dilemmata rund um die klinische Forschung
>Die Teilnahme an klinischen Studien kann die Hoffnung auf innovative Behandlungsmethoden bieten, ist aber auch mit Risiken verbunden. Wie kann sichergestellt werden, dass Patienten die Auswirkungen vollständig verstehen, und wie kann der Wunsch, die Wissenschaft voranzutreiben, mit der Pflicht, jeden einzelnen Patienten zu schützen, in Einklang gebracht werden?

Ethische Dilemmas sind der medizinischen Praxis inhärent. Für Krankenpfleger in der Pneumologie erfordert das Navigieren in diesen heiklen Gewässern eine Kombination aus klinischer Kompetenz, Kommunikationsfähigkeit und ethischer Reflexion. Das Ziel ist immer, das Wohlergehen des Patienten zu gewährleisten und gleichzeitig seine Rechte und seine Würde zu respektieren. Weiterbildung, Supervision und die Konsultation von Ethikkommissionen können für Berufsangehörige, die mit diesen Herausforderungen konfrontiert sind, eine große Hilfe sein.

Gemeinsame Entscheidungsfindung

Die gemeinsame Entscheidungsfindung ist ein kollaborativer Prozess zwischen Patient und Angehörigen der Gesundheitsberufe, der darauf abzielt, gemeinsam eine Entscheidung über die Behandlung oder Pflege des Patienten zu treffen, wobei die besten verfügbaren wissenschaftlichen Erkenntnisse, die Präferenzen des Patienten und sein Lebenskontext berücksichtigt werden.

1. Die Bedeutung der gemeinsamen Entscheidungsfindung
- In der Pneumologie stehen die Patienten häufig vor komplexen Entscheidungen bezüglich ihrer Behandlung. Sei es die Entscheidung über eine nicht-invasive Beatmung, die Wahl zwischen verschiedenen Behandlungsmöglichkeiten bei Lungenkrebs oder die Erwägung einer Lungentransplantation - diese

Entscheidungen können weitreichende Folgen für die Lebensqualität und die Lebenserwartung des Patienten haben.

- Bei der gemeinsamen Entscheidungsfindung wird anerkannt, dass die Kliniker zwar ihr medizinisches Fachwissen einbringen, die Patienten jedoch Experten für ihr eigenes Leben, ihre Werte, ihre Prioritäten und die Art und Weise, wie die Krankheit sie beeinflusst, sind.

2. Die Schritte der gemeinsamen Entscheidungsfindung

- **Aufbau eines Vertrauensverhältnisses**: Vor allem ist es entscheidend, ein solides und vertrauensvolles Verhältnis zwischen dem Patienten und dem Angehörigen der Gesundheitsberufe aufzubauen.
- **Informationen teilen**: Der Klinikarzt muss dem Patienten umfassende und verständliche Informationen über seinen Gesundheitszustand, die verschiedenen verfügbaren Optionen, ihre Vorteile, Risiken und Folgen geben.
- **Dem Patienten zuhören**: Es ist von entscheidender Bedeutung, die Vorlieben, Werte, Sorgen und Erwartungen des Patienten zu verstehen. Dazu gehört es, offene Fragen zu stellen und aktiv zuzuhören.
- **Optionen besprechen**: Hierbei handelt es sich um einen bilateralen Austausch, bei dem Kliniker und Patient gemeinsam die Vor- und Nachteile der verschiedenen Optionen abwägen.
- **Eine Entscheidung treffen**: Im Anschluss an die Diskussion wird gemeinsam eine Entscheidung getroffen. Diese Entscheidung kann darin bestehen, eine bestimmte Option zu wählen, die Entscheidung zu vertagen oder sogar zu entscheiden, nicht zu handeln.
- **Entscheidung umsetzen und bewerten** : Sobald eine Entscheidung getroffen wurde, wird sie umgesetzt. Es ist auch entscheidend, die Ergebnisse zu überwachen und zu bewerten, um sicherzustellen, dass die Entscheidung angemessen war, und sie gegebenenfalls neu zu bewerten.

3. Die Vorteile der gemeinsamen Entscheidungsfindung

- **Besser angepasste Entscheidungen**: Indem sowohl das medizinische Fachwissen als auch die Präferenzen des Patienten berücksichtigt werden, werden Entscheidungen oft besser auf die Bedürfnisse und den Kontext des Patienten abgestimmt.
- **Höhere Zufriedenheit**: Patienten, die sich aktiv an der Entscheidungsfindung bezüglich ihrer Gesundheit

beteiligen, sind im Allgemeinen zufriedener mit ihrer Versorgung.

- **Bessere Einhaltung der Behandlung**: Zu verstehen und bei der Wahl der Behandlung mitreden zu können, erhöht die Wahrscheinlichkeit, dass der Patient sich an die Behandlung hält.

Die gemeinsame Entscheidungsfindung in der Pneumologie ist, wie in anderen Bereichen der Medizin auch, für eine patientenzentrierte Versorgung von entscheidender Bedeutung. Sie erfordert Kommunikationsfähigkeiten, Einfühlungsvermögen und die Bereitschaft, partnerschaftlich mit dem Patienten zusammenzuarbeiten, um die bestmöglichen Ergebnisse zu erzielen.

Patientenrechte und Autonomie

Im Zentrum der medizinischen Versorgung, jenseits von Behandlungen und Technologien, steht eine grundlegende menschliche Dimension: die Achtung der Patientenrechte. In der Pneumologie, wie in allen medizinischen Fachgebieten, spielt die Autonomie des Patienten eine entscheidende Rolle im Behandlungsverlauf.

1. Die Autonomie des Patienten verstehen
   - Autonomie bezieht sich im medizinischen Kontext auf das Recht des Patienten, informierte Entscheidungen über seine eigene Gesundheit zu treffen. Das bedeutet, dass der Patient nicht nur das Recht hat, umfassend und transparent über seinen Zustand informiert zu werden, sondern auch das Recht, selbst zu entscheiden, in welche Richtung die Behandlung gehen soll.
2. Grundlegende Rechte von Patienten
   - **Recht auf Information**: Jeder Patient hat das Recht, klar und verständlich über seinen Gesundheitszustand, mögliche Behandlungen und Eingriffe sowie deren Risiken und Nutzen informiert zu werden.
   - **Informierte Einwilligung**: Vor jedem medizinischen Eingriff muss der Patient seine Einwilligung geben. Diese Einwilligung muss frei und nach angemessener Aufklärung erfolgen.

- **Vertraulichkeit**: Medizinische Informationen über den Patienten sind vertraulich und dürfen nicht ohne die Zustimmung des Patienten weitergegeben werden.
- **Recht, eine Behandlung zu verweigern**: Auch nach einer Einwilligung hat ein Patient das Recht, eine Behandlung oder einen Eingriff jederzeit abzulehnen.
- **Zugang zur Krankenakte**: Der Patient hat das Recht, seine Krankenakte einzusehen und eine Kopie davon zu erhalten.

3. Selbstständigkeit in der täglichen Praxis der Pneumologie
- Die Pneumologie ist ein Fachgebiet, das sich häufig mit chronischen und schweren Erkrankungen wie COPD, schwerem Asthma oder Lungenkrebs befasst. Therapieentscheidungen können erhebliche Auswirkungen auf die Lebensqualität des Patienten haben.
- **Offene Diskussion**: Der Lungenfacharzt sollte darauf achten, eine offene Diskussion mit dem Patienten zu führen, indem er sich seine Sorgen und Ängste anhört und seine Fragen beantwortet.
- **Den Patienten in den Behandlungsplan einbeziehen** : Anstatt einen Behandlungsplan aufzuzwingen, ist es entscheidend, den Patienten in die Entscheidungsfindung einzubeziehen und dabei seine Vorlieben und seinen Lebensstil zu berücksichtigen.
- **Respektieren Sie die Entscheidungen des Patienten**: Wenn ein Patient eine bestimmte Behandlung ablehnt oder eine Alternative verlangt, müssen diese Entscheidungen respektiert werden.

4. Herausforderungen, die es zu bewältigen gilt
- Die Autonomie von Patienten kann ethische und praktische Herausforderungen mit .sich bringen Wie geht man beispielsweise mit einer Situation um, in der ein Patient eine Behandlung ablehnt, die sein Leben retten oder verlängern könnte? Oder wie respektiert man die Autonomie eines Patienten, der aufgrund seiner eingeschränkten kognitiven Fähigkeiten nicht in der Lage ist, eine informierte Entscheidung zu treffen?

Die Berücksichtigung der Patientenrechte und der Autonomie des Patienten ist ein Eckpfeiler der modernen Medizin. In der Pneumologie ist es angesichts der oft chronischen und komplexen Natur der behandelten Erkrankungen von entscheidender Bedeutung, eine starke und respektvolle

Partnerschaft zwischen Patient und Pneumologe aufzubauen, in der Information, Verständnis und gegenseitiger Respekt jeden Schritt des Behandlungspfades leiten.

Kapitel 17.
VERWALTUNG
NOSOKOMIALE INFEKTIONEN

Vermeidung von Infektionen
mit der Pflege assoziiert

Die medizinische Umgebung ist zwar zur Heilung gedacht, kann aber manchmal auch ein Infektionsherd sein. Behandlungsassoziierte Infektionen, auch nosokomiale Infektionen genannt, sind solche, die zum Zeitpunkt der Aufnahme des Patienten in eine Gesundheitseinrichtung weder vorhanden noch inkubiert sind. Im Zusammenhang mit der Pneumologie, wo die Patienten möglicherweise bereits eine eingeschränkte Lungenfunktion haben, können diese Infektionen besonders besorgniserregend sein. Die Prävention ist daher von entscheidender Bedeutung.

1. Das Risiko verstehen
   • Das Atmungssystem ist, wie andere Systeme des Körpers auch, anfällig für Infektionserreger. Patienten in der Pneumologie, unabhängig davon, ob sie an akuten oder chronischen Erkrankungen leiden, können aufgrund ihrer Grunderkrankung oder der Behandlungen, die sie erhalten, besonders gefährdet sein.
2. Potenzielle Infektionsquellen
   • **Medizinische Geräte**: Geräte wie Beatmungsgeräte, Kanülen oder Vernebler können kontaminiert werden, wenn sie nicht ordnungsgemäß gereinigt und sterilisiert werden.
   • **Medizinisches Personal**: Pflegekräfte können Übertragungswege sein, wenn sie sich nicht an strenge Hygienepraktiken halten.
   • **Die Umgebung** : Krankenhauszimmer können, insbesondere wenn sie nicht gut gereinigt werden, Infektionserreger beherbergen.
   • **Andere Patienten** : Die Übertragung von einem Patienten auf einen anderen ist möglich, insbesondere in Gemeinschaftsräumen oder Wartezimmern.

3. Wesentliche Präventionsmaßnahmen
- **Handhygiene**: Regelmäßiges und gründliches Händewaschen ist die einfachste und wirksamste Maßnahme, um die Ausbreitung von Infektionen zu verringern.
- **Persönliche Schutzausrüstung (PSA)**: Die Verwendung von Handschuhen, Masken, Kitteln oder Brillen durch das Pflegepersonal bei bestimmten Verfahren.
- **Reinigung und Sterilisation**: Sorgen Sie für die regelmäßige Desinfektion von medizinischen Geräten und Oberflächen.
- **Isolierung**: Infektiöse Patienten müssen isoliert werden, um die Ausbreitung der Infektion zu verhindern.
- **Impfungen**: Stellen Sie sicher, dass Patienten und Pflegepersonal über einen aktuellen Impfschutz verfügen, insbesondere gegen Grippe und Lungenentzündung.

4. Ausbildung und Sensibilisierung
- Es ist wichtig, das Personal regelmäßig in Hygieneprotokollen zu schulen und visuelle Erinnerungen (Poster, Videos) einzusetzen, um die Bedeutung vorbeugender Praktiken zu verstärken.

5. Überwachung und Feedback
- Ein Überwachungssystem einrichten, um jeden Ausbruch einer nosokomialen Infektion frühzeitig zu erkennen. Außerdem hilft es, einen Feedback-Mechanismus zu haben, um potenzielle Schwachstellen zu verstehen und Praktiken zu verbessern.

Die Prävention von therapieassoziierten Infektionen in der Pneumologie ist eine kontinuierliche Aufgabe, die die Wachsamkeit aller Beteiligten erfordert, vom medizinischen Personal bis hin zu den Patienten selbst. Mit einer Kombination aus bewährten Verfahren, Schulungen und Aufklärung kann das Infektionsrisiko erheblich gesenkt werden, wodurch die Sicherheit und das Wohlergehen der Patienten gewährleistet werden.

Hygiene- und Isolationsmaßnahmen

In der Welt des Gesundheitswesens stellt die Pneumologie ein Fachgebiet dar, in dem Hygiene und Isolation von größter Bedeutung sind. Die Atemwege sind aufgrund ihrer

Beschaffenheit sowohl eine Eintrittspforte für viele Krankheitserreger als auch ein Weg, über den diese übertragen werden können. In diesem Zusammenhang erfordert die Gewährleistung der Patientensicherheit eine Kombination aus strengen Hygienemaßnahmen und geeigneten Isolationsprotokollen.

1. Hygiene: Eine Säule der Prävention
   - **Handhygiene**: Die elementarste, aber entscheidendste Maßnahme. Regelmäßiges und gründliches Waschen mit Wasser und Seife oder einer hydroalkoholischen Lösung ist nach jedem Kontakt mit einem Patienten oder seiner Umgebung unerlässlich.
   - **Atemwegshygiene**: Bedecken Sie Mund und Nase beim Husten oder Niesen mit einem Einwegtaschentuch oder mit der Ellenbeuge. Die Unterweisung der Patienten in dieser Maßnahme ist ebenso lebenswichtig.
   - **Pflege von Medizinprodukten**: Alle Instrumente, die mit den Atemwegen in Berührung kommen, müssen je nach Art und Verwendung gründlich gereinigt, desinfiziert oder sterilisiert werden.
   - **Umgebungshygiene**: Regelmäßige Reinigung und Desinfektion von Oberflächen mit Schwerpunkt auf häufig berührten Bereichen wie Türklinken, Lichtschaltern oder Telefonen.

2. Isolation : Schützen, um sich nicht zu verbreiten
   - **Einzelzimmer**: Wenn ein Patient eine bestätigte oder vermutete infektiöse Erkrankung der Atemwege hat, sollte er am besten in einem Einzelzimmer mit eigenem Bad isoliert werden.
   - **Persönliche Schutzausrüstung (PSA)**: Das Tragen von Handschuhen, Masken, Schutzbrillen und Kitteln ist bei der Interaktion mit einem infektiösen Patienten unerlässlich.
   - **Regulierung der Besucherzahlen** : Begrenzen Sie die Anzahl der Besucher und deren Aufenthaltsdauer in den Isolationszimmern. Informieren und erziehen Sie sie über die Bedeutung von Hygienemaßnahmen.
   - **Belüftung**: Wenn möglich, sollte in der Isolierkammer ein Unterdruck herrschen, der verhindert, dass die Luft (und damit auch die Krankheitserreger) in andere Bereiche entweicht.

- **Beschilderung**: Ein deutliches Beschilderungssystem am Eingang der Isolationszimmer, das auf die Art der Isolation und die zu treffenden Vorsichtsmaßnahmen hinweist.
3. Bildung und Ausbildung
   - Das medizinische und paramedizinische Personal muss regelmäßig in den besten Praktiken für Hygiene und Isolation geschult werden. Dies gewährleistet nicht nur ihre eigene Sicherheit, sondern auch die ihrer Patienten.

Die Behandlung von Atemwegserkrankungen stellt besondere Herausforderungen an die Infektionsprävention. Durch eine Kombination aus einwandfreier Hygiene und strengen Isolationsprotokollen können pneumologische Abteilungen eine qualitativ hochwertige Versorgung bei gleichzeitiger Risikominimierung anbieten. Der Schlüssel liegt in der Wachsamkeit, der Aufklärung und dem Engagement aller Beteiligten.

Überwachung und Berichterstattung

Die Überwachung ist ein wesentlicher Bestandteil der Betreuung von Patienten in der Pneumologie. In Verbindung mit der Berichterstattung ermöglicht sie nicht nur, die Entwicklung des Gesundheitszustands des Patienten zu verfolgen, sondern auch die Qualität der Pflege zu sichern, Komplikationen zu antizipieren und eine effektive Kommunikation zwischen den verschiedenen Akteuren des Gesundheitswesens zu gewährleisten. In einer Disziplin, in der sich Symptome schnell und manchmal kritisch entwickeln können, ist eine sorgfältige Überwachung von entscheidender Bedeutung.

1. Ziele der Überwachung in der Pneumologie :
   - **Beurteilen Sie die Wirksamkeit der Behandlung** : Die Entwicklung der Symptome, die Atemkapazität oder auch die Sauerstoffversorgung sind Indikatoren, anhand derer beurteilt werden kann, ob eine Behandlung wirksam ist oder ob sie angepasst werden muss.
   - **Komplikationen frühzeitig erkennen**: Ob es sich um eine nosokomiale Lungenentzündung, Atemnot oder eine Gegenreaktion auf ein Medikament handelt, eine engmaschige Überwachung ermöglicht ein rasches Eingreifen.

2. Modalitäten der Überwachung :
- **Klinische Überwachung**: Sie betrifft die Atemfrequenz, den Atemrhythmus und die Atemtiefe, die Lungenauskultation, die Farbe der Haut und der Schleimhäute, den Bewusstseinszustand und den Sauerstoffgehalt im Blut.
- **Paraklinische Überwachung**: Sie beruht auf zusätzlichen Untersuchungen wie Spirometrie, arterieller Gasmessung, Röntgenaufnahmen des Brustkorbs u. a. **Die Überwachung erfolgt in der Regel mithilfe von Röntgenaufnahmen.**
3. Berichterstattung: eine strukturierte Kommunikation
- **Zwischen den Angehörigen der Gesundheitsberufe**: Der Informationsaustausch zwischen Ärzten, Krankenpflegern, Physiotherapeuten und anderen Berufsgruppen ist von entscheidender Bedeutung. Die auf dem neuesten Stand gehaltene Krankenakte des Patienten ist ein zentrales Instrument dieser Kommunikation.
- **Mit dem Patienten und seiner Familie**: Die Patienten müssen über ihren Zustand, die verabreichten Behandlungen und mögliche Entwicklungen informiert werden. Diese Kommunikation stärkt das Vertrauen und fördert die Einhaltung der Behandlung.
- **An Verwaltungs- und Forschungsstrukturen**: In einigen Fällen können medizinische Informationen zu Forschungszwecken oder zur Erfüllung gesetzlicher oder epidemiologischer Verpflichtungen weitergegeben werden. Dies muss stets unter Wahrung der Vertraulichkeit geschehen.
4. Herausforderungen und Chancen
- **Wahrung der Vertraulichkeit**: Während die Kommunikation gefördert wird, ist es von größter Bedeutung, die Vertraulichkeit medizinischer Daten zu gewährleisten.
- **Weiterbildung**: Berufstätige müssen regelmäßig in den neuesten Aufsichtstechniken und Berichtsinstrumenten geschult werden, insbesondere vor dem Hintergrund des raschen technologischen Wandels.
- **Anpassung an jeden Patienten** : Die Überwachung muss auf den Zustand jedes einzelnen Patienten, seine Vorgeschichte und die genaue Art seiner Erkrankungen zugeschnitten sein.

Überwachung und Berichterstattung sind zwei Grundpfeiler der medizinischen Betreuung in der Pneumologie. Sie gewährleisten die Qualität der Pflege, fördern die Anpassung der Behandlungen und stärken das Vertrauen zwischen Patient und Gesundheitspersonal. In einem Bereich, in dem jedes Detail zählt, sind Genauigkeit, Gründlichkeit und Kommunikation von entscheidender Bedeutung.

Kapitel 18.
TELEMEDIZIN IN DER PNEUMOLOGIE

Die Fernberatung und seine Vorteile

der digitalen Technologien hat viele Bereiche, darunter auch die Medizin, auf den Kopf gestellt. Die Telemedizin, genauer gesagt die Fernkonsultation, ist zu einer greifbaren Realität geworden, die der medizinischen Versorgung eine neue Dimension verleiht. In der Pneumologie bietet diese Konsultationsmethode zahlreiche Vorteile und erfüllt sowohl die Bedürfnisse der Patienten als auch die des Gesundheitspersonals.

1. Definition von Fernkonsultation :
   • Die Fernkonsultation, oft auch als Telekonsultation bezeichnet, bezeichnet eine medizinische Konsultation, die über ein digitales Medium (Computer, Tablet, Smartphone) durchgeführt wird und einen Patienten mit einem Gesundheitsfachmann verbindet, ohne dass diese physisch am selben Ort anwesend sind.
2. Wesentliche Vorteile :
   • **Erhöhte Zugänglichkeit**: Die Telekonsultation ermöglicht Patienten in abgelegenen Gebieten, in denen es keine Lungenfachärzte gibt, den Zugang zu einer qualitativ hochwertigen Versorgung. Sie verringert auch die Einschränkung der Mobilität für Patienten mit eingeschränkter Mobilität oder für Patienten, die Schwierigkeiten haben, sich zu bewegen.
   • **Zeitersparnis**: Patienten müssen nicht reisen, wodurch Wartezeiten und Reisezeiten entfallen. Ebenso können Fachkräfte ihre Arbeitszeiten optimieren.
   • **Regelmäßige und schnelle Nachsorge** : Patienten mit chronischen Lungenerkrankungen benötigen eine regelmäßige Nachsorge. Dank der Telekonsultation können sie häufiger überwacht werden, wodurch die Behandlung besser angepasst werden kann und bei Komplikationen schnell reagiert werden kann.
   • **Geringere Kosten**: Weniger Reisen bedeuten auch geringere damit verbundene Kosten für den Patienten und möglicherweise eine bessere Ressourcenoptimierung für Gesundheitseinrichtungen.

- **Prävention und Aufklärung**: Die Fernkonsultation kann auch für Informations- oder Aufklärungssitzungen über Lungenkrankheiten, Prävention oder richtiges Verhalten genutzt werden.
3. Pneumologie im digitalen Zeitalter :
   - Geräte wie verbundene Oximeter oder Apps zur Überwachung der Atemfunktion können mit Telekonsultationsplattformen synchronisiert werden und bieten dem Pneumologen so einen Echtzeit-Einblick in den Gesundheitszustand des Patienten.
4. Grenzen und Vorsichtsmaßnahmen :
   - Obwohl die Telekonsultation viele Vorteile bietet, ist sie kein vollständiger Ersatz für eine physische Konsultation, insbesondere bei Untersuchungen, die eine Manipulation oder Auskultation erfordern. Außerdem können die Qualität der Verbindung und die Ausstattung des Patienten manchmal die Qualität der Konsultation beeinflussen.

Die Fernkonsultation ist Teil eines Innovations- und Modernisierungsprozesses in der Medizin, der die Pflege zugänglicher macht und an die zeitgenössischen Realitäten anpasst. In der Pneumologie stellt sie ein wertvolles Instrument dar, um die Betreuung der Patienten zu verbessern und die Behandlung von Atemwegserkrankungen zu optimieren.

Verwandte Werkzeuge und Technologien

Die Welt der Medizin ist dank technologischer Fortschritte und wissenschaftlicher Innovationen ständig in Bewegung. Die Pneumologie als Fachgebiet steht dem in nichts nach und profitiert in hohem Maße von diesen Fortschritten. Lassen Sie uns einen genaueren Blick darauf werfen, wie moderne Werkzeuge und Technologien die Zukunft der Pneumologie gestalten.

1. Angeschlossene Geräte :
   - **Verbundene Pulsoximeter**: Diese Geräte messen die Sauerstoffsättigung des Blutes und können diese Daten in Echtzeit an eine App oder direkt an den Lungenfacharzt übermitteln.

- **Digitale Spirometer**: Werden zur Beurteilung der Lungenfunktion verwendet. Ihre digitale Version ermöglicht eine detailliertere und genauere Analyse der Ergebnisse.
- **Vernetzte Inhalatoren**: Diese Geräte helfen Patienten bei der Überwachung ihrer Behandlung, indem sie an die Dosis erinnern, die Wirksamkeit einer Inhalation messen und diese Informationen an das medizinische Fachpersonal weiterleiten.

2. Fortgeschrittene medizinische Bildgebung :
- **Positronen-Emissions-Tomographie (PET)**: Wird hauptsächlich zur Erkennung und Überwachung von Lungenkrebs eingesetzt und liefert ein detailliertes Bild der Tumore.
- **Interventionelle Radiologie**: Sie ermöglicht die Durchführung von Biopsien oder gezielten Behandlungen unter Bildführung.

3. Erweiterte und virtuelle Realität :
- **Bronchialnavigation**: Sie nutzt Augmented Reality, um medizinische Instrumente bei komplexen Verfahren wie der Bronchoskopie zu führen.
- **Ausbildung und Simulation**: Angehende Pneumologen können heikle Verfahren in einer virtuellen Umgebung üben, bevor sie sie an echten Patienten durchführen.

4. Telepneumologie :
- Neben der Telekonsultation ermöglicht das Telemonitoring den Angehörigen der Gesundheitsberufe die Fernüberwachung von Risikopatienten oder Patienten mit chronischen Lungenerkrankungen.

5. Künstliche Intelligenz (KI) :
Die KI wird zunehmend in die Pneumologie integriert, insbesondere in :
- **Bildanalyse**: KI kann dabei helfen, Anomalien auf Röntgenbildern oder Scans zu erkennen, manchmal sogar, bevor sie mit bloßem Auge sichtbar sind.
- **Vorhersage des Krankheitsverlaufs**: Algorithmen können das Fortschreiten von Lungenerkrankungen vorhersagen, was eine proaktive Behandlung ermöglicht.
- **Optimierung von Behandlungen** : Die KI kann auf der Grundlage der Analyse großer Mengen von Patientendaten Behandlungsanpassungen empfehlen.

Die heutige Pneumologie befindet sich an einem Scheideweg zwischen Tradition und Moderne, zwischen menschlichem

Fachwissen und technologischer Unterstützung. Die erfolgreiche Integration dieser Werkzeuge und Technologien ist von entscheidender Bedeutung, um eine optimale Patientenversorgung zu gewährleisten und das Fachgebiet in die Zukunft der Medizin zu katapultieren.

Auswirkungen auf den Krankenpfleger

Während die Technologie in der Pneumologie Riesenschritte macht, steht der Krankenpfleger oft an vorderster Front dieser Entwicklung und spielt eine zentrale Rolle bei der Integration und Nutzung dieser Innovationen. Das Verständnis der Auswirkungen dieser Veränderungen auf den Krankenpfleger ist entscheidend, um die Patientenversorgung zu optimieren und eine qualitativ hochwertige Versorgung zu gewährleisten.

1. Notwendigkeit einer ständigen Weiterbildung :
Technologische Fortschritte erfordern, dass der Krankenpfleger sein Wissen ständig auf den neuesten Stand bringt. Ob es darum geht, eine neue Art von vernetztem Inhalator zu verwenden oder die Daten eines digitalen Spirometers zu verstehen, die Weiterbildung ist zu einem wesentlichen Bestandteil des Berufs geworden.

2. Erweiterte Rolle bei der Fernüberwachung :
Mit dem Aufschwung der Fernüberwachung kann der Krankenpfleger gebeten werden, die Patientendaten aus der Ferne zu überwachen, Warnungen zu interpretieren und bei Bedarf mit den Patienten oder dem Pneumologen zu kommunizieren.

3. Interpretation der Daten :
Bei einer Vielzahl von Geräten, die Daten in Echtzeit generieren, muss der Krankenpfleger kompetent sein, diese Daten zu interpretieren und zu wissen, wann und wie er eingreifen muss.

4. Vermittlung von Technologien :
Es ist nicht ungewöhnlich, dass Patienten von neuen Technologien zurückhaltend oder überfordert sind. Der Krankenpfleger spielt eine entscheidende Rolle dabei, den Patienten mit diesen Hilfsmitteln vertraut zu machen, indem er ihren Nutzen erklärt und ihre Anwendung demonstriert.

5. Verstärkte Zusammenarbeit :
Die Technologie erleichtert die Kommunikation zwischen den verschiedenen Mitgliedern des Pflegeteams. Der Krankenpfleger,

der oft die erste Anlaufstelle für den Patienten ist, muss wissen, wann und wie er relevante Informationen an andere Spezialisten oder den Lungenfacharzt weiterleiten kann.

6. Umgang mit ethischen Aspekten :
Mit dem Sammeln und Teilen von Daten tauchen ethische Fragen bezüglich der Privatsphäre und der Vertraulichkeit auf. Der Krankenpfleger muss sich der ethischen und rechtlichen Implikationen bewusst sein und sicherstellen, dass die Rechte der Patienten stets gewahrt werden.

7. Rolle als Berater :
Angesichts einer Vielzahl von Anwendungen und Hilfsmitteln kann es für den Krankenpfleger erforderlich sein, den Patienten zu beraten, welche Technologien für seinen Zustand und seine Bedürfnisse am besten geeignet sind.

Die technologische Entwicklung in der Pneumologie ist ein Segen und bietet zuvor unvorstellbare Möglichkeiten für die Patientenversorgung. Allerdings bringt sie auch neue Verantwortlichkeiten für den Krankenpfleger mit sich. Indem sie auf dem Laufenden bleiben, sich ständig weiterbilden und den Patienten stets in den Mittelpunkt ihrer Praxis stellen, können Krankenpfleger nicht nur diese Herausforderungen meistern, sondern auch die Versorgung von Lungenpatienten erheblich verbessern.

Kapitel 19.
PULMONALE REHABILITATION UND PHYSIOTHERAPIE

Definition und Ziele der pulmonalen Rehabilitation

Die pulmonale Rehabilitation ist ein multidisziplinäres Pflegeprogramm für Menschen mit chronischen Atemwegserkrankungen. Sie zielt darauf ab, ihre Lebensqualität zu verbessern, indem die Symptome verringert und die körperliche und psychosoziale Funktionsfähigkeit trotz eingeschränkter Lungenfunktion optimiert werden.

Definition:
Die pulmonale Rehabilitation kann als eine koordinierte Reihe von Maßnahmen definiert werden, die Bewegungstraining, Aufklärung über die Krankheit und ihre Behandlung sowie Strategien zur Bewältigung der Symptome und zur Verbesserung der Therapietreue beinhalten, aber nicht darauf beschränkt sind. Sie wird von einem multidisziplinären Team unterstützt, das Lungenspezialisten, Physiotherapeuten, Krankenpfleger, Ernährungswissenschaftler, Psychologen und Sozialarbeiter umfassen kann.

Hauptziele der pulmonalen Rehabilitation :
- **Verbesserung der Bewegungstoleranz:** Eines der am stärksten beeinträchtigenden Symptome von Lungenerkrankungen ist Dyspnoe, ein Gefühl der Atemnot. Die Rehabilitation hilft, die Übungsfähigkeit zu verbessern und die Dyspnoe bei alltäglichen Aktivitäten zu verringern.
- **Optimierung der Lungenfunktion:** Auch wenn die Rehabilitation die Lungenfunktion nicht direkt verändert, kann sie dazu beitragen, den Einsatz der Atemmuskeln zu optimieren und die Beatmung zu verbessern.
- **Aufklärung:** Es ist von entscheidender Bedeutung, dass die Patienten ihre Krankheit, die verfügbaren Behandlungsmöglichkeiten und den Umgang mit Exazerbationen verstehen. Diese Aufklärung macht sie selbstständiger und verbessert ihre Therapietreue.

- **Umgang mit Symptomen:** Neben der Atemnot leiden viele Patienten unter Müdigkeit, Angstzuständen oder Depressionen. Die Rehabilitation bietet Werkzeuge und Strategien, um mit diesen Symptomen umzugehen und die Lebensqualität zu verbessern.
- **Psychosoziale Unterstützung:** Das Leben mit einer chronischen Krankheit kann schwierig sein, nicht nur körperlich, sondern auch emotional und sozial. Die Rehabilitation bietet Unterstützung bei der Bewältigung dieser Herausforderungen und fördert ein aktives soziales Leben.
- **Verbesserung der Lebensqualität: Letztendlich** laufen alle diese Ziele auf ein Hauptziel hinaus: die Lebensqualität der Patienten zu verbessern, sodass sie trotz ihrer Krankheit ein erfülltes und aktives Leben führen können.

Die pulmonale Rehabilitation ist eine wesentliche Intervention bei der Behandlung von chronischen Atemwegserkrankungen. Sie ist weit mehr als nur eine "Therapie", sondern stellt einen ganzheitlichen, patientenzentrierten Ansatz dar, der auf die Wiederherstellung der Unabhängigkeit und Lebensqualität des Patienten abzielt.

Die Techniken der Atemphysiotherapie

Die Atemphysiotherapie, die häufig von spezialisierten Physiotherapeuten durchgeführt wird, spielt eine entscheidende Rolle bei der Behandlung zahlreicher Lungenerkrankungen. Sie zielt darauf ab, die Ventilation zu verbessern, das Bronchialsekret zu mobilisieren und abzutransportieren, die Atemnot zu verringern und die Belastungstoleranz zu erhöhen.

1. Techniken zur Beseitigung der Bronchialverstopfung :
Diese Methoden zielen darauf ab, die Bewegung des Sekrets in die oberen Atemwege zu erleichtern, damit es leichter abtransportiert werden kann.
- **Posturale Drainage:** Diese Technik nutzt die Schwerkraft, um dabei zu helfen, die Sekrete aus den verschiedenen Teilen der Lunge abzuleiten. Der Patient wird in bestimmte Positionen gebracht, um jeden Lungenlappen zu drainieren.

- **Thoraxperkussion:** Mit den Händen werden rhythmische Klopfbewegungen auf dem Brustkorb ausgeführt, um Sekrete zu lösen.
- **Vibrationen:** Sie werden manuell oder mit mechanischen Geräten auf den Brustkorb aufgebracht, um die Bewegung des Sekrets zu erleichtern.
- **Erzwungene Ausatmung (huff cough): Hierbei handelt es sich um eine** Technik, bei der der Patient aus einer mittleren oder niedrigen Lungenkapazität heraus eine erzwungene Ausatmung durchführt, um dabei zu helfen, die Sekrete zu lösen.

2. Techniken zur Verbesserung der Belüftung :
- **Zwerchfellatmung:** Bei dieser Technik lernen die Patienten, hauptsächlich mithilfe des Zwerchfells zu atmen, was dazu beitragen kann, die Effizienz der Atmung zu erhöhen und Atemnot zu verringern.
- **Atmung mit gespitzten Lippen:** Diese Methode, die COPD-Patienten oft beigebracht wird, verlangsamt die Ausatmungsgeschwindigkeit und verbessert die Belüftung der Alveolen.

3. Techniken zur Verbesserung der Bewegungsfähigkeit :
- **Atemmuskeltraining: Hier geht es darum,** die ein- und ausatmenden Muskeln mithilfe von Widerstandsgeräten zu stärken.
- **Belastungstraining:** Progressive Übungen werden eingesetzt, um die Belastbarkeit zu erhöhen und das Gefühl der Atemnot zu verringern.

4. Atemschulung :
- **Umgang mit Atemnot:** Die Patienten werden darin geschult, die Warnzeichen von Atemnot zu erkennen und Techniken anzuwenden, um die Atemnot zu minimieren.
- **Umgang mit Exazerbationen :** Die Patienten lernen, die Anzeichen einer drohenden Exazerbation zu erkennen und geeignete Maßnahmen zu ergreifen.

5. Andere Techniken und Geräte :
- **PEP (Positive Expiratory Pressure) :** Dieses Gerät erzeugt beim Ausatmen einen positiven Druck, der helfen kann, die Atemwege zu öffnen und Sekrete zu mobilisieren.
- **Hochfrequenzoszillation:** Geräte wie Flutter oder Acapella erzeugen beim Ausatmen Oszillationen, die dabei helfen, das Sekret zu bewegen.

Die Atemphysiotherapie umfasst eine Vielzahl von Techniken, die darauf ausgelegt sind, die Lungenfunktion zu verbessern, Symptome zu reduzieren und die Lebensqualität der Patienten zu steigern. Ein individualisierter Ansatz, der auf die spezifischen Bedürfnisse des Patienten zugeschnitten ist, ist entscheidend, um den Nutzen dieser Maßnahmen zu maximieren.

Die Rolle des Krankenpflegers im Rehabilitationsprozess

Die pulmonale Rehabilitation ist ein interdisziplinärer, patientenorientierter Prozess zur Verbesserung der physischen und psychischen Funktion von Menschen mit Lungenerkrankungen. Der Krankenpfleger spielt in diesem Prozess eine zentrale Rolle und fungiert als Bindeglied zwischen dem Patienten, der Familie und dem medizinischen Team. Im Folgenden erhalten Sie einen Überblick über die wichtigsten Aufgaben und Beiträge des Krankenpflegers in diesem Behandlungspfad.

1. Erste Beurteilung :
Der Krankenpfleger ist häufig der erste Angehörige eines Gesundheitsberufs, der den Patienten beurteilt. Diese Beurteilung umfasst die Anamnese, die Ermittlung der spezifischen Bedürfnisse des Patienten, die Messung der Lungenfunktion und die Beurteilung der körperlichen Belastbarkeit.

2. Erziehung des Patienten :
Ein grundlegender Aspekt der Rehabilitation ist die Erziehung. Der Krankenpfleger bringt dem Patienten bei, wie er mit seiner Krankheit umgehen, seine Medikamente anwenden, Exazerbationen erkennen und behandeln und wirksame Atemtechniken anwenden kann.

3. Emotionale Unterstützung :
Die Lungenerkrankung kann für den Patienten eine bedeutende Quelle von Angst und Depressionen sein. Der Krankenpfleger bietet emotionale Unterstützung, hilft dem Patienten, seine Gefühle zu verstehen, und überweist ihn gegebenenfalls an psychosoziale Fachkräfte.

4. Überwachung der Fortschritte :
Der Krankenpfleger überwacht regelmäßig die Fortschritte des Patienten und passt den Rehabilitationsplan entsprechend den

Veränderungen des Gesundheitszustands, der körperlichen Fähigkeiten und der psychosozialen Bedürfnisse des Patienten an.

5. Koordination der Pflege :
Der Rehabilitationsprozess erfordert die Zusammenarbeit mit mehreren Spezialisten, darunter Physiotherapeuten, Ernährungswissenschaftler und Psychologen. Der Krankenpfleger koordiniert häufig diese Interventionen und sorgt dafür, dass der Patient eine kohärente und integrierte Versorgung erhält.

6. Teilnahme am Belastungstraining :
Obwohl diese Verantwortung häufig bei den Physiotherapeuten liegt, kann auch der Krankenpfleger das Belastungstraining beaufsichtigen und daran teilnehmen, insbesondere in kleinen Einrichtungen oder bei begrenzten Ressourcen.

7. Umgang mit Medikamenten :
Der Krankenpfleger stellt sicher, dass der Patient seine Medikamente richtig einnimmt, klärt über mögliche Nebenwirkungen auf und greift bei Wechselwirkungen von Medikamenten ein.

8. Förderung des Selbstmanagements :
Ein Schlüsselziel der Rehabilitation ist die Förderung der Selbstständigkeit des Patienten bei der Bewältigung seiner Krankheit. Der Krankenpfleger gibt dem Patienten die notwendigen Instrumente an die Hand, um seinen Zustand zu überwachen, fundierte Entscheidungen zu treffen und bei Bedarf Hilfe in Anspruch zu nehmen.

9. Integration von Familien :
Der Krankenpfleger erkennt die Bedeutung der familiären Unterstützung im Rehabilitationsprozess an und bezieht die Familienmitglieder aktiv in den Pflegeprozess ein, indem er sie ebenfalls erzieht und unterstützt.

10. Vorbereitung auf die Entlassung :
In dem Maße, wie der Patient Fortschritte macht, bereitet der Krankenpfleger den Boden für eine erfolgreiche Entlassung vor, indem er dafür sorgt, dass der Patient und seine Familie über die Fähigkeiten und Ressourcen verfügen, die sie benötigen, um die Krankheit zu Hause zu bewältigen.

Krankenpfleger sind eine tragende Säule im Prozess der pulmonalen Rehabilitation und bieten klinisches Fachwissen, emotionale Unterstützung und eine wesentliche Koordination der Pflege. Ihre Rolle ist dynamisch und patientenzentriert und stellt sicher, dass jeder Einzelne eine ganzheitliche und personalisierte Pflege erhält, um seine Lebensqualität zu optimieren.

Kapitel 20.
ERWEITERTE DIAGNOSETOOLS
IN DER PNEUMOLOGIE

Computertomographie (CT) und Bildgebung durch Magnetresonanztomographie (MRT) der Lunge

Bildgebende Verfahren haben die moderne Medizin revolutioniert und bieten Klinikern ein beispielloses Fenster in die menschliche Anatomie und Physiologie. In der Pneumologie nehmen die Computertomographie und die Magnetresonanztomographie einen wichtigen Platz bei der Diagnose, Überwachung und Erforschung von Lungenerkrankungen ein. Werfen wir einen tieferen Blick auf diese beiden Technologien und ihre Verwendung bei der Lungengesundheit.

Computertomographie (CT) der Lunge :
Die Computertomografie, auch bekannt als CT, verwendet Röntgenstrahlen, um detaillierte Bilder der inneren Strukturen des Körpers zu erhalten. Im Zusammenhang mit der Lunge hat sie mehrere Vorteile:

- **Hohe Auflösung:** Die CT liefert ein detailliertes Bild der Lunge und ermöglicht es, kleine Anomalien wie Knötchen oder Fibrosen zu erkennen, die auf einem Standardröntgenbild möglicherweise nicht sichtbar sind.
- **Schnell und weithin zugänglich:** Die Computertomographie ist ein schnelles Verfahren, das oft innerhalb weniger Minuten durchgeführt wird. Dies macht sie besonders in Notfallsituationen nützlich.
- **Verschiedene Anwendungen:** Sie wird zur Diagnose und Überwachung einer Vielzahl von Zuständen verwendet, von Infektionen wie Lungenentzündung bis hin zu Lungenkrebs. Sie ist auch wertvoll, um bestimmte Eingriffe wie Biopsien zu steuern.

Bei der CT wird jedoch Strahlung eingesetzt, was zu Bedenken führen kann, insbesondere wenn sie häufig oder bei gefährdeten Bevölkerungsgruppen wie Kindern eingesetzt wird.

Magnetresonanztomographie (MRT) der Lunge :
Die MRT hingegen verwendet ein starkes Magnetfeld und Radiowellen, um Bilder der inneren Strukturen zu erhalten. Obwohl sie bei der Lunge weniger häufig eingesetzt wird als die Computertomographie, hat sie deutliche Vorteile:

- **Keine Strahlung: Im** Gegensatz zur CT verwendet die MRT keine ionisierende Strahlung, was sie für wiederholte Anwendungen oder bei empfindlichen Bevölkerungsgruppen sicherer macht.
- **Funktionelle Bildgebung:** Die MRT kann nicht nur Strukturen sichtbar machen, sondern auch die Lungenfunktion, einschließlich Perfusion und Ventilation, beurteilen.
- **Detailansicht des Weichgewebes :** Die MRT ist außergewöhnlich gut in der Darstellung von Weichteilgewebe, was bei der Beurteilung bestimmter Krankheitsbilder wie Tumoren oder Infektionen hilfreich sein kann.

Die MRT der Lunge ist jedoch mit technischen Herausforderungen verbunden, insbesondere aufgrund der ständigen Bewegung der Lunge und der geringen Dichte des Lungengewebes. Außerdem ist die MRT zeitaufwendiger als die CT und in manchen Regionen möglicherweise weniger zugänglich.

CT und MRT bieten in der Pneumologie komplementäre Vorteile. Die Wahl zwischen den beiden hängt oft von dem spezifischen Zustand ab, der diagnostiziert oder überwacht werden soll, sowie von den verfügbaren Ressourcen. Mit dem technologischen Fortschritt können wir davon ausgehen, dass der Einsatz dieser bildgebenden Verfahren weiter zunehmen wird, wodurch das Verständnis und die Behandlung von Lungenerkrankungen bereichert werden.

Pet-Scan der Lunge

PET-Scan oder Positronen-Emissions-Tomographie ist ein hochentwickeltes medizinisches Bildgebungsverfahren, das in

Kombination mit der Computertomographie (CT) eine umfassende und funktionelle Sicht auf die Organe ermöglicht. Im Bereich der Lunge hat es die Diagnose, Beurteilung und Überwachung verschiedener Erkrankungen, insbesondere bösartiger Tumore, revolutioniert.

Prinzip des PET-Scans :
Das PET-Scan funktioniert, indem es Gammastrahlen aufspürt, die von einer radioaktiven Substanz, in der Regel Fluorodesoxyglukose (FDG), ausgesendet werden, die in den Körper des Patienten injiziert wird. Aktive Zellen, insbesondere Tumorzellen, verbrauchen mehr Glukose als normale Zellen und machen es so möglich, sie auf den Bildern zu identifizieren.

PET-Scan-Anwendungen für die Lunge :
Erkennung und Staging von Lungenkrebs: Mit dem PET-Scan können Sie Primärtumore sichtbar machen, Metastasen identifizieren, die mit anderen bildgebenden Verfahren nicht erkannt werden, und so das Therapiemanagement lenken.

Beurteilung des Therapieansprechens: Nach einer Behandlung (Operation, Bestrahlung, Chemotherapie) hilft das PET-Scan bei der Unterscheidung zwischen nekrotischem oder vernarbtem Gewebe und aktiven Resttumoren.

Nachsorge: Das PET-Scan kann ein Tumorrezidiv erkennen, lange bevor es mit anderen bildgebenden Verfahren sichtbar wird.

Untersuchung unbestimmter Lungenknoten: In manchen Fällen, in denen ein Lungenknoten unklarer Natur ist, kann das PET-Scan dabei helfen, festzustellen, ob er gutartig oder bösartig ist, und so die Diagnose lenken.
Vorteile des Lungen-PET-Scans :
Hohe Empfindlichkeit: Das PET-Scan ist besonders empfindlich bei der Erkennung kleinerer Läsionen.

Gesamtansicht: Der Scan bietet eine Gesamtansicht des Körpers, sodass auch entfernte Läsionen der Lunge erkannt werden können.

Komplementarität: In Verbindung mit der Computertomographie werden anatomische und funktionelle Bildgebung kombiniert, um eine höhere Genauigkeit zu erzielen.

Grenzen:

- **Hohe Kosten:** Es handelt sich um eine teure Technologie, was ihre Zugänglichkeit einschränken kann.
- **Falsche Positive:** Einige Entzündungen oder Infektionen können ebenfalls Glukose verbrauchen und mit Tumoren verwechselt werden.
- **Strahlung:** Auch wenn die Strahlung gering ist, ist sie für manche Patienten eine Überlegung wert.

Das Lungen-PET-Scan ist ein leistungsfähiges und wertvolles Instrument in der Thoraxonkologie, das eine beispiellose diagnostische Genauigkeit bietet und das Patientenmanagement erheblich beeinflusst. Wie jede Technik hat es Vor- und Nachteile, und sein Einsatz muss je nach klinischem Kontext sorgfältig ausgewählt werden.

Allergietests und ihre Interpretation

In der Pneumologie sind Allergietests für die Behandlung von Patienten mit Erkrankungen wie Asthma, allergischer Rhinitis oder anderen allergisch bedingten Atemwegserkrankungen von entscheidender Bedeutung. Mithilfe von Allergietests kann die Sensibilisierung gegenüber bestimmten Allergenen festgestellt werden, wodurch die Präventivmaßnahmen, die Behandlung und die Aufklärung der Patienten gesteuert werden können.

1. Hauttests (Prick-Tests) :
Prinzip: Nach einem leichten Kratzer oder einer Punktion der Haut wird eine kleine Menge des Allergens aufgetragen. Wenn der Patient allergisch ist, tritt eine lokale Reaktion in Form einer Papel (Hauterhebung) auf.
Vorteile :

- Schnelligkeit der Ausführung und der Ergebnisse.
- Möglichkeit, eine Vielzahl von Allergenen gleichzeitig zu testen.
- Zuverlässigkeit beim Nachweis zahlreicher Allergien.

Nachteile :

- Risiko schwerer allergischer Reaktionen, wenn auch selten.
- Einige Medikamente, z. B. Antihistaminika, können die Ergebnisse beeinträchtigen.

Interpretation: Eine Papel mit einem bestimmten Durchmesser weist auf eine positive Reaktion hin, und ihre Größe kann mit dem Schweregrad der Sensibilisierung korreliert werden.

2. Bluttests (spezifisches IgE) :

Prinzip: Messung von Immunglobulin E (IgE), das spezifisch für ein bestimmtes Allergen ist, im Blut.

Vorteile :

> Geringeres Risiko allergischer Reaktionen im Vergleich zu Hauttests.
> Wird durch die Einnahme der meisten Medikamente nicht beeinflusst.

Nachteile :

> Teurer als Hauttests.
> Die Ergebnisse können mehrere Tage dauern.

Interpretation: Die spezifischen IgE-Werte werden berichtet und mit Referenzwerten verglichen, um festzustellen, ob eine Sensibilisierung vorliegt.

3. Provokationstest :

Prinzip: Kontrollierte und schrittweise Exposition gegenüber einem vermuteten Allergen, um eine mögliche Reaktion zu beobachten.

Vorteile :

> Sehr spezifisch.
> Nützlich, wenn Haut- und Bluttests nicht aussagekräftig oder widersprüchlich sind.

Nachteile :

> Kann schwere allergische Reaktionen hervorrufen.
> Muss in einer medizinisch betreuten Umgebung durchgeführt werden.

Interpretation: Das Vorhandensein oder Fehlen von Symptomen nach der Exposition leitet die Interpretation.

4. Weitere Tests :

Es gibt auch andere, weniger häufig verwendete Tests wie den Pflastertest (bei Kontaktallergien) oder den Nahrungsmittelprovokationstest (bei Nahrungsmittelallergien).

Allergietests sind für eine individuelle Behandlung in der Pneumologie von entscheidender Bedeutung. Die Auswahl des Tests und seine Interpretation erfordern Fachwissen und müssen unter Berücksichtigung der klinischen Geschichte des Patienten, seiner Symptome und der potenziell beteiligten Allergene erfolgen. Diese Tests leiten nicht nur die Behandlung, sondern auch die Empfehlungen zur Vermeidung der Exposition gegenüber den inkriminierten Allergenen.

Kapitel 21.
INFEKTIONEN
ATYPISCHE LUNGENENTZÜNDUNG

Nicht-tuberkulöse Mykobakterien

Neben der Tuberkulose, die weitgehend durch *Mycobacterium tuberculosis* verursacht wird, gibt es eine vielfältige Gruppe von Umweltmykobakterien, die als nichttuberkulöse Mykobakterien (NTM) bezeichnet werden. Diese Organismen gehören zwar zur gleichen Gattung wie die Tuberkulosebakterien, unterscheiden sich jedoch erheblich in ihren klinischen Manifestationen, ihrer Epidemiologie und ihrer Behandlung.

1. Epidemiologie :
MNTs sind in der Umwelt allgegenwärtig. Man findet sie im Boden, in Süß- und Salzwasser, in Lebensmitteln, in tierischen Lebensräumen und sogar in Leitungswasser. Ihre Prävalenz nimmt in vielen Teilen der Welt zu, was zum Teil auf eine bessere Erkennung, aber auch auf demografische Faktoren wie die Alterung der Bevölkerung und die Zunahme chronischer Krankheiten zurückzuführen ist.

2. Klinische Manifestationen :
NTM können je nach Art und Unterart des Mykobakteriums und je nach den Risikofaktoren des Patienten verschiedene Krankheiten verursachen. Am häufigsten sind Lungenerkrankungen, vor allem bei Personen mit zugrunde liegenden Lungenerkrankungen wie Bronchiektasie oder COPD. NTM können aber auch Hautinfektionen, Lymphadenopathien oder bei immungeschwächten Personen sogar verstreute Infektionen verursachen.

3. Diagnose :
Die Diagnose von MNT-Infektionen stützt sich auf mikrobiologische Methoden. Die Kultur bleibt der Goldstandard. Die Unterscheidung zwischen NTM und *Mycobacterium tuberculosis ist* für die Ausrichtung der Behandlung von entscheidender Bedeutung. Neue molekulare Methoden

ermöglichen einen schnellen und präzisen Nachweis der verschiedenen NTM-Spezies.

4. Behandlung :
Die Behandlung von NTM ist komplex. Im Gegensatz zur Tuberkulose, für die es ein Standardtherapieregime gibt, variiert die Behandlung von NTM-Infektionen je nach Art und Ort der Infektion. Darüber hinaus sind viele NTM-Stämme gegen die Standard-Tuberkulosemedikamente resistent. Die Behandlung kann eine Kombination mehrerer Antibiotika über einen längeren Zeitraum erfordern, oft 12 Monate oder mehr nach der bakteriologischen Umwandlung.

5. Prävention :
Die Prävention von NTM-Infektionen ist schwierig, da sie in der Umwelt allgegenwärtig sind. Einige Maßnahmen können das Risiko jedoch verringern, darunter die Vermeidung der Exposition gegenüber kontaminierten Wasserquellen, insbesondere für gefährdete Personen.

MNT-Infektionen stellen eine zunehmende Herausforderung in der Pneumologie dar. Ihre oft schwierige Diagnose erfordert einen klinischen Verdacht und eine enge Zusammenarbeit zwischen Klinikern und Mikrobiologen. Die Behandlung beruht auf Antibiotikakombinationen, die auf die jeweilige MNT-Spezies abgestimmt sind, und erfordert häufig eine Langzeitbehandlung, um Rückfälle zu vermeiden.

Pilzinfektionen der Lunge

Pilzinfektionen der Lunge werden durch das Einatmen von Pilzsporen aus der Umwelt verursacht. Sie können von milden, selbstlimitierenden Formen bis hin zu schweren, disseminierten und potenziell lebensbedrohlichen Infektionen reichen, insbesondere bei immungeschwächten Personen. Diese Infektionen stellen aufgrund ihrer Vielfalt und der Notwendigkeit eines schnellen Eingreifens zur Vermeidung von Komplikationen eine diagnostische und therapeutische Herausforderung dar.

1. Epidemiologischer Hintergrund :
Pilzinfektionen der Lunge können durch eine Vielzahl von Pilzen verursacht werden, darunter *Aspergillus*, *Coccidioides*,

Histoplasma, Cryptococcus und andere. Exposition und Infektion hängen oft von geografischen und Umweltfaktoren ab, z. B. von der Bodenart, der Vegetation und menschlichen Aktivitäten.

2. Klinik :
Die Symptome sind sehr unterschiedlich und können trockenen oder produktiven Husten, Fieber, Brustschmerzen, Atemnot und manchmal Hämoptysen umfassen. Bei einigen Patienten, insbesondere bei immungeschwächten, können Infektionen bis zum Erreichen eines fortgeschrittenen Stadiums asymptomatisch verlaufen.

3. Diagnose :
Die Diagnose basiert auf einer Kombination aus bildgebenden Verfahren (Röntgenaufnahmen und CT des Brustkorbs), Kultur und mikroskopischer Identifizierung von Proben aus dem Atemtrakt sowie manchmal serologischen Tests oder Gewebebiopsien. Die genaue Identifizierung des Erregers ist für eine angemessene Behandlung von entscheidender Bedeutung.

4. Behandlung :
Antimykotika sind der Grundpfeiler der Behandlung. Die Wahl des Wirkstoffs hängt vom identifizierten Krankheitserreger und der Schwere der Infektion ab. Azole werden z. B. häufig gegen *Aspergillus* eingesetzt, während Amphotericin B bei schwereren Infektionen oder resistenten Pilzen gewählt werden kann.

5. Prävention :
In Endemiegebieten kann die Vermeidung von Tätigkeiten, bei denen man Pilzsporen ausgesetzt ist, wie Bodenbearbeitung oder der Besuch von Vogelbrutplätzen, dazu beitragen, das Risiko zu verringern. Für Personen mit hohem Risiko können zusätzliche Vorsichtsmaßnahmen, wie das Tragen von Masken oder das Vermeiden bestimmter Aktivitäten, empfehlenswert sein.

6. Zukünftige Herausforderungen :
Pilzinfektionen der Lunge werden häufig unterdiagnostiziert und können vor allem bei immungeschwächten Personen tödlich verlaufen. Da die Zahl der Risikopopulationen zunimmt, insbesondere aufgrund von Organtransplantationen, immunsuppressiver Behandlung und HIV, ist eine erhöhte Wachsamkeit bei der Diagnose und Behandlung erforderlich.

Pilzinfektionen der Lunge stellen eine echte Herausforderung in der Pneumologie dar. Ihre Früherkennung, genaue Diagnose und rasche Einleitung einer geeigneten Behandlung sind entscheidend für die Verbesserung des klinischen Outcomes. Die Zusammenarbeit zwischen Klinikern, Radiologen und Mikrobiologen ist für eine optimale Behandlung von entscheidender Bedeutung.

Andere seltene Krankheitserreger

In der Pneumologie ist es entscheidend, Infektionen durch seltene Erreger nicht zu vernachlässigen, da sie zu schweren Komplikationen führen können, wenn sie nicht schnell und wirksam behandelt werden. Diese Erreger werden häufig mit bestimmten Umgebungen oder Tätigkeiten in Verbindung gebracht, und ihre klinische Präsentation kann häufigeren Infektionen ähneln.

1. Nocardia :
Nocardia ist eine Gattung von Fadenbakterien, die Nocardiose verursachen können, eine Lungenkrankheit, die der Tuberkulose oder anderen bakteriellen Infektionen der Lunge ähnelt. Sie werden häufig durch das Einatmen von kontaminierten Bodenpartikeln erworben.

2. Actinomyces :
Actinomyces ist ebenfalls ein filamentöses Bakterium, das die pulmonale Actinomykose verursachen kann. Obwohl es hauptsächlich mit oralen Infektionen in Verbindung gebracht wird, kann es auch die Lunge erreichen, insbesondere wenn die Integrität der Schleimhaut beeinträchtigt ist.

3. Seltene Viren :
Einige Viren können atypische Pneumonien verursachen, z. B. das Hantavirus oder das Middle East Respiratory Syndrome Coronavirus (MERS-CoV). Sie werden häufig mit tierischen Reservoiren oder bestimmten Umweltexpositionen in Verbindung gebracht.

4. Parasiten :
Obwohl weniger häufig, können parasitäre Infektionen die Lunge beeinträchtigen. Beispielsweise kann der Plattwurm

Paragonimus westermani nach dem Verzehr von schlecht gegarten Schalentieren eine pulmonale Paragonimose verursachen.

5. Seltene Pilze :
Neben den klassischen Lungenpilzen können auch andere, weniger häufige Pilze die Lunge infizieren, z. B. *Pneumocystis jirovecii,* besonders bei immungeschwächten Patienten, oder *Blastomyces dermatitidis, der* mit bestimmten geografischen Regionen in Verbindung gebracht wird.

6. Verlauf und Behandlung :
Das Erkennen von Infektionen, die durch seltene Erreger verursacht werden, erfordert einen starken klinischen Verdacht, eine detaillierte Reise- und Expositionsanamnese sowie spezielle Labortechniken. Die Behandlung hängt vom erkannten Erreger ab und kann von einfacher Beobachtung bis hin zu längeren Behandlungen mit spezifischen antimikrobiellen Mitteln reichen.

Obwohl diese Erreger selten sind, stellen sie einzigartige Herausforderungen an die Diagnose und Behandlung. Oft ist ein multidisziplinärer Ansatz unter Einbeziehung von Pneumologen, Mikrobiologen und Infektiologen erforderlich, um eine optimale Behandlung von Patienten mit diesen atypischen Infektionen zu gewährleisten.

Kapitel 22.
DER KRANKENPFLEGER ANGESICHTS VON PANDEMIEN DER ATEMWEGE

Geschichte der Pandemien, die die Lunge in Mitleidenschaft gezogen haben (Grippe, COVID-19 usw.)

Im Laufe der Geschichte wurde die Welt Zeuge mehrerer Pandemien der Atemwege, die nicht nur den Lauf der Nationen veränderten, sondern auch die moderne Medizin prägten. Diese Pandemien, die oft blitzartig und verheerend waren, betrafen die Lunge, veränderten unser Verständnis von Atemwegserkrankungen und schufen Neuland in der Forschung und Prävention.

Die **Spanische Grippe** von 1918 ist nach wie vor eine der tödlichsten Pandemien der Geschichte. Sie fegte in drei verschiedenen Wellen über den Globus, betraf ein Drittel der Weltbevölkerung und forderte den Tod von Dutzenden Millionen Menschen. Die Geschwindigkeit, mit der sie sich ausbreitete, war beispiellos und betraf vor allem junge, gesunde Erwachsene. Sie hat die Medizin tiefgreifend geprägt und das Bewusstsein dafür geschärft, dass man Infektionskrankheiten überwachen und verstehen muss, um besser auf sie reagieren zu können.

In den folgenden Jahrzehnten kam es zu mehreren weiteren, wenn auch weniger verheerenden Grippeausbrüchen, wie der Asiatischen Grippe 1957 und der Hongkong-Grippe 1968. Jede Epidemie brachte ihre eigenen Lektionen über die Überwachung, Diagnose und Behandlung von Atemwegserkrankungen in großem Maßstab mit sich.

In jüngerer Zeit, zu Beginn des 21. Jahrhunderts, hat die **H1N1-Grippe** von 2009, die oft als Schweinegrippe bezeichnet wird, der modernen Gesellschaft die potenziellen Gefahren einer Atemwegspandemie vor Augen geführt. Sie machte auch deutlich, wie wichtig die internationale Zusammenarbeit bei der Bewältigung und Prävention von Gesundheitskrisen ist.

Aber das war nur der Auftakt zu einer Pandemie, die die Welt in einer Weise umgestalten würde, die niemand vorhersehen konnte. **COVID-19**, verursacht durch das SARS-CoV-2-Coronavirus, wurde erstmals Ende 2019 in Wuhan, China, identifiziert. In den darauffolgenden Monaten breitete es sich rasch über die ganze Welt aus und führte zu Eindämmungen, wirtschaftlichen und sozialen Umwälzungen und unermesslichen menschlichen Verlusten. Da die Lunge als Hauptorgan von dem Virus betroffen war, rückte sie in den Fokus von Lungenärzten, Forschern und Pflegekräften. Die Fortschritte bei der Beatmung, Sauerstofftherapie und Behandlung waren rasant, aber die Pandemie hat auch die bestehenden Lücken in den Gesundheitssystemen weltweit aufgezeigt.

Diese Pandemien haben zwar auf grausame Weise die menschliche Anfälligkeit für Atemwegserkrankungen in Erinnerung gerufen, waren aber auch Katalysatoren für Innovation, Solidarität und Lernen. Sie haben die Bedeutung der Pneumologie in der Medizin gestärkt und gezeigt, dass die Gesundheit der Lunge im Mittelpunkt der globalen öffentlichen Gesundheit steht.

Notfallmaßnahmen und Infektionskontrolle

Im hektischen Krankenhausalltag, insbesondere in der Pneumologie, spielen Notfall- und Infektionskontrollmaßnahmen eine entscheidende Rolle, um die Sicherheit von Patienten und medizinischem Personal zu gewährleisten. Diese Maßnahmen sind in Spezialabteilungen besonders wichtig, da die Patienten aufgrund der Art ihrer Erkrankung oder der Behandlungen, die sie erhalten, häufig eine erhöhte Anfälligkeit für Infektionen aufweisen.

Notfälle in der Pneumologie können in verschiedenen Formen auftreten, von akuter Atemnot bis hin zu einer plötzlichen Exazerbation einer chronischen Krankheit. Angesichts dieser Situationen ist ein schnelles und koordiniertes Eingreifen von entscheidender Bedeutung. Der Einsatz von Sauerstofftherapie,

Bronchodilatatoren oder sogar Wiederbelebungstechniken kann erforderlich sein. Der Schlüssel liegt jedoch häufig in der Prävention, indem man die Warnsignale erkennt und die Behandlung entsprechend anpasst.

Die Kontrolle von Infektionen hingegen ist ein ständiges Anliegen. Lungenerkrankungen können Patienten anfälliger für Infektionen machen, seien es Bakterien, Viren oder Pilze. In einer Abteilung, in der Husten und Auswurf üblich sind, ist das Risiko einer Übertragung sehr real.

Um dieses Risiko zu minimieren, werden verschiedene Strategien eingesetzt:

Handhygiene: Dies ist die erste Verteidigungslinie. Regelmäßiges und gründliches Händewaschen in Verbindung mit der Verwendung von Desinfektionsmitteln kann die Verbreitung von Krankheitserregern stark reduzieren.

Tragen von persönlicher Schutzausrüstung (PSA): Handschuhe, Masken, Kittel und Schutzbrillen werden je nach Risikostufe und Art des Eingriffs verwendet. Die korrekte Verwendung und ordnungsgemäße Entsorgung dieser Ausrüstungen ist von entscheidender Bedeutung.

Isolierung von Patienten : Bei Verdacht auf oder Bestätigung einer ansteckenden Infektion kann der Patient isoliert werden, wobei je nach Art des Erregers spezifische Vorsichtsmaßnahmen zu treffen sind.

Impfung: Sie ist ein mächtiges Instrument, vor allem bei Lungenerkrankungen. Impfungen gegen Grippe oder Lungenentzündung können z. B. für Patienten mit COPD oder Asthma lebenswichtig sein.

Reinigung und Desinfektion: Oberflächen, medizinische Geräte und die allgemeine Umgebung sollten regelmäßig gereinigt und desinfiziert werden, wobei geeignete Produkte zu verwenden sind.

Schulung und Sensibilisierung: Das Personal muss ständig geschult und über bewährte Verfahren zur Infektionskontrolle informiert werden. Darüber hinaus müssen auch die Patienten und ihre Familien über die Vorsichtsmaßnahmen aufgeklärt werden.

Notfallmaßnahmen und Infektionskontrolle sind im Zusammenhang mit der Pneumologie eng miteinander verbunden. Schnelles Handeln, Prävention und ständige

Wachsamkeit sind die Grundpfeiler, die das Wohlbefinden der Patienten und die Sicherheit des Pflegepersonals gewährleisten.

Psychologische Unterstützung und Stressbewältigung in Krisenzeiten

Krisenzeiten, seien sie gesundheitlicher, umweltbedingter, wirtschaftlicher oder sozialer Art, können tiefgreifende Auswirkungen auf die psychische Gesundheit des Einzelnen haben. Diese Zeit der verschärften Anspannung erfordert eine ganzheitliche Behandlung, bei der psychologische Unterstützung und Stressbewältigung zur Aufrechterhaltung des geistigen und emotionalen Gleichgewichts von größter Bedeutung werden.

Angesichts des Unbekannten neigt der Mensch dazu, eine natürliche Angst zu empfinden. Diese Angst kann sich in Form von Schlafstörungen, Reizbarkeit, Konzentrationsschwierigkeiten oder sogar physiologischen Symptomen wie Herzklopfen äußern. Wenn sie nicht angesprochen wird, kann sich diese Angst zu schwereren Störungen wie Depressionen oder posttraumatischen Belastungsstörungen entwickeln.

Psychologische Unterstützung spielt eine lebenswichtige Rolle, wenn es darum geht, dem Einzelnen zu helfen, durch dieses stürmische Meer von Emotionen zu navigieren. Fachleute wie Psychologen, Psychotherapeuten oder Sozialarbeiter stellen einen sicheren Raum zur Verfügung, in dem der Einzelne seine Ängste, Zweifel und Sorgen ausdrücken kann. Durch Therapie, Gespräche oder andere Methoden helfen sie dem Einzelnen, Bewältigungsstrategien zu finden, seine Resilienz zu stärken und sein Gefühl der Kontrolle wiederherzustellen.

Auch **die Stressbewältigung** ist entscheidend, wobei jeder Mensch seine eigenen Techniken anwenden kann. Entspannungsmethoden wie Meditation, Yoga oder tiefes Atmen können in angespannten Zeiten für Beruhigung sorgen. Auch körperliche Aktivität, sei es ein einfacher Spaziergang oder ein intensiveres Training, kann wie ein Ventil wirken, um die angesammelten Spannungen abzubauen.

Die Bedeutung der Gemeinschaft sollte nicht unterschätzt werden. In Krisenzeiten können das Gefühl der Zugehörigkeit, die gegenseitige Unterstützung und Solidarität viel zum seelischen Gleichgewicht beitragen. Sich Angehörigen anzuvertrauen, an Selbsthilfegruppen teilzunehmen oder sich sogar in Gemeinschaftsinitiativen zu engagieren, kann ein Gefühl von Ziel und Verbundenheit vermitteln.

Ein weiterer Eckpfeiler ist **die Kommunikation.** In Zeiten der Unsicherheit kann der Erhalt von klaren, transparenten und sachlichen Informationen das Gefühl der Hilflosigkeit verringern. Allerdings ist es auch wesentlich, von Zeit zu Zeit abzuschalten, um einen übermäßigen Informationskonsum zu vermeiden, der den Stresspegel erhöhen könnte.

Schließlich ist es ein Zeichen von Stärke und nicht von Schwäche, wenn man seine eigenen Grenzen **erkennt und** bei Bedarf um Hilfe bittet. Ob es darum geht, professionelle Hilfe in Anspruch zu nehmen, sich einer Selbsthilfegruppe anzuschließen oder einfach nur mit einem Freund zu sprechen - jeder Schritt zählt.

Eine Krisenzeit ist zwar erschütternd, kann aber auch eine Zeit der Besinnung, des Wachstums und der Solidarität sein. Mit der richtigen Unterstützung, den richtigen Ressourcen und Resilienz hat der Mensch die Fähigkeit, selbst die unüberwindlichsten Herausforderungen zu meistern.

Kapitel 23.
DIE LUFTQUALITÄT
UND IHRE AUSWIRKUNGEN
AUF DIE LUNGENGESUNDHEIT

Die verschiedenen Schadstoffe und ihre Auswirkungen auf die Lunge

Die Qualität der Luft, die wir einatmen, ist für unser Wohlbefinden von entscheidender Bedeutung. Leider ist die Luftverschmutzung im Zuge des industriellen Wachstums und der Urbanisierung zu einer großen Sorge für die öffentliche Gesundheit geworden. Die Lunge als Haupteintrittspforte der Luft in unseren Körper ist besonders anfällig für die schädlichen Auswirkungen verschiedener Schadstoffe. Im Folgenden werden diese Schadstoffe und ihre Auswirkungen auf die Lungengesundheit erkundet.

1. Feinstaub (PM2,5 und PM10) :

Herkunft: Diese mikroskopisch kleinen Partikel können aus verschiedenen Quellen stammen, z. B. aus der Verbrennung fossiler Brennstoffe, der Industrie und sogar aus natürlichen Phänomenen wie Vulkanausbrüchen.

Auswirkungen auf die Lunge: Sie können tief in die Atemwege eindringen, Entzündungen hervorrufen, bestehende Lungenerkrankungen verschlimmern und das Risiko von Herz-Kreislauf-Erkrankungen erhöhen.

2. Ozon (O_3) :

Herkunft: Bodennahes Ozon entsteht, wenn Stickoxide (NOx) und flüchtige organische Verbindungen (VOC) mit dem Sonnenlicht reagieren.

Auswirkungen auf die Lunge : Die Exposition gegenüber Ozon kann Atemwegserkrankungen wie Asthma verursachen oder verschlimmern, die Lungenfunktion beeinträchtigen und die Sterblichkeit aufgrund von Atemwegserkrankungen erhöhen.

3. Kohlenmonoxid (CO) :
   Herkunft: Entsteht hauptsächlich durch die unvollständige Verbrennung fossiler Brennstoffe, insbesondere in Fahrzeugen und einigen Heizgeräten in Haushalten.
   Auswirkungen auf die Lunge : CO kann den Sauerstofftransport im Blut beeinträchtigen, wodurch Organe und Gewebe nicht mehr mit dem wichtigen Sauerstoff versorgt werden. Bei hohen Konzentrationen kann dies tödlich sein.
4. Schwefeldioxid (SO_2) :
   Herkunft: Entsteht bei der Verbrennung von Kohle und Öl sowie bei einigen industriellen Prozessen.
   Auswirkungen auf die Lunge : Kann das Atmungssystem reizen und eine Bronchokonstriktion hervorrufen, insbesondere bei Asthmatikern.
5. Stickoxide (NOx) :
   Herkunft: Diese Gase entstehen bei der Verbrennung bei hohen Temperaturen, insbesondere in Fahrzeugmotoren und Kraftwerken.
   Auswirkungen auf die Lunge: Sie können Atemwegserkrankungen verschlimmern, die Lungenfunktion einschränken und die Empfindlichkeit gegenüber Allergenen erhöhen.
6. Flüchtige organische Verbindungen (VOC) :
   Herkunft: Aus verschiedenen Quellen, von Haushaltsprodukten bis zu Industrieemissionen.
   Auswirkungen auf die Lunge: Einige VOCs können direkte Reizungen verursachen, während andere durch Reaktionen mit anderen Schadstoffen zur Bildung von bodennahem Ozon beitragen und dessen schädliche Auswirkungen verschärfen.
7. Asbest, Siliziumdioxid und andere Partikel, die in beruflichen Kontexten eingeatmet werden :
   Auswirkungen auf die Lunge: Diese Stoffe können zu spezifischen Erkrankungen wie Asbestose, Silikose oder anderen Staublungenerkrankungen führen und erhöhen das Risiko, an bestimmten Lungenkrebsarten zu erkranken.

Die Auswirkungen von Schadstoffen auf die Lunge variieren je nach Art der Substanz, Dauer und Ausmaß der Exposition sowie der individuellen Anfälligkeit. Daher sind Maßnahmen zur Verringerung der Schadstoffbelastung sowohl auf individueller

Ebene als auch auf der Ebene der öffentlichen Politik von entscheidender Bedeutung, um die Gesundheit der Atemwege aller Menschen zu schützen.

Tipps
um seine Atemwege zu schützen

Die Atemwege, die unsere erste Verteidigungslinie gegen Schadstoffe und Krankheitserreger bilden, benötigen besondere Aufmerksamkeit, um eine optimale Lungengesundheit zu gewährleisten. Hier sind einige praktische Tipps, wie Sie Ihre Atemwege schützen und pflegen können :

1. Vermeiden Sie Zigarettenrauch :
    Rauchen Sie nicht und vermeiden Sie auch den Passivrauch. Rauchen ist die Hauptursache für chronische Lungenerkrankungen und Krebs der Atemwege.
2. Achten Sie auf die Luftqualität :
    Informieren Sie sich über die Qualität der Außenluft, insbesondere bei Spitzenwerten der Luftverschmutzung. Schränken Sie Ihre Aktivitäten im Freien an Tagen mit schlechter Luftqualität ein.
3. Verwenden Sie geeignete Masken :
    In Gebieten mit hoher Luftverschmutzung oder bei berufsbedingter Exposition gegenüber Staub oder Chemikalien sollten Sie Masken tragen, die so konzipiert sind, dass sie schädliche Partikel herausfiltern.
4. Halten Sie ein gesundes Raumklima aufrecht :
    Lüften Sie regelmäßig Ihre Wohnung oder Ihren Arbeitsplatz.
    Verwenden Sie ggf. Luftreiniger.
    Vermeiden Sie den übermäßigen Gebrauch von flüchtigen Haushaltsprodukten und bevorzugen Sie umweltfreundliche Produkte.
5. Auf Allergene achten :
    Wer empfindlich ist, sollte Vorsichtsmaßnahmen ergreifen, um das Vorhandensein von Allergenen (Hausstaubmilben, Pollen, Schimmelpilze, Tierhaare) in seiner Wohnung zu reduzieren.
6. Treiben Sie regelmäßig Sport :
    Regelmäßige körperliche Aktivität stärkt die Atemmuskulatur, verbessert die Lungenkapazität und

fördert eine gute Gesundheit der Atemwege. Vermeiden Sie es jedoch, während der Spitzenwerte der Luftverschmutzung im Freien zu trainieren.

7. Befeuchten Sie sich :

Das Trinken von ausreichend Wasser hilft, die Schleimhäute der Atemwege zu befeuchten und den Schleim leichter abhusten zu können.

8. Verhinderung von Infektionen :

Achten Sie auf eine gute Handhygiene, um häufige Atemwegsinfektionen zu vermeiden.

Lassen Sie sich jedes Jahr gegen Grippe impfen und ziehen Sie auch andere empfohlene Impfungen in Betracht, z. B. gegen Lungenentzündung.

9. Meiden Sie gefährdete Bereiche :

Halten Sie sich möglichst von Orten fern, die für ihre schlechte Luft bekannt sind, wie Industriegebiete oder Hauptverkehrsstraßen.

10. Bilden Sie sich :

Wenn Sie die Risiken kennen, die mit Ihrer Umgebung und Ihrem Beruf verbunden sind, können Sie die nötigen Vorsichtsmaßnahmen zum Schutz Ihrer Lunge treffen.

Der Schutz der Atemwege erfordert eine Kombination aus proaktiven und präventiven Verhaltensweisen. Wenn Sie gut informiert sind und gesunde Entscheidungen treffen, können Sie die Risiken minimieren und Ihr Leben lang für eine optimale Lungengesundheit sorgen.

Rolle der Bildung und Aufklärung

Bildung und Aufklärung spielen eine zentrale Rolle bei der Prävention von Krankheiten, der Gesundheitsförderung und der Verbesserung der Ergebnisse für Patienten. In einer komplexen Welt, in der Informationen allgegenwärtig, aber nicht immer korrekt sind, ist es entscheidend, die Menschen zu zuverlässigem und relevantem Wissen zu führen. Im Folgenden wird die zentrale Rolle der Gesundheitserziehung und -aufklärung eingehend erforscht.

1. Information und Empowerment :

Bildung klärt den Einzelnen auf und befähigt ihn, fundierte Entscheidungen über seine Gesundheit zu treffen. Durch das

Verständnis von Risiken, Symptomen, Behandlungen und gesunden Lebensweisen können Einzelpersonen proaktive Verhaltensweisen annehmen, um Krankheiten zu verhindern oder zu bewältigen.

2. Entmystifizierung :
Aufklärung hilft, mit den Tabus und Mythen zu brechen, die mit bestimmten Krankheiten verbunden sind. Sie wirkt der Stigmatisierung entgegen, fördert das Verständnis und ermutigt Menschen, ohne Angst oder Scham Hilfe oder Behandlung zu suchen.

3. Vorbeugung von Krankheiten :
Viele Krankheiten und Beschwerden können durch vorbeugende Maßnahmen verhindert oder ihr Auftreten verzögert werden. Durch Aufklärung über Themen wie Impfungen, Ernährung, Bewegung und Raucherentwöhnung kann die Prävalenz bestimmter Krankheiten erheblich gesenkt werden.

4. Verbesserung der Therapietreue :
Patienten, die über ihren Zustand und ihre Behandlung aufgeklärt sind, befolgen eher die ärztlichen Empfehlungen, verstehen die Bedeutung einer regelmäßigen Behandlung und erkennen die Anzeichen einer Verschlechterung ihres Zustands.

5. Sensibilisierung für verfügbare Ressourcen :
Das Bekanntmachen verfügbarer Ressourcen, seien es Selbsthilfegruppen, Rehabilitationsprogramme oder Hilfsorganisationen, ermöglicht es dem Einzelnen, zusätzliche Unterstützung auf seinem Weg durch die Gesundheitsversorgung zu erhalten.

6. Aktive Patientenbeteiligung :
Ein informierter Patient ist ein Akteur seiner Gesundheit. Aufklärung ermöglicht eine gemeinsame Entscheidungsfindung, bei der der Patient und das Gesundheitspersonal eng zusammenarbeiten, um den besten Behandlungsplan auszuwählen.

7. Senkung der Gesundheitskosten :
Durch die Prävention von Krankheiten, die Früherkennung von Problemen und die Verbesserung der Therapietreue können Aufklärung und Sensibilisierung dazu beitragen, die Kosten für die Gesundheitsversorgung zu senken.

8. Förderung einer integrativen Gesellschaft :
Die Aufklärung über bestimmte Gesundheitsthemen schärft nicht nur das Bewusstsein der Patienten, sondern auch der Gesellschaft als Ganzes. Dies führt zu einem besseren Verständnis, mehr Empathie und zu integrativeren und unterstützenden Gemeinschaften.

Bildung und Sensibilisierung sind weit mehr als nur Informationsinstrumente. Sie sind Vektoren des Wandels, Instrumente der Selbstermächtigung und Mittel zur Schaffung einer gesünderen und informierteren Gesellschaft. Indem wir in die Gesundheitserziehung investieren, investieren wir in die Zukunft einer gesünderen globalen Gemeinschaft.

Kapitel 24.
MECHANISCHE BELÜFTUNG
UND INTENSIVPFLEGE

Grundlegende Prinzipien
der mechanischen Belüftung

Die mechanische Beatmung ist eine Methode, mit der die Spontanatmung eines Menschen unterstützt oder ersetzt wird, entweder weil seine Atemkapazität nicht ausreicht oder um invasive medizinische Eingriffe zu ermöglichen, wie z. B. eine Operation unter Vollnarkose. Hier ein Überblick über die Grundprinzipien der mechanischen Beatmung :

1. Ziel :
   • Das Hauptziel der mechanischen Beatmung ist es, eine angemessene Sauerstoffversorgung und Entfernung von Kohlendioxid (CO_2) zu gewährleisten und gleichzeitig die mit der Beatmung verbundenen Lungenschäden zu minimieren.
2. Beatmungsmodi :
   Kontrollierte Beatmung (Controlled Ventilation, CCV): Das Beatmungsgerät gibt unabhängig von der Atemanstrengung des Patienten ein vorgegebenes Volumen oder einen vorgegebenen Druck in einer bestimmten Frequenz ab.
   Assistierte/kontrollierte Beatmung (ACV): Der Patient kann die Atmung einleiten, aber wenn er nicht spontan mit einer bestimmten Frequenz atmet, gibt das Beatmungsgerät kontrollierte Atemzüge ab.
   CPAP-Beatmung (Continuous Positive Pressure Ventilation): Während des gesamten Atemzyklus wird ein kontinuierlicher positiver Druck angewendet, um die Atemwege offen zu halten. Dies wird häufig zur Behandlung von Schlafapnoe eingesetzt.
3. Wesentliche Parameter :
   Tidalvolumen (TV): Die Menge an Luft, die während eines Atemzugs abgegeben wird. Es wird in der Regel anhand des Idealgewichts des Patienten festgelegt.

153

Atemfrequenz (FR): Die Anzahl der Atemzüge, die pro Minute abgegeben werden.

Maximaler positiver Inspirationsdruck (PIP) : Der größte Druck, der bei der Einatmung erzeugt wird. Er muss überwacht werden, um einen übermäßigen Druck zu vermeiden, der die Lunge schädigen könnte.

Exspiratorischer positiver Druck am Ende der **Phase (PEEP)**: Druck, der am Ende der Ausatmung angewendet wird, um die Lungenbläschen offen zu halten und die Sauerstoffversorgung zu verbessern.

4. Überwachung :
   • Eine ständige Überwachung ist entscheidend, um sicherzustellen, dass der Patient richtig beatmet wird, und um Komplikationen frühzeitig zu erkennen. Dazu gehört die Überwachung der Blutgase (zur Beurteilung der Sauerstoffversorgung und der Ventilation), des Drucks in den Atemwegen, des Tidalvolumens, der Atemfrequenz und anderer relevanter Parameter.

5. Mögliche Komplikationen :
   • Die mechanische Beatmung ist zwar in vielen Situationen unerlässlich, aber nicht ohne Risiken. Zu den Komplikationen können u. a. Barotrauma (Druckschäden), Volutrauma (Volumenschäden), Atelektase (Alveolarkollaps) und beatmungsassoziierte Pneumonie gehören.

6. Entwöhnung :
   • Sobald der zugrunde liegende Grund für die mechanische Beatmung behoben oder verbessert ist, kann der Entwöhnungsprozess beginnen. Dies beinhaltet häufig eine allmähliche Reduzierung der Beatmungsunterstützung, damit der Patient nach und nach seine Spontanatmung wieder aufnehmen kann.

Die mechanische Beatmung ist ein leistungsfähiges Instrument bei der Behandlung von Patienten mit Atemnot. Ein gründliches Verständnis ihrer Prinzipien und eine sorgfältige Überwachung sind für eine sichere und wirksame Versorgung unerlässlich.

Überwachung und Verwaltung von beatmeten Patienten

Die mechanische Beatmung ist eine lebensrettende Maßnahme, erfordert jedoch eine sorgfältige Überwachung und ein proaktives Management, um den Nutzen zu maximieren und gleichzeitig die damit verbundenen Risiken zu minimieren. Das Management von Patienten mit mechanischer Beatmung ist eine Kombination aus klinischer Bewertung, technologischer Überwachung und therapeutischen Interventionen.

1. Klinische Überwachung :

Körperliche Untersuchung: Beobachten Sie den Patienten regelmäßig, um Anzeichen für eine Notlage zu erkennen, z. B. Unruhe, Zyanose oder Schweiß.

Auskultation der Lunge: Hören Sie auf Lungengeräusche, um Veränderungen oder Anomalien zu erkennen, z. B. Rasseln, Pfeifen oder vermindertes Blasenrauschen.

2. Technologische Überwachung :

Beatmungsmonitore: Überprüfen Sie regelmäßig die eingestellten Parameter (Tidalvolumen, PEEP, Atemfrequenz) und die gemessenen Werte (maximaler Inspirationsdruck, Exspirationsvolumen).

Pulsoximetrie: Überwachen Sie die Sauerstoffsättigung (SpO$_2$), um die Sauerstoffversorgung zu beurteilen.

Kapnografie: Messung des ausgeatmeten CO$_2$, um die Wirksamkeit der Beatmung zu beurteilen.

Thoraxröntgen: Kann durchgeführt werden, um die Lage des Endotrachealtubus und die Lungenexpansion zu beurteilen und mögliche Komplikationen wie einen Pneumothorax zu erkennen.

3. Verwaltung der Beatmungsparameter :

Einstellungsoptimierung: Passen Sie die Einstellungen des Beatmungsgeräts an den Zustand des Patienten, die Blutgaswerte und andere klinische Daten an.

Beatmungsmodi: Wählen Sie den Beatmungsmodus (z. B. kontrollierte oder assistierte Beatmung) aus und passen Sie ihn an die Bedürfnisse des Patienten an.

4. Vermeidung von Komplikationen :

Bronchialhygiene: Verwenden Sie Techniken wie das Absaugen, um Sekrete zu entfernen.

Mobilität und Physiotherapie: Mobilisieren Sie den Patienten, wenn möglich, um einer Atelektase vorzubeugen und die Lungenfunktion zu verbessern.

Mund- und Rachenpflege: Minimieren Sie das Infektionsrisiko und halten Sie die Luftfeuchtigkeit hoch, um Geschwüren vorzubeugen.

5. Bewertung der Verträglichkeit und des Entzugs :

Spontanatmungstests: Diese Tests können verwendet werden, um die Fähigkeit des Patienten zu beurteilen, ohne Unterstützung zu atmen.

Überwachung der Reaktion: **Beobachten Sie** den Patienten während und nach diesen Tests auf Anzeichen von Hilflosigkeit oder Müdigkeit.

6. Kommunikation und Komfort :

Mit dem Patienten interagieren : Obwohl der Patient möglicherweise intubiert ist und nicht sprechen kann, ist es von entscheidender Bedeutung, mit ihm zu kommunizieren, ihn zu beruhigen und zu informieren.

Schmerz- und Angstmanagement: Verabreichen Sie je nach Bedarf Analgetika, Sedativa oder Anxiolytika, um das Wohlbefinden des Patienten zu gewährleisten.

7. Interdisziplinäre Zusammenarbeit :

Arbeiten Sie eng mit Lungenfachärzten, Atemphysiotherapeuten, spezialisierten Krankenpflegern, Ernährungswissenschaftlern und anderen Mitgliedern des Pflegeteams zusammen, um eine ganzheitliche Betreuung der Patienten zu gewährleisten.

Die Überwachung und das Management von Patienten mit mechanischer Beatmung erfordern eine sorgfältige Aufmerksamkeit für Details, ein tiefgreifendes Verständnis der Atemphysiologie und eine enge Zusammenarbeit zwischen den verschiedenen Mitgliedern des medizinischen Teams. Mit der richtigen Intervention und einer strengen Überwachung kann die mechanische Beatmung sicher zur Unterstützung von Patienten mit Atemnot eingesetzt werden.

Ethische Herausforderungen im Zusammenhang mit längerer Beatmung

Die Langzeitbeatmung, insbesondere wenn sie zur Unterstützung schwerkranker Patienten über einen längeren Zeitraum hinweg eingesetzt wird, bringt erhebliche ethische Herausforderungen mit sich. Diese ethischen Dilemmas können Patienten, Familien und Pflegeteams betreffen. Hier ein Überblick über einige der wichtigsten ethischen

Herausforderungen im Zusammenhang mit der Langzeitbeatmung :

1. Autonomie vs. Wohltätigkeit :
   Ethische Frage: Inwieweit sollte man die Wünsche eines Patienten (oder seiner Familie) respektieren, wenn sie die Beatmung fortsetzen möchten, auch wenn das medizinische Team der Meinung ist, dass die Beatmung sinnlos sein könnte oder mehr Leid als Nutzen verursacht?
2. Definition von Lebensqualität :
   Ethische Frage: Wer entscheidet darüber, was eine "akzeptable Lebensqualität" ist? Die Vorstellungen des Patienten, seiner Familie und der Angehörigen der Gesundheitsberufe können voneinander abweichen.
3. Zuweisung von Ressourcen :
   Ethische Frage: Wie kann man in Gesundheitssystemen, in denen die Ressourcen (wie Betten auf der Intensivstation) begrenzt sind, ethisch über die Fortsetzung der Beatmung eines Patienten entscheiden, wenn dies bedeutet, dass andere Patienten keinen Zugang zu der notwendigen Versorgung haben?
4. Entzug vs. Verzicht auf Behandlung :
   Ethische Frage: Ist es ethisch anders, die mechanische Beatmung (sobald sie begonnen hat) zu entfernen, als die Entscheidung, die Beatmung erst gar nicht einzuleiten? Obwohl beide Handlungen medizinisch gesehen das gleiche Ergebnis haben können, können sie ethisch und emotional unterschiedlich wahrgenommen werden.
5. Transparente Kommunikation :
   Ethische Frage: Wie kann sichergestellt werden, dass Patienten oder ihre Angehörigen die Situation, die Vorteile, die Risiken und die Alternativen vollständig verstehen, insbesondere in emotional aufgeladenen Situationen?
6. Längeres Leiden vs. vorzeitiger Tod :
   Ethische Frage: Wie kann man in Fällen, in denen eine längere Beatmung unvermeidliches Leiden nur verlängert, das traditionelle medizinische Ziel der Lebensverlängerung mit dem ethischen Wunsch, das Leiden zu verringern, ins Gleichgewicht bringen?
7. Kulturelle und religiöse Erwägungen :
   Ethische Frage: Wie können die kulturellen und religiösen Überzeugungen des Patienten und seiner Familie bei Entscheidungen über die Beatmung respektiert und einbezogen werden, insbesondere wenn sie mit den

medizinischen Ansichten oder westlichen kulturellen Normen in Konflikt geraten können?

8. Psychologische und emotionale Unterstützung :

Ethische Frage: Wie kann man Familien und Patienten, die vor schwierigen Entscheidungen über eine Langzeitbeatmung stehen, angemessen unterstützen und gleichzeitig auch den potenziellen Stress und das Trauma der beteiligten Gesundheitsfachkräfte bewältigen?

Die ethischen Herausforderungen im Zusammenhang mit der Langzeitbeatmung sind komplex und multifaktoriell. Ein patientenzentrierter Ansatz, der transparente Diskussionen, eine gemeinsame Entscheidungsfindung und die Achtung individueller Werte beinhaltet, kann bei der Navigation durch diese ethischen Dilemmas helfen. Die Konsultation von klinischen Ethikern oder Ethikkomitees in Krankenhäusern kann ebenfalls von Vorteil sein, um diese Fragen systematisch und überlegt anzugehen.

Kapitel 25.
FUTURISTISCHE BEHANDLUNGEN UND INNOVATIONEN IN DER PNEUMOLOGIE

Gentherapien und Stammzellen

Die Gentherapie und die Stammzellenforschung haben aufregende neue Horizonte in der regenerativen Medizin und Genetik eröffnet. Diese Ansätze versprechen, eine Vielzahl von Krankheiten zu behandeln oder sogar zu heilen, die zuvor als unheilbar galten.

1. Gentherapie :

Definition: Die Gentherapie beinhaltet die Einführung, Entfernung oder Veränderung von genetischem Material in die Zellen eines Individuums, um eine Krankheit zu behandeln.

Vektoren: Viren werden häufig als Vektoren verwendet, um Gene in Zielzellen einzuschleusen, obwohl sich auch andere, nicht-virale Methoden in der Entwicklung befinden.

Häufige Anwendungsgebiete : Gentherapien wurden entwickelt, um Krankheiten wie bestimmte Formen von Immundefizienz, Krebs, Muskeldystrophie u. a. zu behandeln.

Herausforderungen: Die präzise Abgabe von Genen an die Zielzellen, potenzielle Immunantworten und Nebenwirkungen sind Herausforderungen, die mit diesem Ansatz verbunden sind.

2. Stammzellen :

Definition: Stammzellen sind unspezialisierte Zellen, die sich teilen können, um spezialisierte Zellen oder andere Stammzellen entstehen zu lassen. Sie haben das Potenzial, sich in verschiedene Arten von Körperzellen zu differenzieren.

Arten von Stammzellen :

Embryonale Stammzellen: Aus Embryonen entnommen, können sie sich in jede Art von Körperzelle differenzieren.

Adulte oder somatische Stammzellen: Werden bei Kindern und Erwachsenen gefunden und sind in der Regel auf die Differenzierung in die Zelltypen ihres Ursprungsgewebes beschränkt.

Induzierte pluripotente Stammzellen (iPSC): Sie werden genetisch so umprogrammiert, dass sie sich wie embryonale Stammzellen verhalten.

Häufige Anwendungen: Stammzellen werden derzeit für die Regeneration von beschädigtem Gewebe, die Behandlung von degenerativen Krankheiten wie Parkinson oder Rückenmarksverletzungen und sogar für die Schaffung von Organen für Transplantationen untersucht.

Herausforderungen: Die ethischen Fragen rund um die Verwendung embryonaler Stammzellen, die potenziellen Risiken der Einführung von Stammzellen (wie die Bildung von Tumoren) und die Beherrschung der Zelldifferenzierung sind wichtige Herausforderungen, die es zu bewältigen gilt.

Zukunftsperspektiven :

Die Verbindung von Gentherapie und Stammzellenforschung birgt ein enormes Potenzial. Beispielsweise könnten Stammzellen vor dem Einbringen in einen Patienten genetisch verändert werden, um gezieltere und wirksamere Therapien anzubieten.

Obwohl diese Therapien vielversprechend sind, befinden sie sich noch in einem frühen Stadium. Derzeit werden klinische Studien durchgeführt, um ihre Sicherheit und Wirksamkeit zu bewerten. Mit fortschreitender Forschung ist es jedoch wahrscheinlich, dass diese Ansätze in der Medizin der Zukunft eine immer wichtigere Rolle spielen werden.

Nanotechnologie und Drug Delivery

Die Nanotechnologie, die Untersuchung und Anwendung von Strukturen im Nanometerbereich (1 Nanometer = 10^{-9} Meter), hat enorme Möglichkeiten im Bereich der Arzneimittelabgabe, oder "drug delivery", wie es auf Englisch heißt, eröffnet. Diese Verschmelzung von Nanotechnologie und Pharmakologie zielt darauf ab, die Effizienz und Genauigkeit der Medikamentenabgabe zu verbessern und gleichzeitig die Nebenwirkungen zu minimieren.

1. Grundlegende Konzepte :
Nano-Vektoren: Diese kleinen Fahrzeuge, oft in Nanogröße, sollen Medikamente gezielt transportieren und freisetzen.
2. Vorteile der nanotechnologischen Drug Delivery :

Präzises Targeting: Nanovektoren können so gestaltet werden, dass sie auf bestimmte Zellen oder Gewebe abzielen, wodurch die Wirksamkeit des Medikaments verbessert und die Nebenwirkungen auf gesundes Gewebe verringert werden.

Kontrollierte Freisetzung: Die Nanotechnologie kann eine verlängerte und kontrollierte Freisetzung des Medikaments ermöglichen, wodurch sichergestellt wird, dass das Medikament für einen gewünschten Zeitraum verfügbar ist.

Solubilisierung von Medikamenten : Einige Medikamente sind unlöslich oder schwer löslich, was ihren Nutzen einschränkt. Nano-Vektoren können die Löslichkeit dieser Medikamente verbessern.

Schutz von Arzneimitteln: Nano-Vektoren können Medikamente vor dem Abbau schützen und so ihre Lebensdauer im Kreislaufsystem verlängern.

3. Arten von Drug-Delivery-Systemen auf der Basis von Nanotechnologie :

Nanopartikel: Kleine Partikel, die mit Medikamenten beladen werden können und so gestaltet sind, dass sie auf bestimmte Bereiche abzielen.

Liposomen: Kugelförmige, aus Lipiddoppelschichten bestehende Bläschen, die Medikamente in ihrem Inneren einschließen können.

Dendrimere: Baumförmige Moleküle mit vielen Verzweigungen, die zum Transport von Medikamenten verwendet werden können.

Nanotubes: Röhrenförmige Strukturen in Nanogröße, die mit Medikamenten gefüllt werden können.

4. Assoziierte Herausforderungen :

Sicherheit und Toxizität: Die Sicherheit von nanotechnologischen Materialien im menschlichen Körper ist ein Anliegen. Es sind Studien erforderlich, um ihre Toxizität und langfristigen Auswirkungen zu bewerten.

Biologische Barrieren: Auf Nanotechnologie basierende Drug-Delivery-Systeme müssen verschiedene biologische Barrieren, wie die Blut-Hirn-Schranke, überwinden, um ihr Ziel zu erreichen.

Produktionskosten: Die Herstellung von Nano-Vektoren in großem Maßstab kann teuer sein, was die Behandlungskosten erhöhen könnte.

5. Zukunftsperspektiven :

Der Einsatz der Nanotechnologie in der Arzneimittelversorgung befindet sich noch in der Entwicklung, hat aber bereits ein beträchtliches Potenzial gezeigt, die Art und Weise, wie Arzneimittel geliefert werden und wirken, zu verändern. Mit fortschreitender Forschung ist es wahrscheinlich, dass effektivere, zielgerichtete und sichere Therapien entstehen, die die medizinische Behandlung effektiver und weniger invasiv für die Patienten machen.

Vielversprechende Fortschritte in der Forschung

Die Fortschritte in der Medizin, insbesondere mit der Integration von Technologie und Grundlagenforschung, vollziehen sich in einem beispiellosen Tempo. Hier einige der vielversprechenden Fortschritte, die derzeit erforscht werden :

1. Immuntherapie in der Onkologie :

Die Immuntherapie zielt darauf ab, die Fähigkeit des Immunsystems zur Bekämpfung von Krebs zu stärken oder wiederherzustellen. Medikamente wie Immun-Checkpoint-Inhibitoren haben bei der Behandlung bestimmter Krebsarten bemerkenswerte Erfolge gezeigt.

2. Gentherapie bei Erbkrankheiten :

Es werden klinische Studien durchgeführt, um genetische Krankheiten wie Muskeldystrophie, bestimmte Formen von Blindheit und andere Leiden zu behandeln, indem das defekte Gen ersetzt oder repariert wird.

3. CRISPR-Cas9 und Genom-Editierung :

Die CRISPR-Cas9-Technologie ermöglicht das Editieren von Genen mit bemerkenswerter Präzision. Sie ebnet den Weg für die Korrektur von Genmutationen und die Erforschung neuer therapeutischer Ansätze für verschiedene Krankheiten.

4. 3D-gedruckte Bio-Organe :
Beim 3D-Bioprinting werden Stammzellen verwendet, um im Labor lebensfähige Gewebe und Organe zu erzeugen. Dies könnte potenziell das Problem des Mangels an Organspenden lösen.

5. Nanotechnologie für therapeutisches Targeting :
Durch die Verwendung von Nanopartikeln zur genauen Ausrichtung auf kranke Zellen (z. B. Krebszellen) können die Nebenwirkungen herkömmlicher Behandlungsmethoden verringert und ihre Wirksamkeit verbessert werden.

6. Gehirn-Maschine-Schnittstellen :
Diese Geräte ermöglichen eine direkte Kommunikation zwischen dem Gehirn und einem Computer oder einem externen Gerät. Sie haben ein erhebliches Potenzial, Menschen mit Lähmungen oder neurodegenerativen Erkrankungen zu helfen.

7. Mikrobiom und menschliche Gesundheit :
Die Rolle des Mikrobioms (die Gesamtheit der in unserem Körper lebenden Mikroorganismen) bei Krankheiten wie Fettleibigkeit, entzündlichen Darmerkrankungen und sogar psychischen Störungen wird immer intensiver erforscht.

8. Individualisierte Behandlung oder Präzisionsmedizin :
Durch die Analyse des Genoms einer Person ist es möglich, spezifische Behandlungen auszuwählen, die auf ihre Genetik abgestimmt sind, und so einen personalisierten Therapieansatz zu ermöglichen.

9. Auf Stammzellen basierende Therapien :
Es wird daran geforscht, Stammzellen zur Behandlung von Herzerkrankungen, neurodegenerativen Erkrankungen und zur Regeneration von beschädigtem Gewebe einzusetzen.

10. Digitale Revolution im Gesundheitswesen :
Mit der Entwicklung von Gesundheits-Apps, Wearables und Telemedizin verändert sich die Art und Weise, wie Pflege geleistet und überwacht wird, rasant.

Diese Fortschritte sind zwar vielversprechend, bedürfen aber noch eingehender Forschung und klinischer Studien, um ihre Sicherheit und Wirksamkeit zu gewährleisten. Dennoch sind sie ein Beleg für die kontinuierliche Innovation und das unglaubliche Potenzial der modernen Medizin.

Kapitel 26.
GESETZLICHE UND REGULATORISCHE ASPEKTE IN DER PNEUMOLOGIE

Gesetze zu Patientenrechten

Das Patientenrecht umfasst eine Reihe von Grundsätzen und Rechtsnormen, die die Rechte der Patienten schützen und fördern sollen. Diese Rechte sollen eine ethische, respektvolle und angemessene medizinische Behandlung gewährleisten. Während die Details und Nuancen von Land zu Land unterschiedlich sind, folgt hier ein allgemeiner Überblick über die international am häufigsten anerkannten Rechte :

1. Recht auf Information :
   * Patienten haben das Recht, klare und verständliche Informationen über ihren Gesundheitszustand, vorgeschlagene Behandlungen, Risiken, Vorteile und Alternativen zu erhalten.
2. Informierte Zustimmung :
   * Vor jeder Behandlung oder Intervention haben Patienten das Recht, nach vollständiger Aufklärung ihre Einwilligung zu geben. Diese Einwilligung kann jederzeit widerrufen werden.
3. Recht auf Privatsphäre und Vertraulichkeit :
   * Persönliche medizinische Informationen sind vertraulich. Sie dürfen nicht ohne die Zustimmung des Patienten weitergegeben werden, außer unter bestimmten, gesetzlich festgelegten Umständen.
4. Recht auf eine qualitativ hochwertige Behandlung :
   * Patienten haben das Recht, eine qualitativ hochwertige Versorgung zu erhalten, die den aktuellen medizinischen Standards entspricht.
5. Recht auf Achtung der Würde :
   * Patienten müssen mit Respekt behandelt werden, unabhängig von Rasse, Religion, ethnischer Herkunft, sozioökonomischem Status oder anderen Merkmalen.
6. Recht auf Selbstbestimmung :
   * Patienten haben das Recht, Entscheidungen über ihren eigenen Körper und ihre medizinische Behandlung zu treffen.

7. Recht, eine Behandlung zu verweigern :
   - Neben dem Recht auf Einwilligung nach Aufklärung haben Patienten auch das Recht, eine Behandlung oder einen medizinischen Eingriff abzulehnen.
8. Recht auf Zugang zu ihrer Krankenakte :
   - Patienten haben in der Regel das Recht, ihre eigene Krankenakte einzusehen und in einigen Fällen Korrekturen zu verlangen.
9. Recht, eine Beschwerde einzureichen :
   - Wenn die Rechte der Patienten nicht beachtet werden oder die erhaltene Versorgung als unbefriedigend empfunden wird, haben sie das Recht, bei der betreffenden Einrichtung oder einer zuständigen Behörde eine Beschwerde einzureichen.
10. Recht auf Kontinuität der Versorgung :
   - Patienten haben das Recht auf eine kontinuierliche Versorgung, d. h. eine Versorgung, die nicht ohne triftigen Grund unterbrochen wird.

Diese Rechte können in nationalen Gesetzen, berufsethischen Kodizes oder Chartas der Patientenrechte verankert sein. Für Patienten ist es wichtig, ihre Rechte zu kennen, und für Angehörige der Gesundheitsberufe, sie zu respektieren und zu fördern. Jedes Land kann spezifische Nuancen in seinen Gesetzen haben, daher ist es immer ratsam, die lokale Gesetzgebung oder die landes- oder regionalspezifischen Richtlinien zu Patientenrechten zu konsultieren.

Berufliche Standards
und Ausbildung für Krankenpfleger

Berufs- und Ausbildungsstandards für Krankenpfleger sind entscheidend, um die Qualität der Patientenversorgung und die Integrität des Krankenpflegeberufs zu gewährleisten. Diese Standards unterscheiden sich von Land zu Land und von Region zu Region, doch es gibt allgemeine Grundsätze, die international weitgehend anerkannt sind.

1. Bildung und Ausbildung :
   - **Erstausbildung:** Erforderlich ist eine akademische Ausbildung, die häufig zu einem Diplom, Bachelor oder akademischen Grad in Krankenpflegewissenschaft führt.

Diese Ausbildung umfasst in der Regel eine Kombination aus theoretischem Unterricht und klinischen Praktika.

- **Weiterbildung:** Nach ihrem Abschluss werden Krankenpfleger in der Regel dazu ermutigt oder dazu verpflichtet, sich weiterzubilden, um mit den klinischen und theoretischen Fortschritten Schritt zu halten.
- **Spezialisierungen:** Viele Einrichtungen bieten Spezialisierungsprogramme für Krankenpfleger an, die sich auf bestimmte Bereiche wie Intensivpflege, Pädiatrie, Psychiatrie usw. konzentrieren möchten.

2. Lizenzen und Zertifizierungen :
- **Lizenzprüfung:** Nach Abschluss ihrer Ausbildung müssen Krankenpfleger in der Regel eine Prüfung ablegen, um ihre Berufslizenz zu erhalten.
- **Lizenzverlängerung:** Die Lizenz muss häufig in regelmäßigen Abständen verlängert werden, was unter Umständen einen Nachweis über eine Weiterbildung erfordert.
- **Spezifische Zertifizierungen:** Für bestimmte Fachrichtungen oder Fähigkeiten sind möglicherweise zusätzliche Zertifizierungen erforderlich.

3. Standards für die Praxis :
- **Beurteilung der Patienten :** Krankenpfleger müssen kompetent sein in der umfassenden Beurteilung der Bedürfnisse von Patienten.
- **Pflegeplanung:** Dies beinhaltet die Erstellung von Pflegeplänen, die auf den Bedürfnissen und Vorlieben der Patienten basieren.
- **Verabreichung von Medikamenten :** Krankenpfleger müssen sich an strenge Protokolle halten, um Medikamente sicher zu verabreichen.
- **Dokumentation:** Eine genaue und rechtzeitige Dokumentation der Pflege ist für die Kontinuität der Pflege und die Rechenschaftspflicht von entscheidender Bedeutung.

4. Berufsethik :
- **Vertraulichkeit:** Informationen über Patienten müssen streng vertraulich behandelt werden.
- **Informierte Zustimmung:** Krankenpfleger müssen sicherstellen, dass Patienten alle Aspekte ihrer Pflege verstehen und ihre Zustimmung erteilen.

- **Berufliche Integrität:** Krankenpfleger müssen ehrlich, transparent und im besten Interesse ihrer Patienten handeln.
5. Berufliche Entwicklung :
    - **Mitglied in Berufsverbänden: Es wird** häufig empfohlen, dass Krankenpfleger Mitglieder von Berufsverbänden oder -organisationen sind, um die berufliche Entwicklung und die Vernetzung zu fördern.
    - **Forschung und Veröffentlichung:** Krankenpfleger werden ermutigt, sich an der klinischen Forschung zu beteiligen und Beiträge zur Fachliteratur zu leisten.

Diese Standards werden festgelegt, um sicherzustellen, dass Krankenpfleger gut vorbereitet, kompetent und bereit sind, qualitativ hochwertige Pflegeleistungen zu erbringen. Für Krankenpfleger ist es von entscheidender Bedeutung, die in ihrem Land oder ihrer Region festgelegten Standards zu kennen und einzuhalten, da diese je nach den örtlichen Vorschriften und Bedürfnissen variieren können.

Rechtliche Implikationen medizinische Entscheidungen

Medizinische Entscheidungen, von der Diagnose bis zur Behandlung, haben erhebliche rechtliche Auswirkungen für Angehörige der Gesundheitsberufe, medizinische Einrichtungen und Patienten. Hier ein Überblick über die wichtigsten rechtlichen Implikationen medizinischer Entscheidungen :

1. Informierte Zustimmung :
    - Der Patient hat das Recht, vollständig und verständlich über die Vorteile, Risiken, Alternativen und möglichen Folgen eines medizinischen Eingriffs informiert zu werden. Das Versäumnis, eine informierte Einwilligung einzuholen, kann zu einer Strafverfolgung wegen Fahrlässigkeit oder Tätlichkeit führen.
2. Medizinische Fahrlässigkeit :
    - Wenn ein Angehöriger der Gesundheitsberufe die akzeptierten Pflegestandards nicht einhält und dem Patienten dadurch Schaden zugefügt wird, kann dies eine medizinische Fahrlässigkeit darstellen. Die Folgen können

strafrechtliche Verfolgung und berufsrechtliche Sanktionen sein.

3. Vertraulichkeit :
- Die medizinischen Informationen von Patienten sind durch Datenschutzgesetze geschützt. Ihre unbefugte Weitergabe kann rechtliche Konsequenzen nach sich ziehen.

4. Behandlungsbegrenzung und Entscheidungen am Lebensende :
- Patienten oder ihre gesetzlichen Vertreter haben das Recht, eine Behandlung zu verweigern oder abzubrechen, auch wenn dies zum Tod führen kann. Die Missachtung dieser Entscheidungen kann rechtliche Folgen haben.

5. Berufliche Inkompetenz :
- Wenn ein Angehöriger der Gesundheitsberufe aufgrund seiner Unfähigkeit, angemessene medizinische Entscheidungen zu treffen, als untauglich für die Ausübung seiner Tätigkeit eingestuft wird, kann er mit Sanktionen belegt oder seine Zulassung entzogen werden.

6. Übermedikation oder unangemessene Verschreibung :
- Die Verschreibung unnötiger Medikamente oder falscher Dosen kann strafrechtlich verfolgt werden, insbesondere wenn dies zu einem Schaden für den Patienten führt.

7. Fragen zum Recht der Vervielfältigung :
- Entscheidungen über Abtreibung, Sterilisation, assistierte Reproduktion u. a. können je nach örtlichen Gesetzen rechtliche Auswirkungen haben.

8. Verweigerung der Behandlung aus ethischen oder religiösen Gründen :
- Einige Angehörige der Gesundheitsberufe können sich weigern, eine auf persönlichen Überzeugungen beruhende Versorgung zu erbringen. Je nach Gerichtsbarkeit kann dies legal oder illegal sein.

9. Entscheidungen über nicht geschäftsfähige Patienten :
- Bei Patienten, die keine eigenen Entscheidungen treffen können (wie Minderjährige oder Menschen mit kognitiven Beeinträchtigungen), legen Gesetze fest, wer in ihrem Namen Entscheidungen treffen darf und wie.

10. Verantwortung der Institutionen :
- Krankenhäuser und andere Einrichtungen können für die Entscheidungen ihrer Mitarbeiter haftbar gemacht werden. Zum Beispiel, wenn ein Patient aufgrund einer fehlerhaften Ausrüstung oder einer unangemessenen institutionellen Politik verletzt wird.

11. Elektronische Gesundheitsregister :
- Die Verwaltung digitaler Patientenakten bringt rechtliche Herausforderungen mit sich, insbesondere in Bezug auf Datensicherheit, Zugang und Vertraulichkeit.

Für alle Angehörigen der Gesundheitsberufe ist es von entscheidender Bedeutung, über die lokalen und nationalen Gesetze und Vorschriften informiert zu sein, die für die medizinische Praxis maßgeblich sind. Ein klares Verständnis der rechtlichen Auswirkungen medizinischer Entscheidungen trägt dazu bei, den Schutz der Patientenrechte zu gewährleisten und die rechtlichen Risiken für Angehörige der Gesundheitsberufe zu minimieren.

Kapitel 27.
PÄDIATRISCHE PNEUMOLOGIE: BESONDERHEITEN UND HERAUSFORDERUNGEN

Anatomie und Physiologie der Lunge bei Kindern

Die Anatomie und Physiologie der Lunge von Kindern unterscheidet sich in vielerlei Hinsicht von der von Erwachsenen, was die Art und Weise beeinflusst, wie sie auf Atemwegserkrankungen reagieren. Hier ein Überblick über die Besonderheiten der Lungenanatomie und -physiologie bei Kindern :

1. Lungenanatomie :
   - **Kleinere Atemwege :** Die Atemwege eines Kindes sind deutlich kleiner als die eines Erwachsenen. Daher kann eine kleine Menge Schleim oder Ödem bei einem Kind einen Luftweg signifikant blockieren.
   - **Weiche Luftröhre:** Die Luftröhre eines Kindes ist weicher und kürzer als die eines Erwachsenen, wodurch sie anfälliger für Zusammenbrüche oder Kompressionen ist.
   - **Anzahl der Alveolen:** Bei der Geburt hat ein Kind etwa 50 Millionen Alveolen. Diese Zahl steigt bis zum Alter von acht Jahren auf etwa 300 Millionen. Das bedeutet, dass das Lungenwachstum in der Kindheit noch nicht abgeschlossen ist.
   - **Position der Rippen :** Die Rippen von Säuglingen und Kleinkindern verlaufen eher horizontal, was bedeutet, dass ihre akzessorischen Atemmuskeln nicht so effektiv sind wie bei Erwachsenen.
2. Lungenphysiologie :
   - **Zwerchfellatmung:** Kinder atmen hauptsächlich mit dem Zwerchfell und nicht mit den Interkostalmuskeln. Das kann sie anfälliger für Atemermüdung machen, wenn sie über einen längeren Zeitraum schnell oder mühsam atmen müssen.

- **Sauerstoffbedarf:** Kinder haben einen höheren Stoffwechsel, d. h. sie verbrauchen proportional zu ihrer Körpergröße mehr Sauerstoff als Erwachsene.
- **Atemfrequenz:** Kinder, insbesondere Säuglinge, haben eine viel höhere Atemfrequenz als Erwachsene.
- **Reaktivität der Atemwege:** Die Atemwege von Kindern sind reaktiver als die von Erwachsenen, was sie anfälliger für Bronchialkrämpfe macht.
- **Atemwegswiderstand:** Aufgrund der geringeren Größe der Atemwege haben Kinder einen proportional höheren Atemwegswiderstand, was die Atemarbeit erhöhen kann.

3. Klinische Erwägungen :
- **Infektionen:** Kinder sind aufgrund ihres sich entwickelnden Immunsystems anfälliger für Atemwegsinfektionen.
- **Aspiration:** Säuglinge und Kleinkinder saugen eher kleine Gegenstände ein, was zu einer Blockierung der Atemwege führen kann.
- **Pathologische Reaktionen:** Die Reaktionen auf Zustände wie Asthma oder Infektionen können bei Kindern aufgrund der genannten anatomischen und physiologischen Merkmale ausgeprägter sein.

Das Verständnis dieser Unterschiede ist entscheidend für die Beurteilung, Diagnose und Behandlung von Atemwegserkrankungen bei Kindern. Das Pflegepersonal muss auf diese Besonderheiten achten, um eine angemessene Behandlung von Atemwegserkrankungen bei Kindern zu gewährleisten.

Häufige Atemwegserkrankungen bei Kindern

Kinder können von einer Vielzahl von Atemwegserkrankungen betroffen sein. Einige dieser Erkrankungen sind in der Kindheit häufig und werden seltener, wenn das Kind älter wird. Hier ein Überblick über die häufig bei Kindern auftretenden Atemwegserkrankungen :

1. Bronchiolitis :
   - Es handelt sich um eine Virusinfektion der kleinen Atemwege oder Bronchiolen. Sie wird am häufigsten durch das Respiratory Syncytial Virus (RSV) verursacht und tritt häufig bei Säuglingen und Kleinkindern auf.
2. Asthma :
   - Asthma ist eine chronische Erkrankung, die durch eine Entzündung und Verengung der Atemwege gekennzeichnet ist. Zu den Symptomen können Keuchen, Husten, Kurzatmigkeit und Engegefühl in der Brust gehören.
3. Lungenentzündung :
   - Dabei handelt es sich um eine Entzündung der Lunge, die in der Regel durch eine bakterielle oder virale Infektion verursacht wird. Zu den Symptomen können Fieber, Husten, Brustschmerzen und Atembeschwerden gehören.
4. Akute Laryngitis oder falscher Krupp :
   - Dies ist eine Entzündung des Kehlkopfs, die oft durch eine Virusinfektion verursacht wird. Sie äußert sich durch bellenden Husten, eine heisere Stimme und Atembeschwerden.
5. Croup :
   - Es handelt sich um eine Entzündung der Luftröhre und des Kehlkopfs, die in der Regel durch eine Virusinfektion verursacht wird. Sie ist durch bellenden Husten, einen inspiratorischen Stridor und eine heisere Stimme gekennzeichnet.
6. Tuberkulose (TB) :
   - Obwohl sie in vielen Regionen weniger verbreitet ist, ist TB in einigen Teilen der Welt immer noch ein großes Problem. Sie wird durch das Bakterium *Mycobacterium tuberculosis* verursacht und kann die Lunge und andere Teile des Körpers befallen.
7. Zystische Fibrose :
   - Dies ist eine genetische Erkrankung, die die Lunge und das Verdauungssystem betrifft. Sie führt zur Produktion von zähem, klebrigem Schleim, der die Atemwege verstopfen und wiederkehrende Atemwegsinfektionen verursachen kann.
8. Fremdkörper in den Atemwegen :
   - Vor allem kleine Kinder können kleine Objekte einatmen oder aspirieren, die dann in den Atemwegen stecken bleiben, eine Obstruktion verursachen und möglicherweise zu ernsthaften Komplikationen führen.

9. Keuchhusten :
- Auch "Pertussis" genannt, ist eine bakterielle Atemwegserkrankung, die zu schweren Hustenanfällen führt. Obwohl es einen Impfstoff gibt, kommt es immer noch zu Ausbrüchen, vor allem bei Säuglingen, die noch nicht vollständig geimpft sind.

10. Angeborene Fehlbildungen der Lunge :
- Dies sind bei der Geburt vorhandene Anomalien, die die Struktur und Funktion der Lunge beeinträchtigen können, wie z. B. angeborene adenomatoide zystische Missbildungen oder Zwerchfellhernien.

Das Erkennen der Symptome dieser Erkrankungen und eine frühzeitige Diagnose und Behandlung sind entscheidend, um Komplikationen zu verhindern und den bestmöglichen Ausgang für das Kind zu gewährleisten. Auch die Prävention, insbesondere durch Impfungen, spielt eine Schlüsselrolle bei der Senkung der Inzidenz einiger dieser Erkrankungen.

Kommunikation mit Kindern und ihre Familien

Die Kommunikation mit Kindern und ihren Familien während eines medizinischen Aufenthalts ist ein wesentlicher Aspekt der Gesundheitsfürsorge. Eine effektive Kommunikation erleichtert das Verständnis, stärkt das Vertrauen und verbessert die klinischen Ergebnisse. Im Folgenden finden Sie einige Schlüsselelemente, die Sie bei der Kommunikation mit Kindern und ihren Familien beachten sollten:

1. Familienzentrierter Ansatz :
- Anerkennen, dass jede Familie einzigartig ist und ihre eigenen Bedürfnisse hat.
- Beziehen Sie die Eltern oder Vormünder aktiv in medizinische Entscheidungen ein und betrachten Sie sie als Partner in der Pflege.
2. Anpassung an das Alter des Kindes :
- Verwenden Sie eine Sprache, die dem Alter und dem Verständnisniveau des Kindes entspricht.

- Hilfsmittel oder visuelle Hilfen wie Bücher oder Spielzeug verwenden, um komplexe medizinische Konzepte zu erklären.
3. Aufbau einer Vertrauensbeziehung :
   - Sprechen Sie das Kind und die Familie mit Respekt und Einfühlungsvermögen an.
   - Aktiv ihren Bedenken und Fragen zuhören.
4. Verständnis klären und bestätigen :
   - Fragen Sie die Eltern und das Kind regelmäßig, ob sie Fragen oder Bedenken haben.
   - Stellen Sie sicher, dass die Familie die Diagnose, die Behandlung und die Anweisungen für die Nachsorge verstanden hat.
5. Beruhigende Präsenz :
   - Verwenden Sie einen sanften, beruhigenden Tonfall, vor allem bei jüngeren Kindern.
   - Erkennen Sie die Gefühle und Ängste des Kindes und sprechen Sie sie direkt an.
6. Das Kind einbeziehen :
   - Ermutigen Sie das Kind, Fragen zu stellen und seine Gefühle auszudrücken.
   - Erklären Sie dem Kind die Verfahren und Behandlungen auf altersgerechte Weise.
7. Kulturelle Aspekte berücksichtigen :
   - Erkennen und respektieren Sie die kulturellen und religiösen Überzeugungen der Familie.
   - Ziehen Sie ggf. Dolmetscher oder andere Ressourcen heran, um die Kommunikation zu erleichtern.
8. Ehrlichkeit :
   - Stellen Sie genaue und vollständige Informationen bereit, auch wenn sie schwer zu hören sind.
   - Wenn Fehler gemacht werden, diese erkennen und transparent mit der Familie ansprechen.
9. Zur Teilnahme ermutigen :
   - Schlagen Sie Möglichkeiten vor, wie sich die Familie aktiv an der Pflege des Kindes beteiligen kann, sei es im Krankenhaus oder zu Hause.
10. Folge :
   - Geben Sie Kontaktinformationen an, damit die Familie nach dem Verlassen der medizinischen Einrichtung Fragen stellen oder Bedenken äußern kann.
   - Planen Sie Folgetermine, um die Entwicklung des Kindes zu beurteilen und eventuelle Fragen zu beantworten.

Eine wirksame Kommunikation erfordert aktives Zuhören, Einfühlungsvermögen und eine ständige Aufmerksamkeit für die Familiendynamik. Indem sie das Kind und seine Familie in den Mittelpunkt der Pflege stellen, können die Gesundheitsfachkräfte eine umfassende und individuelle Betreuung gewährleisten.

Kapitel 28.
PFLEGE ÄLTERER PATIENTEN IN DER PNEUMOLOGIE

Auswirkungen des Alterns auf die Lunge

Das Altern ist ein natürlicher Prozess, der sich auf alle Systeme des Körpers auswirkt, auch auf das Atmungssystem. In der Lunge und den Atemwegen treten mit zunehmendem Alter mehrere physiologische und anatomische Veränderungen auf, die sich auf die Atemkapazität und die Funktion auswirken können. Hier ein Überblick über die wichtigsten Auswirkungen des Alterns auf die Lunge :

1. Verminderte Lungenelastizität :
   * Mit zunehmendem Alter verliert das Lungengewebe an Elastizität, wodurch die Fähigkeit der Lunge, sich nach einer Einatmung zusammenzuziehen, abnimmt. Dies kann zu einem Anstieg des Residualvolumens führen (die Menge an Luft, die nach einer maximalen Ausatmung in der Lunge verbleibt).
2. Schwächung der Atemmuskulatur :
   * Die Muskeln, die die Atmung unterstützen, insbesondere das Zwerchfell und die Zwischenrippenmuskeln, können mit zunehmendem Alter schwächer werden, wodurch die Effizienz der Atmung abnimmt.
3. Veränderung der Brustkorbstruktur :
   * Veränderungen in der Struktur und Funktion des Brustkorbs, wie z. B. die Verkalkung der Rippen, können die Fähigkeit der Brust, sich auszudehnen und zusammenzuziehen, verringern und so die Bewegung der Lunge einschränken.
4. Verminderte Atemwegsabwehr :
   * Die Flimmerhärchen, die dabei helfen, Partikel und Mikroben aus den Atemwegen zu entfernen, können mit zunehmendem Alter weniger effektiv werden. Außerdem kann die Fähigkeit zu husten nachlassen, wodurch es schwieriger wird, das Sekret aus der Lunge zu entfernen.

5. Verringerung der Austauschfläche :
   • Die Anzahl der funktionstüchtigen Alveolen, die für den Gasaustausch zwischen der Lunge und dem Blutkreislauf unerlässlich sind, kann mit zunehmendem Alter abnehmen.
6. Veränderungen des Lungenvolumens :
   • Die Vitalkapazität (die maximale Luftmenge, die eine Person nach einer maximalen Einatmung ausatmen kann) nimmt mit zunehmendem Alter tendenziell ab. Dagegen kann das Restvolumen zunehmen.
7. Verringerung der Sendekapazität :
   • Die Fähigkeit der Lunge, den Austausch von Sauerstoff und Kohlendioxid zwischen den Alveolen und dem Blut zu ermöglichen, kann mit zunehmendem Alter abnehmen.
8. Veränderungen in der Regulation des Atmungssystems :
   • Die Reaktion der Atemwege auf Reize wie Kohlendioxid oder Sauerstoffmangel kann abgeschwächt werden, was sich auf die Atemregulation auswirken kann.

Klinische Folgen :
Aufgrund dieser Veränderungen kann es bei älteren Menschen wahrscheinlicher sein, dass sie Atemwegserkrankungen entwickeln, dass es zu Komplikationen im Zusammenhang mit diesen Erkrankungen kommt und dass die Fähigkeit zur körperlichen Betätigung aufgrund von Einschränkungen der Atemwege beeinträchtigt ist. Außerdem können Erkrankungen wie Lungenentzündung bei älteren Menschen schwerer verlaufen.
Das Verständnis dieser altersbedingten Veränderungen ist von entscheidender Bedeutung für eine angemessene Betreuung älterer Menschen und für vorbeugende Maßnahmen wie die Impfung gegen Grippe und Lungenentzündung, um eine optimale Lungengesundheit zu erhalten.

Umgang mit Komorbiditäten und Polypathologie

Der Umgang mit Komorbiditäten und Mehrfacherkrankungen ist eine große Herausforderung in der Gesundheitsfürsorge, insbesondere bei älteren Menschen. Patienten mit mehreren chronischen Erkrankungen benötigen ein ganzheitliches Management, um ihre Lebensqualität zu optimieren, Krankenhausaufenthalte zu reduzieren und die klinischen

Ergebnisse zu verbessern. Hier sind einige Schlüsselelemente, die Sie für ein effektives Management von Komorbiditäten und Mehrfacherkrankungen berücksichtigen sollten :

1. Vollständige Bewertung :
   - Führen Sie eine umfassende Beurteilung aller Körpersysteme durch, um alle bestehenden Erkrankungen, derzeit eingenommene Medikamente sowie psychosoziale Faktoren, die die Gesundheit beeinflussen können, zu ermitteln.
2. Priorisierung der Probleme :
   - Ermitteln Sie die Probleme, die ein sofortiges Eingreifen erfordern oder die größten Auswirkungen auf die Lebensqualität des Patienten haben. So können die Bemühungen dort konzentriert werden, wo sie am dringendsten benötigt werden.
3. Koordination der Pflege :
   - Stellen Sie sicher, dass alle an der Versorgung des Patienten beteiligten Gesundheitsfachkräfte miteinander kommunizieren. Dadurch werden redundante Pflege, Wechselwirkungen von Medikamenten und unnötige Tests vermieden.
4. Individualisierte Pflegeplanung :
   - Erstellen Sie für jeden Patienten einen eigenen Pflegeplan, der alle seine Erkrankungen, Bedürfnisse und Vorlieben berücksichtigt.
5. Regelmäßige Überprüfung der Medikamente :
   - Bewerten Sie die Medikamentenliste des Patienten regelmäßig neu, um Wechselwirkungen zwischen Medikamenten zu minimieren, unnötige Medikamente zu eliminieren und die Dosierungen gegebenenfalls anzupassen.
6. Aufklärung des Patienten und der Familie :
   - Stellen Sie Informationen über jeden Zustand, die empfohlenen Behandlungen und den Umgang mit den Symptomen zu Hause zur Verfügung. Ermutigen Sie den Patienten und seine Familie, sich aktiv an der Entscheidungsfindung zu beteiligen.
7. Regelmäßige Überwachung :
   - Planen Sie regelmäßige Besuche ein, um die Entwicklung des Zustands zu beurteilen, die Behandlung anzupassen und neue Gesundheitsprobleme frühzeitig zu erkennen.

8. Zugang zu Spezialisten :
   - Wenn ein Patient einen bestimmten Zustand hat, der besondere Fachkenntnisse erfordert, stellen Sie sicher, dass er Zugang zu entsprechenden Spezialisten hat.
9. Berücksichtigung psychosozialer Aspekte :
   - Das Vorliegen mehrerer Erkrankungen kann sich auf die psychische Gesundheit des Patienten auswirken. Daher ist es wichtig, mögliche Symptome von Depressionen, Angstzuständen oder anderen psychischen Störungen zu beurteilen und zu behandeln.
10. Verwendung von technischen Hilfsmitteln :
   - Nutzen Sie Technologien wie elektronische Patientenakten oder telemedizinische Plattformen, um die Koordination der Versorgung, die Überwachung der Patienten und die Kommunikation zwischen den Angehörigen der Gesundheitsberufe zu verbessern.

Die Bewältigung von Komorbiditäten und Mehrfacherkrankungen erfordert einen multidisziplinären, patientenzentrierten Ansatz, bei dem der Schwerpunkt auf Prävention, Aufklärung und Koordination der Versorgung liegt. Mit einem angemessenen Management ist es möglich, die Lebensqualität der Patienten deutlich zu verbessern, auch wenn sie mit zahlreichen medizinischen Herausforderungen konfrontiert sind.

Häufige Probleme
von Medikation und Polypharmazie

Polypharmazie, definiert als die gleichzeitige Einnahme mehrerer Medikamente, ist weit verbreitet, vor allem bei älteren Menschen oder solchen mit multiplen Komorbiditäten. Polypharmazie kann zwar klinisch gerechtfertigt sein, birgt aber auch Risiken. Hier ein Überblick über häufige Probleme im Zusammenhang mit Medikation und Polypharmazie :

1. Wechselwirkungen mit Medikamenten :
   - Wenn ein Patient mehrere Medikamente einnimmt, steigt das Risiko von Wechselwirkungen zwischen diesen Medikamenten, die ihre Wirksamkeit beeinträchtigen oder zu unerwünschten Nebenwirkungen führen können.
2. Kumulative Nebenwirkungen :
   - Mehrere Medikamente können ähnliche Nebenwirkungen haben. Wenn sie gleichzeitig eingenommen werden,

können sich diese Wirkungen addieren und das Problem verschlimmern.

3. Nichtbeachtung der Therapie :
   - Die Komplexität eines Medikamentenregimes mit vielen verschiedenen Medikamenten kann zu einer schlechten Compliance führen, da der Patient Dosierungen vergessen, sie falsch einnehmen oder bestimmte Medikamente absetzen kann.

4. Entzugssyndrom oder Rebound :
   - Das plötzliche Absetzen bestimmter Medikamente, insbesondere wenn sie in Kombination eingenommen werden, kann zu Entzugserscheinungen oder einem Rebound-Effekt der behandelten Krankheit führen.

5. Kaskadenvorschriften :
   - Dies ist ein Phänomen, bei dem ein neues Medikament verschrieben wird, um die Nebenwirkungen eines früheren Medikaments zu behandeln, was zu einer Kette von Verschreibungen führt.

6. Übermedikation :
   - In manchen Fällen könnte ein Patient mehr Medikamente erhalten, als er benötigt, oder Medikamente, für die es keinen Grund mehr gibt, sie zu verschreiben.

7. Erhöhtes Risiko von Stürzen :
   - Einige Medikamente können Schwindel, Sedierung oder orthostatische Hypotonie verursachen, was das Risiko von Stürzen, insbesondere bei älteren Menschen, erhöht.

8. Erhöhte Kosten :
   - Polypharmazie kann zu höheren medizinischen Kosten für den Patienten und das Gesundheitssystem führen.

9. Komplexität der Überwachung :
   - Bei vielen Medikamenten wird die Überwachung der Nieren- und Leberfunktion und anderer Vitalparameter komplexer.

10. Schwierigkeiten bei der Depressivität :
    - Zu erkennen, welche Medikamente abgesetzt, reduziert oder ersetzt werden können, kann eine Herausforderung sein, die eine regelmäßige Neubewertung erfordert.

Managementstrategien :
   - Regelmäßige **Überprüfung der Medikation:** Beurteilen Sie regelmäßig alle verschriebenen Medikamente und stellen Sie fest, ob sie noch notwendig sind.
   - **Überwachungssysteme einsetzen:** Verschreibungssoftware kann dabei helfen, Wechselwirkungen von Medikamenten zu erkennen.

- **Patientenaufklärung:** Bereitstellung klarer Informationen über jedes Medikament, seinen Zweck und seine möglichen Nebenwirkungen.
- **Beratung durch klinische Apotheker:** Sie können eine wesentliche Rolle bei der Verwaltung von Polypharmazie spielen, indem sie Ratschläge zu Medikamenten und ihrer angemessenen Anwendung geben.

Ein proaktives Management der Polypharmazie ist entscheidend, um Risiken zu minimieren und die beste Qualität der Patientenversorgung zu gewährleisten.

Kapitel 29.
BERUFSKRANKHEITEN DER ATEMWEGE

Asbestose, Silikose
und andere Pneumokoniosen

Pneumokoniosen bezeichnen eine Gruppe von Lungenerkrankungen, die durch das Einatmen verschiedener Formen von Industriestaub verursacht werden. Diese Krankheiten sind das Ergebnis einer chronischen Entzündungsreaktion auf eingeatmete Partikel, die sich in der Lunge ansammeln. Hier ein Überblick über die häufigsten Pneumokoniosen :

1. Asbestose :
   * **Ursache:** Längeres Einatmen von Asbestfasern.
   * **Merkmale:** Progressive Lungenfibrose, die zu Kurzatmigkeit und trockenem Husten führt. Außerdem besteht ein erhöhtes Risiko für Lungenkrebs und das maligne Pleuramesotheliom.
   * **Prävention:** Verbot oder strenge Einschränkung der Verwendung von Asbest in vielen Ländern.
2. Silikose :
   * **Ursache:** Einatmen von kristallinem Silikastaub, der üblicherweise mit Arbeiten wie Bergbau, Maurerei und Gießerei in Verbindung gebracht wird.
   * **Merkmale:** Bildung silikatischer Knötchen in der Lunge. Die Krankheit kann akut, beschleunigt oder chronisch verlaufen.
   * **Vorbeugung:** Verwendung von Atemschutzausrüstung und Maßnahmen zur Staubreduzierung am Arbeitsplatz.
3. Köhlerpneumokoniose (oder Anthrax) :
   * **Ursache:** Einatmen von Kohlenstaub.
   * **Merkmale:** In der Lunge bilden sich schwarze Knötchen (anthrakotische Läsionen), und bei fortgeschrittenen Formen kann es zu einer Lungenfibrose kommen.
   * **Vorbeugung:** Begrenzung der Exposition gegenüber Kohlenstaub und Verwendung von Atemschutzgeräten.

4. Berylliose :
- **Ursache:** Einatmen von Staub oder Dämpfen, die Beryllium enthalten.
- **Merkmale:** Entzündung und Granulome, die sich in der Lunge bilden. Es besteht auch die Gefahr, dass sich eine chronische Lungenfibrose entwickelt.
- **Vorbeugung:** Reduzierung der Beryllium-Exposition und Verwendung geeigneter Schutzausrüstung.

5. Pneumokoniose bei Stahlwollearbeitern :
- **Ursache:** Einatmen von Eisen- oder Eisenoxidpartikeln.
- **Merkmale:** Knötchenähnliche Lungenveränderungen, die in der Regel ohne Symptome sind.
- **Vorbeugung:** Exposition minimieren und Schutzausrüstung verwenden.

Weitere Punkte, die Sie beachten sollten:
- **Screening:** Regelmäßige Untersuchungen, einschließlich Röntgenaufnahmen der Lunge, können bei gefährdeten Arbeitnehmern zum Screening auf Pneumokoniose eingesetzt werden.
- **Behandlung:** Wenn die Prävention fehlschlägt und sich eine Staublunge entwickelt, erfolgt die Behandlung hauptsächlich symptomatisch. Es gibt derzeit keine Möglichkeit, die mit diesen Krankheiten verbundene Lungenfibrose zu heilen oder umzukehren.

Prävention bleibt der Schlüssel für diese Krankheiten. Die Beseitigung oder Verringerung der Exposition gegenüber diesen Stäuben durch Kontrolle der Arbeitsumgebung, Aufklärung und die Verwendung von Schutzausrüstung sind entscheidend für den Schutz der Gesundheit der Arbeitnehmer.

Berufliches Asthma

Berufsbedingtes Asthma ist eine Form von Asthma, die durch bestimmte Belastungen am Arbeitsplatz ausgelöst wird. Es wird durch das Einatmen von allergenen oder reizenden Stoffen aus dem Arbeitsumfeld verursacht. Diese Art von Asthma ist von besonderer Bedeutung, da sie potenziell vermeidbar ist, wenn die berufsbedingten Expositionen richtig erkannt und gehandhabt werden.

Ätiologie von berufsbedingtem Asthma :
Berufsbedingtes Asthma kann durch eine Vielzahl von Stoffen verursacht werden, darunter :

- **Agenzien mit hohem Molekulargewicht:** Tierische Proteine (wie in Tierschuppen, Urin oder Speichel), Enzyme (wie in Bäckereien oder Wäschereien), Latex und einige Medikamente.
- **Mittel mit niedrigem Molekulargewicht:** Isocyanate (werden bei der Herstellung von Schäumen und Farben verwendet), Metallsalze (wie Kobalt oder Chrom), Epoxidharze, Persulfate und andere.

Symptome von berufsbedingtem Asthma :
Die Symptome sind denen des klassischen Asthmas ähnlich und umfassen :

- Pfeifen
- Kurzatmigkeit
- Husten
- Engegefühl in der Brust

Diese Symptome bessern sich in der Regel während der Abwesenheit von der Arbeit, z. B. an Wochenenden oder im Urlaub, und verschlechtern sich, wenn die Arbeit wieder aufgenommen wird.

Diagnose von berufsbedingtem Asthma :
Die Diagnose basiert auf :

- **Krankengeschichte:** Die Feststellung einer zeitlichen Beziehung zwischen den Symptomen und der Exposition am Arbeitsplatz ist von entscheidender Bedeutung.
- **Lungenfunktionstests:** Wie die Spirometrie, bei der die Lungenkapazität gemessen wird.
- **Bronchiale Provokationstests:** Kontrollierte Exposition gegenüber einem Stoff, von dem vermutet wird, dass er Symptome auslöst.
- **Haut- oder Bluttests:** Um eine spezifische Allergie zu identifizieren.

Vorbeugung und Behandlung :

- **Identifizierung und Vermeidung:** Die wirksamste Methode zur Behandlung von berufsbedingtem Asthma besteht darin, die Exposition gegenüber dem verursachenden Stoff zu identifizieren und zu vermeiden. Dies kann in manchen Fällen einen Wechsel des Arbeitsplatzes oder der Arbeitsstelle erfordern.
- **Medikamente:** Wie Bronchodilatatoren und inhalative Kortikosteroide zur Behandlung der Symptome.

- **Aufklärung:** Bringen Sie dem Patienten bei, wie er Auslöser erkennen und vermeiden kann und wie er seine Medikamente richtig anwendet.
- **Überwachung:** Regelmäßige Überwachung mit Beurteilungen der Lungenfunktion und der Symptome, um eine optimale Kontrolle der Krankheit zu gewährleisten.

Berufsbedingtes Asthma ist eine potenziell schwere, aber vermeidbare Krankheit. Die Früherkennung, die Vermeidung berufsbedingter Expositionen und eine angemessene Behandlung sind entscheidend, um eine langfristige Morbidität zu verhindern. Entscheidend ist auch die Einführung von Arbeitssicherheitsprotokollen, um die Expositionsrisiken zu verringern.

Prävention und Anerkennung von Risikofaktoren am Arbeitsplatz

Die Verhütung von Berufskrankheiten und Arbeitsunfällen ist von größter Bedeutung, um die Sicherheit und Gesundheit der Arbeitnehmer zu gewährleisten. Das Erkennen und Managen von Risikofaktoren ist der Schlüssel zur Minimierung potenzieller Gefahren am Arbeitsplatz. Im Folgenden finden Sie einen Überblick über Strategien zur Prävention und Erkennung von Risikofaktoren am Arbeitsplatz.

1. Risikobewertung :
   - **Identifizierung:** Erfassen Sie alle potenziellen Gefahren in der Arbeitsumgebung, seien es chemische Substanzen, Geräte, Arbeitsmethoden oder ergonomische Faktoren.
   - **Analyse:** Beurteilen Sie die Wahrscheinlichkeit und den Schweregrad jedes Risikos. Dies hilft bei der Priorisierung von Interventionen.
2. Bildung und Erziehung :
   - Stellen Sie sicher, dass alle Mitarbeiter für ihre spezifische Position angemessen geschult sind und dass sie sich der potenziellen Gefahren bewusst sind.
   - Führen Sie regelmäßige Sicherheitsschulungen durch, um das Wissen zu aktualisieren und neue Verfahren oder Geräte einzuführen.

3. Technische Kontrollen :
- Installieren Sie Sicherheitsausrüstungen wie Rauchabzüge, physische Barrieren oder geeignete Belüftungssysteme, um die Exposition gegenüber Gefahren zu minimieren.
- Warten und inspizieren Sie die Ausrüstung regelmäßig, um sicherzustellen, dass sie ordnungsgemäß funktioniert.

4. Persönliche Schutzausrüstung (PSA) :
- Stellen Sie geeignete PSA wie Masken, Handschuhe, Schutzbrillen oder Gehörschutz zur Verfügung und verlangen Sie deren Verwendung, je nach den spezifischen Risiken.
- Schulen Sie die Beschäftigten in der korrekten Verwendung, Wartung und Überprüfung der PSA.

5. Medizinische Überwachung :
- Bieten Sie regelmäßige medizinische Untersuchungen für Arbeitnehmer an, die besonderen Risiken ausgesetzt sind, z. B. giftigen Substanzen.
- Richten Sie ein Überwachungssystem ein, um Anzeichen einer Berufskrankheit frühzeitig zu erkennen.

6. Eine Sicherheitskultur etablieren :
- Ermutigen Sie zu einer offenen Kommunikation über Sicherheitsbedenken. Die Mitarbeiter sollten sich wohl fühlen, wenn sie potenzielle Gefahren oder Vorfälle melden.
- Legen Sie klare Verfahren für den Fall eines Zwischenfalls oder Unfalls fest, einschließlich der Art und Weise, wie diese gemeldet werden und welche Maßnahmen zu ergreifen sind.

7. Durchsicht und Aktualisierung :
- Überprüfen Sie regelmäßig die Sicherheitsverfahren und -protokolle, um sicherzustellen, dass sie den aktuellen Standards entsprechen und den sich ändernden Bedürfnissen des Unternehmens gerecht werden.
- Berücksichtigen Sie das Feedback der Mitarbeiter, um die Sicherheitspraktiken kontinuierlich zu verbessern.

8. Sensibilisierung für ergonomische Risiken :
- Klären Sie die Beschäftigten darüber auf, wie wichtig eine gute Körperhaltung, regelmäßige Pausen und die richtige Verwendung von Geräten sind, um Muskel- und Skelettverletzungen vorzubeugen.

9. Management psychosozialer Risiken :
- Achten Sie auf Stressfaktoren, Überlastung, Mobbing oder andere Quellen psychischer Belastungen am Arbeitsplatz und setzen Sie Unterstützungs- und Präventionsmechanismen ein.

10. Vorbereitung auf Notfälle :
- Entwickeln Sie Notfallpläne für verschiedene Szenarien (Feuer, Chemikalienaustritt, medizinische Notfälle) und stellen Sie sicher, dass alle Mitarbeiter diese Pläne kennen und darin geschult werden, darauf zu reagieren.

Die Prävention von Berufsrisiken erfordert einen proaktiven, systematischen und partizipativen Ansatz, der sowohl Arbeitgeber als auch Arbeitnehmer einbezieht. Eine solche Zusammenarbeit ist entscheidend für die Schaffung eines sicheren und gesunden Arbeitsumfelds für alle.

Kapitel 30.
RAUCHEN: ENTWÖHNUNG UND UNTERSTÜTZUNG DURCH DEN KRANKENPFLEGER

Gefahren des Rauchens auf die Lungengesundheit

Rauchen ist einer der Hauptrisikofaktoren für viele Lungenerkrankungen und bleibt weltweit eine der häufigsten vermeidbaren Todesursachen. Tabakrauch enthält mehr als 7000 Chemikalien, von denen mindestens 250 schädlich sind und mehr als 70 Krebs verursachen können. Hier finden Sie eine detaillierte Analyse der Gefahren des Rauchens für die Lungengesundheit :

1. Lungenkrebs :
   * Rauchen ist die Hauptursache für Lungenkrebs und für mehr als 85 % der Fälle verantwortlich.
   * Raucher haben ein 15- bis 30-mal höheres Risiko, an Lungenkrebs zu erkranken, als Nichtraucher.
2. Chronisch obstruktive Bronchopneumopathie (COPD) :
   * COPD ist eine chronische Lungenerkrankung, die durch Symptome wie Kurzatmigkeit, chronischen Husten und Schleimproduktion gekennzeichnet ist.
   * Rauchen ist die Hauptursache für COPD. Bei Rauchern schreitet die Krankheit schneller voran als bei Nichtrauchern.
3. Verschlimmerung des Asthmas :
   * Rauchen kann Asthmaanfälle auslösen und sie schwerer machen. Es macht auch die Medikamente, die zur Behandlung von Asthma eingesetzt werden, weniger wirksam.
4. Infektionen der Atemwege :
   * Rauchen schwächt das Immunsystem und erhöht das Risiko von Lungeninfektionen wie Lungenentzündung und Bronchitis.

5. Verminderte Lungenfunktion :
- Die Lungenkapazität von Rauchern nimmt schneller ab als die von Nichtrauchern, was die Fähigkeit, aktiv zu sein, beeinträchtigen und die Lebensqualität einschränken kann.

6. Tuberkulose :
- Rauchen erhöht das Risiko, an Tuberkulose zu erkranken, und auch das Risiko, dass die Tuberkulose tödlich verläuft.

7. Lungenfibrose :
- Obwohl der genaue Mechanismus unklar ist, gilt das Rauchen als Risikofaktor für die Entwicklung bestimmter Formen der Lungenfibrose, einer Krankheit, bei der das Lungengewebe dick und vernarbt wird.

8. Auswirkungen auf die Chirurgie :
- Raucher haben ein erhöhtes Risiko für postoperative Komplikationen, einschließlich Infektionen und verzögerter Wundheilung. Dies ist besonders relevant für diejenigen, die sich einer Lungenoperation unterziehen.

9. Gefahr für Kinder :
- Kinder, die Passivrauch ausgesetzt sind, haben ein erhöhtes Risiko für Infektionen der unteren Atemwege, Asthma, Bronchitis und Lungenentzündung.
- Auch der plötzliche Kindstod (SIDS) tritt bei Kindern, die dem Passivrauchen ausgesetzt sind, häufiger auf.

10. Vorzeitige Alterung der Lunge :
- Rauchen beschleunigt den natürlichen Alterungsprozess der Lunge, was dazu führen kann, dass die Symptome von Lungenerkrankungen in einem jüngeren Alter auftreten als erwartet.

Die schädlichen Auswirkungen des Rauchens auf die Lungengesundheit sind weitreichend und gut dokumentiert. Mit dem Rauchen aufzuhören ist eine der wirksamsten Maßnahmen, die ein Mensch ergreifen kann, um seine Lungengesundheit und seine allgemeine Lebensqualität zu verbessern. Es stehen zahlreiche Ressourcen und Therapien zur Verfügung, um Menschen bei der Raucherentwöhnung zu unterstützen, was die Bedeutung von Prävention und Intervention bei der Bekämpfung dieser Geißel der öffentlichen Gesundheit unterstreicht.

Techniken zur Entwöhnung und Substitutionsbehandlungen

Mit dem Rauchen aufzuhören ist für viele Menschen aufgrund der physischen und psychischen Abhängigkeit vom Nikotin eine große Herausforderung. Glücklicherweise gibt es verschiedene Techniken und Ersatzbehandlungen, die dem Einzelnen bei der Raucherentwöhnung helfen können. Hier ein Überblick über diese Methoden :

1. Nikotinersatztherapien (NRT) :
Diese Therapien versorgen den Körper mit Nikotin, um die Entzugserscheinungen zu verringern und gleichzeitig die anderen schädlichen Bestandteile des Tabaks zu vermeiden.
- **Nikotinpflaster:** Dies sind transdermale Geräte, die langsam Nikotin in den Blutkreislauf abgeben.
- **Nikotinkaugummis:** Sie sorgen für eine schnelle Freisetzung von Nikotin, um einem plötzlichen Verlangen nach einer Zigarette entgegenzuwirken.
- **Nikotininhalatoren:** Simulieren den Akt des Rauchens und geben gleichzeitig Nikotin ab.
- **Nasensprays und Mundsprays:** Geben schnell Nikotin ab, um plötzliches Verlangen zu stillen.
- **Nikotinpastillen:** Lösen sich langsam im Mund auf, um das Nikotin allmählich freizusetzen.

2. Nicht-nikotinhaltige Medikamente :
- **Bupropion (Zyban) :** Antidepressivum, das die Entzugssymptome reduziert. Es wirkt durch die Beeinflussung von Neurotransmittern im Gehirn.
- **Vareniclin (Champix) :** Wirkt auf die Nikotinrezeptoren im Gehirn und verringert so die Lust am Rauchen und die Entzugserscheinungen.

3. Verhaltenstherapien :
Verhaltenstherapeutische Ansätze werden oft mit medikamentösen Therapien kombiniert, um ihre Erfolgschancen zu erhöhen.
- **Individuelle Beratung:** Persönliche Gespräche mit Gesundheitsfachkräften oder spezialisierten Beratern.
- **Gruppentherapien:** Austausch und gegenseitige Unterstützung von Personen, die versuchen, mit dem Rauchen aufzuhören.

- Rauchstopp-Hotlines: Bieten telefonische Unterstützung an.

4. Alternative Ansätze :

- **Akupunktur- oder Lasertherapie:** Diese Methoden zielen darauf ab, das Verlangen nach einer Zigarette zu reduzieren, indem bestimmte Körperbereiche stimuliert werden.
- **Hypnose:** Manche Menschen finden einen Nutzen in der Hypnose, die darauf abzielt, den Willen zur Raucherentwöhnung zu stärken und die mit dem Rauchen verbundenen Gewohnheiten zu ändern.
- **Mobile und Online-Apps:** Viele Apps wurden entwickelt, um Menschen dabei zu helfen, ihre Fortschritte zu verfolgen, ihre Wünsche zu verwalten und Unterstützung zu erhalten.

5. Vorbereitung und Unterstützung :
Beim Aufhören mit dem Rauchen ist ein ganzheitlicher Ansatz von entscheidender Bedeutung.

- **Ein Datum für den Ausstieg festlegen:** Eine Vorausplanung kann helfen, sich mental und körperlich vorzubereiten.
- **Vermeidung von Auslösern:** Situationen, die zum Rauchen verleiten, verstehen und vermeiden.
- **Soziale Unterstützung:** Die Unterstützung von Familie, Freunden oder Kollegen zu haben, kann entscheidend sein.

Der Schlüssel zum Erfolg liegt oft in der Kombination mehrerer Methoden und in der Beharrlichkeit. Wenn ein Versuch fehlschlägt, ist es sehr wichtig, nicht den Mut zu verlieren und eine andere Methode oder eine Kombination von Methoden auszuprobieren. Die meisten Ex-Raucher haben mehrere Versuche unternommen, bevor sie endgültig aufgehört haben ment.

Die Rolle des Krankenpflegers in der Beratung und Unterstützung des Patienten

Die Rolle des Krankenpflegers geht oft über die reine medizinische Versorgung hinaus. Im Zusammenhang mit der

Beratung und Unterstützung von Patienten spielt der Krankenpfleger eine zentrale Rolle, indem er als Erzieher, Berater, Fürsprecher und Tröster fungiert. Im Folgenden wird die Rolle des Krankenpflegers bei der Beratung und Unterstützung von Patienten näher beleuchtet:

1. Erzieherin :
   - **Information:** Der Krankenpfleger informiert den Patienten über seine Krankheit, seine Behandlung, die Medikamente, die Nebenwirkungen und die zu treffenden Vorsichtsmaßnahmen.
   - **Selbstmanagement:** Der Krankenpfleger bringt dem Patienten bei, wie er seine Krankheit zu Hause bewältigen kann, wie er Medikamente oder medizinische Geräte richtig anwendet, und fördert gesunde Verhaltensweisen.
2. Aktives Zuhören :
   - Der Krankenpfleger nimmt sich Zeit, um sich die Sorgen, Ängste und Hoffnungen des Patienten anzuhören. Dieses aktive Zuhören ist wichtig, um eine vertrauensvolle Beziehung aufzubauen und die besonderen Bedürfnisse des Patienten zu verstehen.
3. Emotionale Unterstützung :
   - Der Krankenpfleger bietet ein offenes Ohr, beruhigt den Patienten und spendet Trost in schwierigen Zeiten, z. B. bei schwierigen Diagnosen, belastenden Behandlungen oder schlechten Nachrichten.
4. Patientenfürsprecher :
   - Der Krankenpfleger setzt sich für die Rechte des Patienten ein, sorgt dafür, dass seine Wünsche respektiert werden, und greift ein, wenn der Patient Bedenken oder unerfüllte Bedürfnisse hat.
5. Berater :
   - **Planung:** Der Krankenpfleger unterstützt den Patienten bei der Planung und Entscheidungsfindung in Bezug auf seine Pflege, Behandlung oder Rehabilitation.
   - **Problemlösung:** Der Krankenpfleger hilft dem Patienten, Probleme oder Hindernisse für seine Genesung zu erkennen und Lösungen zu finden.
6. Verbindung zu anderen Gesundheitsfachkräften :
   - Der Krankenpfleger arbeitet mit anderen Mitgliedern des medizinischen Teams wie Ärzten, Psychologen und Sozialarbeitern zusammen, um sicherzustellen, dass der Patient eine umfassende und kohärente Versorgung erhält.

7. Unterstützung der Familie :
   - Der Krankenpfleger erkennt, dass die Krankheit oder das Leiden eines Patienten Auswirkungen auf die Familie oder die Angehörigen haben kann. Er/sie kann den Familienmitgliedern Unterstützung, Beratung oder Ressourcen anbieten.
8. Folge :
   - Der Krankenpfleger hält regelmäßig Rücksprache mit dem Patienten, bewertet die Fortschritte, erkennt neue Herausforderungen und passt den Pflegeplan entsprechend an.
9. Ressourcen und Orientierung :
   - Der Krankenpfleger ist häufig eine Informationsquelle für verfügbare Ressourcen, sei es für Selbsthilfegruppen, Rehabilitationsdienste oder andere Gemeindedienste.
10. Vertraulichkeit :
   - Der Krankenpfleger respektiert die Vertraulichkeit des Patienten und gibt Informationen nur im Interesse des Wohlergehens des Patienten und mit dessen Zustimmung weiter.

Im Rahmen der Patientenberatung und -unterstützung ist der Krankenpfleger eine wesentliche Säule im Behandlungspfad des Patienten. Durch einen ganzheitlichen, patientenzentrierten Ansatz spielt der Krankenpfleger eine entscheidende Rolle für das allgemeine Wohlbefinden des Patienten, sowohl auf körperlicher als auch auf emotionaler Ebene.

Kapitel 31.
ERNÄHRUNGSASPEKTE
IN DER PNEUMOLOGIE

Ernährung und Lungengesundheit

Die Ernährung spielt eine entscheidende Rolle bei der Aufrechterhaltung einer optimalen Lungengesundheit. Eine ausgewogene Ernährung kann dazu beitragen, das Immunsystem zu stärken, Infektionen zu bekämpfen und die Lungenfunktion zu unterstützen. Hier erfahren Sie, wie die Ernährung die Lungengesundheit beeinflusst, und erhalten Tipps, welche Lebensmittel Sie bevorzugen sollten :

1. Antioxidantien :
   - Obst und Gemüse, insbesondere solche, die reich an den Vitaminen C und E, Beta-Carotin und Flavonoiden sind, haben antioxidative Eigenschaften, die dazu beitragen können, die Lunge vor Schäden durch freie Radikale zu schützen.
   - **Empfohlene Nahrungsmittel :** Beeren, Zitrusfrüchte, Spinat, Brokkoli, Nüsse, Samen und pflanzliche Öle.
2. Omega-3 :
   - Diese Fettsäuren haben entzündungshemmende Eigenschaften, die helfen können, Lungenentzündungen zu reduzieren.
   - **Empfohlene Nahrungsmittel:** Fettreiche Fische wie Lachs, Makrele und Sardinen sowie Chiasamen, Leinsamen und Walnüsse.
3. Hochwertige Proteine :
   - Proteine unterstützen das Wachstum, die Reparatur und die normale Funktion der Lungenzellen.
   - **Empfohlene Nahrungsmittel:** Fisch, Geflügel, Tofu, Hülsenfrüchte, Eier und Nüsse.
4. Feuchtigkeitsversorgung :
   - Ausreichend Wasser zu trinken hilft, den Schleim in den Atemwegen dünnflüssiger zu halten, wodurch das Atmen erleichtert wird.
5. Fasern :
   - Ballaststoffe können das Risiko von chronischen Lungenerkrankungen senken.

- **Empfohlene Nahrungsmittel:** Vollkorngetreide, Gemüse, Obst, Hülsenfrüchte.
6. Vitamin D :
   - Es ist wichtig für die Knochengesundheit und kann auch eine Rolle beim Schutz vor bestimmten Atemwegserkrankungen spielen.
   - **Quellen:** Sonnenexposition, angereicherte Lebensmittel, fetter Fisch, Eier.
7. Vermeiden bestimmter Nahrungsmittel :
   - Beschränken Sie den Verzehr von verarbeiteten Lebensmitteln, die reich an Salz, Zucker und gesättigten Fetten sind, die Entzündungen verschlimmern und das Risiko von Lungenerkrankungen erhöhen können.
8. Gewichtsmanagement :
   - Übergewicht oder Fettleibigkeit können die Lungenkapazität verringern und das Risiko für Asthma und Schlafapnoe erhöhen.
   - Umgekehrt kann Untergewicht, insbesondere bei Menschen mit COPD, die Atemmuskelkraft und die Fähigkeit zur Bekämpfung von Infektionen verringern.
9. Alkohol :
   - Übermäßiger Alkoholkonsum kann das Immunsystem schwächen, das Risiko von Lungeninfektionen erhöhen und die Lunge schädigen.
10. Ergänzungen :
   - Obwohl der Schwerpunkt auf der Aufnahme von Nährstoffen aus ganzen Lebensmitteln liegt, können einige Nahrungsergänzungsmittel vorteilhaft sein, insbesondere für Menschen mit spezifischen Mangelerscheinungen. Es wird immer empfohlen, vor der Einnahme von Nahrungsergänzungsmitteln einen Gesundheitsexperten zu konsultieren.

Ernährung und Lungengesundheit sind eng miteinander verbunden. Eine ausgewogene und nährstoffreiche Ernährung kann einen erheblichen Schutz vor verschiedenen Lungenerkrankungen bieten und die Lebensqualität von Menschen mit Atemwegserkrankungen verbessern. Darüber hinaus ist eine gesunde Lebensmittelauswahl entscheidend für die Unterstützung des Immunsystems, die Förderung einer optimalen Lungenfunktion und die Verhinderung von Entzündungen.

Umgang mit Unterernährung bei chronisch atmenden Patienten

Unterernährung ist ein häufiges Problem bei Patienten mit chronischen Atemwegserkrankungen, insbesondere der chronisch obstruktiven Lungenerkrankung (COPD). Unterernährung kann die Morbidität verschlimmern, die Lebensqualität verringern und die Sterblichkeit erhöhen. Daher sind das Erkennen und der Umgang mit Unterernährung bei diesen Patienten von entscheidender Bedeutung. Sie kann wie folgt gehandhabt werden:

1. Ernährungsbewertung :
   - **Regelmäßiges Screening:** Jeder Patient mit einer chronischen Atemwegserkrankung sollte regelmäßig auf Anzeichen von Unterernährung oder Gewichtsverlust untersucht werden.
   - **Anthropometrische Messungen:** Gewicht, Größe, Body-Mass-Index (BMI), Armumfang, Hautfalten zur Einschätzung der Fett- und Muskelreserven.
2. Erhöhung der Energiezufuhr :
   - **Lebensmittel mit hoher Energiedichte:** Führen Sie Lebensmittel ein, die reich an Kalorien und Nährstoffen sind.
   - **Geteilte Mahlzeiten: Bieten Sie** mehrere kleine Mahlzeiten über den Tag verteilt an, anstatt drei große Mahlzeiten.
   - **Nutritive Snacks:** Ermutigen Sie zu nahrhaften Snacks zwischen den Mahlzeiten, z. B. Nüsse, Käse, Joghurt oder Proteinshakes.
3. Nahrungsergänzungsmittel :
   - **Orale Nahrungsergänzungsmittel:** Sie können verwendet werden, um die Kalorien- und Proteinzufuhr zu erhöhen. Diese Ergänzungen sind in der Regel reich an Proteinen, Vitaminen und Mineralien.
4. Patientenaufklärung :
   - **Ernährungsberatung:** Die Patienten sollten Ratschläge erhalten, wie sie ihre Kalorienzufuhr erhöhen können, wie wichtig es ist, regelmäßig zu essen und bei jeder Mahlzeit Eiweiß einzubauen.

5. Physiotherapie und Rehabilitation :
   - **Übungen:** Ein geeignetes Übungsprogramm kann helfen, den Appetit, die Muskelkraft und die Atemkapazität zu verbessern.
   - **Lungenrehabilitation:** Rehabilitationsprogramme können einen integrierten Ansatz bieten, der Bewegung, Bildung und Ernährungsunterstützung kombiniert.
6. Umgang mit Symptomen :
   - Bei Patienten mit Atemwegserkrankungen können Symptome wie Kurzatmigkeit, Husten oder übermäßige Schleimproduktion auftreten, die den Appetit beeinträchtigen können. Diese Symptome müssen richtig gehandhabt werden, um die Nahrungsaufnahme zu fördern.
7. Medikamente :
   - Einige Medikamente, wie z. B. Kortikosteroide, können den Appetit anregen. Sie können jedoch auch Nebenwirkungen haben, daher sollte ihre Anwendung sorgfältig abgewogen werden.
8. Regelmäßige Überwachung :
   - Eine regelmäßige Bewertung des Gewichts, des Ernährungszustands und des Kalorienbedarfs ist für die Anpassung der Interventionen von entscheidender Bedeutung.
9. Umgang mit Komorbiditäten :
   - Begleiterkrankungen wie Diabetes oder Herzleiden können den Ernährungsbedarf beeinflussen. Ein integrierter Ansatz ist entscheidend, um diese Komorbiditäten in den Griff zu bekommen und gleichzeitig die Unterernährung zu behandeln.
10. Einbeziehung der Familie :
   - Die Aufklärung und Einbeziehung der Angehörigen des Patienten ist entscheidend, um eine angemessene Ernährungsversorgung zu Hause zu gewährleisten.

Die Behandlung von Mangelernährung bei chronischen Atemwegspatienten erfordert einen multidisziplinären Ansatz, an dem Ärzte, Ernährungsberater, Physiotherapeuten und Krankenpfleger beteiligt sind. Das Erkennen und Behandeln von Unterernährung verbessert nicht nur die Lebensqualität der Patienten, sondern kann sich auch positiv auf das Fortschreiten der Krankheit und die klinischen Ergebnisse auswirken.

Nahrungsergänzungsmittel und angepasste Diätetik

Die Ernährungsbehandlung von Patienten mit chronischen Atemwegserkrankungen, insbesondere COPD, ist von größter Bedeutung. Die bei diesen Patienten häufig auftretende Unterernährung kann zu einer Verringerung der Muskelmasse, einer verminderten körperlichen Belastbarkeit, einer geschwächten Immunität und einer schlechteren Prognose beitragen. Eine Anpassung der Ernährung und die Erwägung von Nahrungsergänzungsmitteln können helfen, diese Komplikationen zu bekämpfen. Hier einige Empfehlungen:

1. Orale Nahrungsergänzungsmittel :
   - **Hochkalorische Shakes:** Diese Getränke sind kalorien- und proteinreich und oft mit Vitaminen und Mineralstoffen angereichert. Sie können dabei helfen, die Kalorienzufuhr zu erhöhen, ohne dass eine große Menge an Nahrung benötigt wird.
   - **Proteinriegel:** Wie Shakes liefern sie eine konzentrierte Quelle an Kalorien und Proteinen.
2. Fette :
   - Fette sind die Quelle mit der höchsten Energiedichte. Die Zugabe von gesunden Ölen, Butter, Avocados oder Nüssen kann die Kalorienzufuhr erhöhen, ohne die Menge der Nahrung zu vergrößern.
3. Proteine :
   - Entscheidend für die Erhaltung und Reparatur der Muskeln.
   - **Empfohlene Quellen:** Mageres Fleisch, Geflügel, Fisch, Eier, Milchprodukte, Tofu, Hülsenfrüchte, Nüsse und Samen.
4. Vitamine und Mineralien :
   - Eine ausgewogene Ernährung sollte die meisten der benötigten Vitamine und Mineralien liefern. Einige Patienten benötigen jedoch möglicherweise Nahrungsergänzungsmittel, insbesondere für Kalzium, Vitamin D, Magnesium, Zink und Selen.
5. Feuchtigkeitsversorgung :
   - Ausreichend Wasser zu trinken ist für die Lungengesundheit unerlässlich und hilft dabei, den Schleim flüssig zu halten und leichter abzutransportieren.

6. Antioxidantien :
- Diese Verbindungen helfen, Entzündungen zu bekämpfen und die Zellen vor Schäden zu schützen.
- **Empfohlene Quellen:** Farbige Früchte, Gemüse, Nüsse, Samen und grüner Tee.

7. Omega-3 :
- Diese Fettsäuren haben entzündungshemmende Eigenschaften, die bei der Bekämpfung von Lungenentzündungen helfen können.

8. Zu vermeidende Lebensmittel :
- **Salz:** Ein übermäßiger Salzkonsum kann Wasser binden und die Symptome einiger Atemwegserkrankungen verschlimmern.
- **Koffein und Alkohol:** Kann mit bestimmten Medikamenten interferieren oder zu Dehydrierung führen.

9. Umgang mit Komorbiditäten :
- Einige Patienten haben möglicherweise andere gesundheitliche Probleme, die spezifische Ernährungsanpassungen erfordern, wie z. B. Diabetes, Herzinsuffizienz oder Osteoporose.

10. Ernährungserziehung :
- Patienten und ihre Familien sollten über die Bedeutung der Ernährung für die Bewältigung von Atemwegserkrankungen aufgeklärt und dazu angehalten werden, einen Ernährungsberater aufzusuchen.

11. Übung :
- Ein geeignetes Übungsprogramm kann in Verbindung mit einer angemessenen Ernährung dazu beitragen, die Muskelmasse, die Bewegungsfähigkeit und die Lebensqualität zu verbessern.

Der ernährungsmedizinische Ansatz für Patienten mit chronischen Atemwegserkrankungen muss individuell sein und die spezifischen Bedürfnisse des Patienten, den Krankheitszustand, Komorbiditäten und Medikamente berücksichtigen. Bei entsprechender Unterstützung und kontinuierlicher Aufklärung können eine angepasste Ernährungstherapie und Nahrungsergänzungsmittel eine wesentliche Rolle bei der allgemeinen Bewältigung der Krankheit und der Verbesserung der Lebensqualität des Patienten spielen.

Kapitel 32.
SYSTEMISCHE KRANKHEITEN
MIT LUNGENBETEILIGUNG

Konnektivitis (wie Sklerodermie)

Konnektivitiden, auch Bindegewebserkrankungen genannt, sind eine Gruppe von Autoimmunerkrankungen, die hauptsächlich das Bindegewebe betreffen, das ein wesentlicher Bestandteil vieler Organe ist. Die Sklerodermie ist eine der bekanntesten Konnektivitiden. Hier ist ein Überblick über diese Krankheiten mit besonderem Schwerpunkt auf Sklerodermie.

Connectivites : Ein Überblick
* Definition :
    * Konnektivitis ist eine Erkrankung, die durch eine Entzündung des Bindegewebes gekennzeichnet ist. Sie sind in der Regel autoimmun, was bedeutet, dass das Immunsystem fälschlicherweise gesundes Bindegewebe angreift.
* Beispiele für Konnektivitis :
    * Sklerodermie
    * Systemischer   Lupus erythematodes (SLE)
    * Polymyosite
    * Dermatomyositis
    * Sjögren-Syndrom
    * Rheumatoide   Arthritis (obwohl sie hauptsächlich als entzündliche Gelenkerkrankung angesehen wird)

Sklerodermie: Zoom auf diese Konnektivitis
* Definition :
    * Sklerodermie ist eine chronische Autoimmunerkrankung, die durch Verhärtung und Straffung der Haut und des Bindegewebes gekennzeichnet ist.
* Arten von Sklerodermie :
    * **Lokalisierte Sklerodermie:** Betrifft hauptsächlich die Haut. Zu den Arten gehören Morphea und Plaque-Sklerodermie.

- **Systemische Sklerodermie:** Betrifft die Haut sowie andere innere Organe. Sie wird in zwei Hauptformen eingeteilt: begrenzt (oder CREST) und diffus.
- Symptome :
  - Verdickung und Verhärtung der Haut
  - Raynaud (Phänomen, bei dem die Finger und/oder Zehen als Reaktion auf Kälte oder Stress zunächst weiß, dann blau und rot werden)
  - Gelenk- und Muskelschmerzen
  - Verdauungsprobleme, wie gastroösophagealer Reflux
  - Atembeschwerden aufgrund von Lungenfibrose
- Ursachen :
  - Die genaue Ursache ist nicht bekannt. Genetische, umweltbedingte und immunologische Faktoren könnten jedoch eine Rolle spielen.
- Diagnose :
  - Klinische Untersuchung
  - Bluttests zur Suche nach spezifischen Antikörpern
  - Hautbiopsie
  - Andere Untersuchungen zur Beurteilung der Beteiligung anderer Organe, wie z. B. Lungenröntgen, Echokardiografie usw.
- Behandlung :
  - Es gibt keine Heilung für Sklerodermie, aber die Behandlung zielt darauf ab, die Symptome zu lindern und weitere Komplikationen zu verhindern.
  - Medikamente zur Verbesserung der Durchblutung, zur Schmerzlinderung, zur Behandlung der gastroösophagealen Refluxkrankheit (GERD) und zur Verlangsamung des Fortschreitens der Krankheit.
  - Therapien zur Verbesserung der Hautbeweglichkeit und der Gelenkfunktion.
  - Regelmäßige Nachsorge, um den Befall anderer Organe zu überwachen.

Konnektivitiden, einschließlich der Sklerodermie, sind komplexe Krankheiten, die eine multidisziplinäre Behandlung erfordern. Die Forschung geht weiter mit dem Ziel, diese Krankheiten besser zu verstehen und wirksamere Behandlungsmethoden zu entwickeln.

Systemische Granulomatosen

Systemische Granulomatosen bezeichnen eine Gruppe von Autoimmunerkrankungen, die durch die Bildung von Granulomen in verschiedenen Organen gekennzeichnet sind. Ein Granulom ist eine spezifische Entzündungsreaktion, die eine kleine knotige Läsion bildet, die aus Makrophagen, mehrkernigen Riesenzellen besteht und oft von Lymphozyten umgeben ist. Hier ein Überblick über die bemerkenswertesten systemischen Granulomatosen :

1. **Granulomatose mit Polyangiitis (früher Wegener-Granulomatose genannt)** :
   - **Symptome:** Sie können variieren, umfassen aber häufig Rhinitis, Sinusitis, Nasengeschwüre, Husten, Kurzatmigkeit, Glomerulonephritis und Hautläsionen.
   - **Behandlung :** Kortikosteroide und Immunsuppressiva werden häufig eingesetzt.
2. Sarkoidose-Krankheit :
   - **Symptome:** Die Läsionen können jedes Organ betreffen, am häufigsten sind jedoch die Lunge, die Lymphknoten, die Augen und die Haut betroffen.
   - **Behandlung :** In vielen Fällen kann sich die Krankheit von selbst lösen. Bei schwereren Symptomen werden jedoch häufig Kortikosteroide eingesetzt.
3. Chronische Septumgranulomatose :
   - Es handelt sich um eine seltene Erkrankung, die durch Granulome gekennzeichnet ist, die um die Trennwände der betroffenen Organe zentriert sind.
4. Allergische Granulomatose mit Eosinophilie (Churg-Strauss-Syndrom) :
   - **Symptome:** Asthma, periphere Eosinophilie, Sinusitis und Schädigung anderer Organe wie des Herzens, der Nieren und des Nervensystems.
   - **Behandlung :** Kortikosteroide sind der Eckpfeiler der Behandlung, aber auch andere Immunsuppressiva können eingesetzt werden.
Ursachen der systemischen Granulomatose :
   - Die genauen Ursachen der meisten dieser Krankheiten sind unbekannt, aber es wird angenommen, dass sie auf eine Kombination von genetischen und Umweltfaktoren zurückzuführen sind.

- In manchen Fällen könnte eine abnormale Reaktion des Immunsystems auf eine Infektion oder einen anderen Reiz die Krankheit auslösen.

Diagnose :
- Neben der klinischen Beurteilung können Bluttests, Biopsien von Läsionen und medizinische Bildgebung zur Diagnose erforderlich sein.

Systemische Granulomatosen sind komplexe Erkrankungen mit einer Vielzahl von klinischen Erscheinungsformen. Eine frühzeitige Diagnose und eine angemessene Behandlung sind entscheidend, um Komplikationen zu verhindern und die Prognose zu verbessern. Die Behandlung erfordert häufig einen multidisziplinären Ansatz, an dem Rheumatologen, Pneumologen, Nephrologen, Dermatologen und je nach den betroffenen Organen auch andere Spezialisten beteiligt sind.

Vaskulitis

Vaskulitis ist eine Gruppe von Krankheiten, die durch eine Entzündung der Blutgefäßwände gekennzeichnet sind. Sie können Gefäße jeder Größe betreffen: Arterien, Venen und Kapillaren, und sie können sich auf jedes Organ des Körpers auswirken. Je nach Größe der betroffenen Gefäße werden sie in große, mittlere und kleine Vaskulitiden eingeteilt.

1. Vaskulitis der großen Gefäße :
- **Riesenzellarteriitis (oder Arteriitis temporalis)**: Sie betrifft vor allem die Arterien im Kopfbereich, insbesondere die Schläfenarterien. Häufige Symptome: Kopfschmerzen, Kieferschmerzen, Sehstörungen und Empfindlichkeit der Kopfhaut.
- **Takayasu-Arteriitis:** Sie betrifft vor allem die Aorta und ihre Hauptäste. Kann Schmerzen in Armen oder Beinen, Sehstörungen und Schwäche oder ein Taubheitsgefühl in den Gliedmaßen verursachen.

2. Vaskulitis der mittelgroßen Gefäße :
- **Polyarteriitis nodosa:** Sie betrifft vor allem die Blutgefäße in den Nieren, im Herzen, im Darm, in den Nerven und in den Gelenken. Häufige Symptome: Fieber, Gewichtsverlust, Muskel- und Gelenkschmerzen und Knötchen unter der Haut.

3. Vaskulitis der kleinen Gefäße :
- Granulomatose mit Polyangiitis (früher Wegener-Granulomatose) : Betrifft vor allem die Atemwege und die Nieren.
- Eosinophile Granulomatose mit Polyangiitis (früher Churg-Strauss-Syndrom) : Wird mit Asthma und einer hohen Eosinophilie in Verbindung gebracht.
- **IgA-Vaskulitis (oder Henoch-Schönlein-Purpura) :** Am häufigsten bei Kindern. Verursacht einen purpurartigen Hautausschlag, Gelenkschmerzen und Nierenprobleme.
- **Hypokomplementäre urtikarielle Vaskulitis:** Gekennzeichnet durch Symptome, die der Urtikaria ähneln, aber länger anhalten.

Ursachen und Mechanismen :
- Obwohl die genauen Ursachen oft unbekannt sind, entstehen Vaskulitiden durch eine abnormale Entzündungsreaktion gegen die Blutgefäße. Dies kann durch Infektionen, bestimmte Medikamente, andere Krankheiten oder Autoimmunerkrankungen ausgelöst werden.

Diagnose :
- Eine Kombination aus Symptomen, Blutuntersuchungen, Biopsien des betroffenen Gewebes und medizinischen bildgebenden Verfahren wie der Angiografie kann bei der Diagnose helfen.

Behandlung :
- Die Behandlung von Vaskulitis beruht hauptsächlich auf Kortikosteroiden und Immunsuppressiva, um die Entzündung zu kontrollieren und Organschäden zu verhindern. Die Art und Dauer der Behandlung hängt von der Art der Vaskulitis und ihrem Schweregrad ab.

Vaskulitis ist eine schwere Erkrankung, die unbehandelt zu lebensbedrohlichen Komplikationen führen kann. Eine frühzeitige Diagnose und eine angemessene Behandlung sind entscheidend, um die Ausgänge für die Patienten zu verbessern. Die Forschung wird fortgesetzt, um diese Krankheiten besser zu verstehen und noch wirksamere Behandlungsmethoden zu entwickeln.

Kapitel 33.
HÄUSLICHE PFLEGE
UND KRANKENHAUSAUFENTHALT
ZU HAUSE

Beurteilung der Bedürfnisse zu Hause

Die Beurteilung der häuslichen Bedürfnisse ist von entscheidender Bedeutung, um sicherzustellen, dass Patienten, insbesondere solche mit chronischen Krankheiten, Behinderungen oder spezifischen Gesundheitsproblemen, eine angemessene und auf ihre Umgebung abgestimmte Pflege erhalten. Diese Bewertung hilft dabei, die notwendigen Anpassungen zu ermitteln, um das Zuhause für den Patienten sicher und funktional zu gestalten. Sie umfasst mehrere Aspekte, die im Folgenden erläutert werden.

1. Sicherheitsbewertung :
   - **Mobilität:** Überprüfen Sie, ob das Zuhause geeignet ist, um sich leicht fortzubewegen, insbesondere bei Patienten, die im Rollstuhl sitzen oder Gehhilfen benutzen.
   - **Sturzgefahr:** Beurteilen Sie, ob Teppiche, elektrische Leitungen oder andere Hindernisse vorhanden sind. In Badezimmern können Haltegriffe erforderlich sein.
   - **Beleuchtung: Stellen Sie** sicher, dass alle Räume, Flure und Treppen gut beleuchtet sind.
2. Medizinische Bewertung :
   - **Medikamente:** Überprüfen Sie die Organisation und den Umgang mit Medikamenten. Denken Sie an eine Pillenbox oder Alarme, die bei der regelmäßigen Einnahme helfen.
   - **Medizinische Ausrüstung:** Beurteilen Sie die Notwendigkeit und Verfügbarkeit von Ausrüstungsgegenständen wie Sauerstoffkonzentratoren, Beatmungsgeräten oder Überwachungsgeräten.
3. Bewertung der täglichen Aktivitäten :
   - **Küche:** Stellen Sie sicher, dass der Patient Mahlzeiten zubereiten kann, oder richten Sie ggf. einen Lieferservice für Mahlzeiten ein.

- **Körperpflege und Hygiene: Stellen Sie** fest, ob der Patient sich selbst waschen und anziehen kann, und ziehen Sie ggf. geeignete Hilfen in Betracht.
- **Hausarbeit:** Beurteilen Sie, ob der Patient in der Lage ist, Hausarbeit zu erledigen, oder ob er eine Haushaltshilfe benötigt.

4. Psychosoziale Bewertung :
- **Isolation:** Erkennen Sie das Risiko sozialer Isolation und fördern Sie Interaktionen, sei es durch Besuche, Selbsthilfegruppen oder Gemeinschaftsaktivitäten.
- **Emotionale Unterstützung:** Prüfen Sie, ob der Patient psychologische Unterstützung oder zusätzliche Therapien benötigt.

5. Bewertung der Pflege :
- **Pflegebedarf:** Schätzen Sie die Quantität und Qualität der benötigten Pflege, sei es Krankenpflege, Physiotherapie etc.
- **Schulung der pflegenden Angehörigen :** Wenn der Patient von einem Angehörigen gepflegt wird, stellen Sie sicher, dass dieser angemessen geschult ist, um die erforderliche Pflege zu leisten.

6. Bewertung der Ressourcen :
- **Finanzen: Verschaffen** Sie sich einen Überblick über die mit der häuslichen Pflege verbundenen Kosten und erkunden Sie mögliche Hilfen oder Zuschüsse, die Ihnen zur Verfügung stehen.
- **Unterstützungsnetzwerke:** Identifizieren Sie lokale Vereinigungen, Selbsthilfegruppen und andere Ressourcen der Gemeinschaft.

Die Beurteilung der häuslichen Bedürfnisse ist ein ganzheitlicher Prozess, der sowohl die physische Umgebung des Patienten als auch seine medizinischen und psychosozialen Bedürfnisse berücksichtigt. Eine umfassende und sorgfältige Beurteilung stellt sicher, dass der Patient die bestmögliche Versorgung erhält und dabei seine Unabhängigkeit und Würde bewahrt. Die Zusammenarbeit zwischen medizinischem Fachpersonal, pflegenden Angehörigen und dem Patienten selbst ist entscheidend für die Erstellung eines wirksamen und angemessenen Plans für die häusliche Pflege.

Einsetzen und Nachverfolgung von Medizinprodukten

Die Einführung und Überwachung von Medizinprodukten (MP) zu Hause ist ein entscheidender Schritt, um die Sicherheit und Wirksamkeit der Behandlung von Patienten außerhalb des Krankenhauses zu gewährleisten. Dies erfordert eine enge Zusammenarbeit zwischen den Angehörigen der Gesundheitsberufe, den Patienten und ihrem Umfeld. Im Folgenden erhalten Sie einen Überblick über die Schritte, die für eine optimale Verwaltung von Medizinprodukten zu Hause erforderlich sind.

1. Ersteinschätzung :
   - **Bedürfnisse des Patienten :** Bestimmen Sie die Art des benötigten Geräts auf der Grundlage der Erkrankung, der körperlichen Verfassung und der spezifischen Bedürfnisse des Patienten.
   - **Beurteilung des Zuhauses:** Sicherstellen, dass die häusliche Umgebung für die Installation und Nutzung des gewählten Geräts geeignet ist.
2. Auswahl des Medizinprodukts :
   - **Beratung:** Besprechen Sie mit dem Patienten und seiner Familie die verschiedenen verfügbaren Optionen, wobei Sie sowohl die medizinischen Empfehlungen als auch die Vorlieben des Patienten berücksichtigen.
   - **Lieferanten:** Wählen Sie einen angesehenen Lieferanten, der für die Art des benötigten MP zugelassen ist.
3. Installation :
   - **Schulung:** Nach der Installation des Geräts ist es entscheidend, den Patienten und ggf. seine Pflegeperson in der korrekten Anwendung, der Wartung und der Erkennung von Fehlfunktionen zu schulen.
   - **Dokumentation: Stellen Sie** dem Patienten alle Benutzerhandbücher, Datenblätter und andere relevante Dokumente zum MP zur Verfügung.
4. Regelmäßige Nachbereitung :
   - **Hausbesuche:** Organisieren Sie regelmäßige Besuche, um den Zustand und die Funktionsfähigkeit des MP zu überprüfen.

- **Telemonitoring:** Einige moderne MP ermöglichen ein Telemonitoring und senden Daten in Echtzeit an das Gesundheitspersonal zur kontinuierlichen Überwachung.
- **Überprüfung der Fähigkeiten:** Überprüfen Sie regelmäßig, ob der Patient (oder seine Pflegeperson) die Verwendung des Geräts noch beherrscht und in der Lage ist, Probleme zu erkennen und zu melden.

5. Wartung und Fehlerbehebung :

- **Regelmäßige Pflege:** Einige Geräte müssen regelmäßig gepflegt werden, um ihre optimale Funktion zu gewährleisten.
- **Schnelle Interventionen:** Im Falle einer Fehlfunktion ist ein reaktionsschneller Pannendienst unerlässlich, um eine Unterbrechung der Verarbeitung zu vermeiden.

6. Neubewertung :

- **Änderung des Zustands:** Wenn sich der Gesundheitszustand des Patienten ändert, kann es notwendig sein, den Typ oder das Modell des verwendeten MP zu überprüfen.
- **Technologische Updates:** Mit dem technologischen Fortschritt können neue MP oder verbesserte Modelle verfügbar werden, die besser an die Bedürfnisse des Patienten angepasst sind.

7. Ende der Nutzung :

- **Rücknahme:** Wenn das MP nicht mehr benötigt wird, organisieren Sie seine sichere Rücknahme.
- **Recycling oder Entsorgung:** Einige MP können recycelt werden, während andere gemäß den geltenden Vorschriften entsorgt werden müssen, um die Umweltsicherheit zu gewährleisten.

Die Einführung und Überwachung von Medizinprodukten zu Hause ist ein entscheidender Prozess, um die Qualität der Patientenversorgung außerhalb des Krankenhauses zu gewährleisten. Eine enge Abstimmung zwischen den Angehörigen der Gesundheitsberufe, dem Patienten, seiner Familie und dem Anbieter des Medizinprodukts ist entscheidend, um die Sicherheit, Wirksamkeit und Compliance der Behandlung zu gewährleisten.

Netzwerkarbeit mit verschiedenen Fachkräften im häuslichen Bereich

Die Vernetzung mit den verschiedenen Fachkräften des häuslichen Gesundheitswesens ist von entscheidender Bedeutung, um eine umfassende und koordinierte Versorgung der Patienten zu gewährleisten. In einer Zeit, in der die häusliche Pflege aufgrund der alternden Bevölkerung und der zunehmenden Prävalenz chronischer Krankheiten immer mehr zur Normalität wird, ist diese interprofessionelle Zusammenarbeit von entscheidender Bedeutung, um eine qualitativ hochwertige Pflege zu gewährleisten.

1. Die Akteure des Netzwerks :
   - **Behandelnde Ärzte :** Sie stellen die Diagnose, verschreiben die Behandlung und überweisen den Patienten bei Bedarf an andere Spezialisten.
   - **Krankenpfleger zu Hause:** Sie übernehmen die laufende Pflege, verabreichen Medikamente, legen Verbände an, verabreichen Injektionen und betreuen die Patienten.
   - **Physiotherapeuten:** Sie befassen sich mit der funktionellen Rehabilitation, der Rehabilitation der Atemwege und der Mobilität.
   - **Apotheker:** Sie geben Medikamente aus, beraten den Patienten und können in der Therapieerziehung tätig werden.
   - **Ergotherapeuten:** Sie beraten bei der Anpassung der Wohnung an die Bedürfnisse des Patienten.
   - **Pflegehelfer oder Lebenshelfer:** Sie unterstützen den Patienten bei den Aufgaben des täglichen Lebens.
   - **Sozialarbeiter/innen:** Sie orientieren und beraten in Bezug auf soziale Hilfen, Wohnraumanpassung oder Behördengänge.
   - **Andere Spezialisten :** Ernährungswissenschaftler, Psychologen, Logopäden, Podologen usw., je nach den spezifischen Bedürfnissen des Patienten.
2. Vorteile der Arbeit in einem Netzwerk :
   - **Kontinuität der Versorgung:** Eine enge Zusammenarbeit ermöglicht eine kontinuierliche und angemessene Betreuung, ohne dass es zu Unterbrechungen in der Versorgung kommt.

- **Informationsaustausch:** Erleichtert den Austausch von medizinischen Informationen und verbessert so die Qualität der Versorgung.
- **Optimierung der Ressourcen:** Die Fähigkeiten jeder Fachkraft werden optimal genutzt, wodurch Redundanzen vermieden werden.
- **Ganzheitlicher Ansatz:** Jede Fachkraft bringt ihr Fachwissen ein und ermöglicht so eine umfassende Betreuung des Patienten, sowohl in medizinischer als auch in sozialer oder psychologischer Hinsicht.

3. Umsetzung der Netzwerkarbeit :
- **Kommunikation:** Effiziente Kommunikationsinstrumente (gemeinsame medizinische Akten, Koordinationsplattformen, regelmäßige Treffen) sind entscheidend, um den Austausch zwischen den Fachkräften zu erleichtern.
- **Ausbildung:** Berufsübergreifende Schulungen können organisiert werden, um den Zusammenhalt und das gegenseitige Verständnis der Rollen zu stärken.
- **Gemeinsame Protokolle :** Entwickeln Sie gemeinsame Protokolle oder Richtlinien, um eine einheitliche Versorgung zu gewährleisten.
- **Koordination: Es** kann ein Koordinator, häufig ein Krankenpfleger oder Arzt, benannt werden, der den Austausch erleichtert und sicherstellt, dass jede Fachkraft zum richtigen Zeitpunkt eingreift.

Die Vernetzung zwischen den verschiedenen Fachkräften des häuslichen Gesundheitswesens ist ein kollaborativer Ansatz, bei dem der Patient im Mittelpunkt steht. Es handelt sich um einen patientenzentrierten Ansatz, der darauf abzielt, eine integrierte, kohärente und auf die Bedürfnisse des Patienten abgestimmte Versorgung zu bieten. Diese Koordination ist der Schlüssel, um den aktuellen Herausforderungen der häuslichen Pflege wirksam zu begegnen und eine optimale Pflegequalität zu gewährleisten.

Kapitel 34.
ROLLE DES KRANKENPFLEGERS IN GEMEINSCHAFTLICHE PRÄVENTION

Programme zur Bewusstseinsbildung

Sensibilisierungsprogramme spielen eine entscheidende Rolle bei der Förderung der öffentlichen Gesundheit, der Aufklärung über bestimmte Krankheiten, Risikoverhalten und Prävention. Hier finden Sie eine detaillierte Erkundung von Sensibilisierungsprogrammen, ihren Zielen, Methoden und Auswirkungen.

1. Ziele von Sensibilisierungsprogrammen :
   - **Aufklärung:** Die Öffentlichkeit über eine bestimmte Krankheit, einen bestimmten Zustand oder ein bestimmtes Verhalten informieren.
   - **Prävention:** Die Häufigkeit bestimmter Krankheiten oder Risikoverhaltensweisen verringern.
   - **Früherkennung:** Förderung des Screenings und der Früherkennung bestimmter Zustände oder Krankheiten.
   - **Veränderung von Verhaltensweisen :** Anreize schaffen, um gesunde Verhaltensweisen anzunehmen und schädliche Verhaltensweisen aufzugeben.
2. Häufig verwendete Methoden :
   - **Medien:** Nutzung von Fernsehen, Radio, Zeitungen und Zeitschriften zur Verbreitung von Botschaften.
   - **Workshops und Konferenzen:** Organisieren Sie Bildungsveranstaltungen in Schulen, Universitäten, Unternehmen und Gemeinden.
   - **Soziale Medien:** Nutzung von Plattformen wie Facebook, Twitter und Instagram, um ein breiteres Publikum, insbesondere junge Menschen, zu erreichen.
   - **Gedrucktes Material:** Broschüren, Poster, Faltblätter usw., die bei Veranstaltungen verteilt oder an strategischen Orten platziert werden.
   - **Erfahrungsberichte:** Menschen, die eine besondere Situation erlebt haben (Krankheit, Sucht usw.), teilen ihre Erfahrungen, um das Bewusstsein zu schärfen.

3. Auswirkungen von Sensibilisierungsprogrammen :
- **Wissensverbesserung:** Erhöhung des Wissens und Verständnisses über eine bestimmte Krankheit oder ein bestimmtes Verhalten.
- **Einstellungsänderung:** Veränderung der Wahrnehmungen und Einstellungen gegenüber bestimmten Verhaltensweisen oder Bedingungen.
- **Verhaltensänderungen:** Annahme von gesünderen Verhaltensweisen oder Aufgabe von riskanten Verhaltensweisen.
- **Verringerung der Inzidenz:** In einigen Fällen können diese Programme dazu beitragen, die Inzidenz einer Krankheit oder eines Zustands zu verringern.

4. Bewertung und Verbesserung :
- **Feedback:** Sammeln Sie Feedback von den Teilnehmern, um zu verstehen, was gut funktioniert hat und was verbessert werden kann.
- **Überwachung: Überwachen Sie** die Wirksamkeit des Programms anhand von Schlüsselindikatoren.
- **Anpassungen:** Ändern Sie das Programm auf der Grundlage des Feedbacks und der erzielten Ergebnisse, um es noch effektiver zu machen.

5. Prominente Beispiele :
- **Sensibilisierung für Brustkrebs:** Anregung zur regelmäßigen Vorsorgeuntersuchung, Anzeichen und Symptome, auf die man achten sollte, Bedeutung der Selbstuntersuchung.
- **Bekämpfung des Rauchens:** Aufklärung über die Gefahren des Rauchens, Ermutigung zur Aufgabe des Rauchens.
- **Sensibilisierung für HIV/AIDS:** Aufklärung über die Übertragungswege, Bedeutung regelmäßiger Tests, Prävention.

Sensibilisierungsprogramme sind ein wichtiges Instrument, um die Öffentlichkeit aufzuklären, Verhaltensweisen zu ändern und schließlich die Gesundheit und das Wohlbefinden einer Gemeinschaft zu verbessern. Um wirksam zu sein, müssen sie gut geplant, zielgerichtet und auf die Zielgruppe zugeschnitten sein. Mit den richtigen Strategien und dem richtigen Engagement können sie einen erheblichen Einfluss auf die öffentliche Gesundheit haben.

Impfung und Prävention von infektiösen Lungenerkrankungen

Impfungen sind eine der wirksamsten und kosteneffektivsten medizinischen Maßnahmen zur Vorbeugung von Infektionskrankheiten, einschließlich solcher, die die Lunge betreffen. Indem Impfstoffe auf bestimmte Krankheitserreger abzielen, stimulieren sie das Immunsystem und bereiten es darauf vor, diese Erreger zu bekämpfen, wenn der Einzelne ihnen in Zukunft ausgesetzt ist. Im Zusammenhang mit der Lunge können viele Infektionen durch Impfungen verhindert werden.

1. Durch Impfung vermeidbare Lungenerkrankungen :
   - **Tuberkulose: Wird** durch das Bakterium Mycobacterium tuberculosis verursacht und ist eine schwere Krankheit, die hauptsächlich die Lunge befällt. BCG ist der häufig verwendete Impfstoff gegen Tuberkulose.
   - **Keuchhusten (Pertussis) : Wird** durch das Bakterium Bordetella pertussis verursacht und kann durch den DTPa-Impfstoff (azellulärer Diphtherie-Tetanus-Keuchhusten) verhindert werden.
   - **Grippe (Influenza):** Eine saisonale Virusinfektion, die zu schweren Lungenkomplikationen führen kann, vor allem bei älteren Menschen, Kindern und Personen mit Komorbiditäten. Eine jährliche Impfung wird empfohlen.
   - **Lungenentzündung:** Verschiedene Erreger können eine Lungenentzündung verursachen. Impfungen gegen Streptococcus pneumoniae (Pneumokokken-Impfstoff) und Haemophilus influenzae Typ B (Hib) sind entscheidend, um bestimmte Formen von Lungenentzündung zu verhindern.
   - **Infektionen mit RSV (Respiratory Syncytial Virus) :** RSV ist eine häufige Ursache für Atemwegsinfektionen bei Säuglingen. Für Kinder mit hohem Risiko steht ein Immunprophylaktikum, Palivizumab, zur Verfügung.
2. Vorteile der Impfung :
   - **Senkung der Morbidität und Mortalität:** Durch die Verhinderung von Lungeninfektionen senken Impfstoffe die Zahl der Fälle, Krankenhausaufenthalte und Todesfälle, die mit diesen Krankheiten in Verbindung gebracht werden.
   - **Schutz der Gemeinschaft: Eine** groß angelegte Impfung kann zu einer "Herdenimmunität" führen, bei der die

Ausbreitung des Erregers eingeschränkt ist, weil ein Großteil der Bevölkerung immun ist.

- **Gesundheitliche Einsparungen:** Durch die Verhinderung von Krankheiten senkt die Impfung die Kosten, die mit medizinischen Behandlungen und Krankenhausaufenthalten verbunden sind.

3. Sensibilisierung und Bildung :

- **Rolle der Angehörigen der Gesundheitsberufe:** Ärzte, Krankenpfleger und andere Angehörige der Gesundheitsberufe sollten Patienten und die Öffentlichkeit über die Bedeutung von Impfungen zur Vermeidung von Lungeninfektionen aufklären.
- **Öffentliche Kampagnen:** Aufklärungskampagnen können die Öffentlichkeit über die mit infektiösen Lungenerkrankungen verbundenen Risiken und die Vorteile der Impfung informieren.

4. Herausforderungen und Kontroversen :

Trotz der offensichtlichen Vorteile der Impfung bleiben einige Gruppen und Einzelpersonen aufgrund falscher Informationen, persönlicher oder religiöser Überzeugungen oder Bedenken hinsichtlich der Nebenwirkungen skeptisch oder lehnen die Impfung ab.

Impfungen spielen eine entscheidende Rolle bei der Prävention von infektiösen Lungenerkrankungen und retten jedes Jahr Millionen von Menschenleben. Während die Forschung weitergeht, um neue Impfstoffe zu entwickeln und bestehende Impfstoffe zu verbessern, sind Aufklärung und Bildung weiterhin entscheidend, um die Impfung zu fördern und die öffentliche Gesundheit zu schützen.

Screening-Kampagnen

Screening-Kampagnen sind Initiativen im Bereich der öffentlichen Gesundheit, die darauf abzielen, Krankheiten oder Beschwerden bei Personen zu erkennen, die noch keine Symptome aufweisen. Ziel ist es, diese Krankheiten in einem frühen Stadium zu diagnostizieren und zu behandeln, was zu besseren Ergebnissen für den Patienten führen kann. Im Folgenden erhalten Sie einen Überblick über Screening-Kampagnen, ihre Bedeutung, Umsetzung und Herausforderungen.

1. Bedeutung des Screenings :
   - **Früherkennung:** Durch Screening können Krankheiten erkannt werden, bevor klinische Symptome auftreten.
   - **Frühzeitige Interventionen:** Eine Behandlung in einem frühen Stadium kann die Chancen auf Heilung oder Kontrolle der Krankheit verbessern.
   - **Senkung der Morbidität und Mortalität:** Screening kann die Anzahl der schweren Fälle und die Anzahl der Todesfälle im Zusammenhang mit einer Krankheit senken.
2. Beispiele für Screening-Kampagnen :
   - **Brustkrebs:** Regelmäßige Mammografien werden für Frauen ab einem bestimmten Alter oder mit Risikofaktoren empfohlen.
   - **Gebärmutterhalskrebs:** Durch Vorsorgeuntersuchungen mithilfe des Pap-Tests können präkanzeröse Anomalien erkannt werden.
   - **Kolorektalkrebs:** Fäkalientests und Koloskopien werden eingesetzt, um Polypen oder frühe Anzeichen von Krebs zu erkennen.
   - **Diabetes:** Blutzuckertests bei Risikopersonen können helfen, Diabetes in einem frühen Stadium zu diagnostizieren.
3. Durchführung von Screening-Kampagnen :
   - **Targeting:** Bestimmung der geeigneten demografischen Gruppe für das Screening anhand von Alter, Geschlecht, Familienanamnese usw.
   - **Sensibilisierung:** Nutzen Sie die Medien, Gesundheitsfachkräfte und Gemeinden, um die Öffentlichkeit über die Bedeutung von Vorsorgeuntersuchungen zu informieren.
   - **Zugang:** Sicherstellen, dass Screeningtests in Bezug auf Kosten, Ort und Zeit zugänglich sind.
   - **Schulung:** Gesundheitsfachkräfte werden darin geschult, Screeningtests zu verabreichen und die Ergebnisse richtig zu interpretieren.
4. Mit dem Screening verbundene Herausforderungen :
   - **Falsche positive Ergebnisse :** Ergebnisse, die fälschlicherweise nahelegen, dass eine Person eine Krankheit hat, können zu unnötigen Eingriffen und Angstzuständen führen.
   - **Falsche negative Ergebnisse:** Ergebnisse, die fälschlicherweise nahelegen, dass eine Person gesund ist, können zu einer Verzögerung der Diagnose führen.

- **Überdiagnose:** Die Erkennung von "Krankheiten", die zu Lebzeiten der Person niemals Probleme verursacht hätten, kann zu unnötigen Behandlungen führen.
- **Akzeptanz:** Nicht alle Personen sind aufgrund von Angst, Unwissenheit oder anderen persönlichen Faktoren bereit, sich einem Screening zu unterziehen.

5. Evaluation von Screening-Kampagnen :
- **Effektivität:** Messung, inwieweit das Screening die Morbidität und Mortalität der Zielkrankheit reduziert.
- **Abdeckung:** Bewerten Sie den Prozentsatz der Zielbevölkerung, der tatsächlich getestet wurde.
- **Kostenwirksamkeit:** Analysieren Sie das Kosten-Nutzen-Verhältnis der Kampagne.

Während Screening-Kampagnen das Potenzial haben, Leben zu retten und die Gesundheit der Bevölkerung zu verbessern, erfordert ihre Umsetzung eine sorgfältige Planung, eine gründliche Bewertung und eine effektive Kommunikation. Das Engagement von Gesundheitsfachkräften, politischen Entscheidungsträgern und der Gemeinschaft ist entscheidend, um den Nutzen der Vorsorgeuntersuchungen zu maximieren und gleichzeitig ihre potenziellen Risiken zu minimieren.

Kapitel 35.
LUNGENTRANSPLANTATION: VORBEREITUNG, PFLEGE UND NACHSORGE

Kriterien für die Förderfähigkeit und Bewertung

Die Lungentransplantation ist ein großer chirurgischer Eingriff, bei dem eine oder zwei kranke Lungen durch gesunde Lungen eines Spenders ersetzt werden. Angesichts der Komplexität der Operation, der Knappheit der verfügbaren Organe und der mit der Transplantation verbundenen Herausforderungen werden strenge Eignungskriterien aufgestellt, um die Patienten auszuwählen, die am meisten von diesem Verfahren profitieren. Im Folgenden erhalten Sie einen Überblick über diese Kriterien und die damit verbundene Bewertung.

1. Kriterien für die Eignung zur Lungentransplantation :
   * **Diagnose:** Nur bestimmte Diagnosen kommen für eine Transplantation in Betracht, darunter idiopathische Lungenfibrose, COPD (chronisch obstruktive Lungenerkrankung), Mukoviszidose, pulmonale arterielle Hypertonie und andere seltene Lungenerkrankungen.
   * **Schweregrad der Erkrankung:** Der Patient muss eine fortgeschrittene Lungenerkrankung haben, die ohne Transplantation eine schlechte Prognose hat.
   * **Versagen herkömmlicher Behandlungsmethoden :** Eine Transplantation wird in der Regel in Betracht gezogen, wenn andere medizinische und chirurgische Behandlungen versagt haben oder nicht angezeigt sind.
   * **Alter:** Viele Transplantationszentren haben Altersbeschränkungen, oft unter 65 Jahren, aber das kann variieren.
   * **Keine schwerwiegenden Komorbiditäten:** Schwere Herz-, Leber- oder Nierenerkrankungen oder andere schwerwiegende medizinische Probleme können einen Patienten von einer Transplantation ausschließen.

- **Keine Kontraindikationen:** Dazu gehört das Fehlen aktiver Infektionen, bestimmter Krebsarten oder psychosozialer Probleme (wie die Unfähigkeit, eine komplexe Medikamentendiät einzuhalten).
- **Einhaltung der Behandlung :** Der Patient muss seine Fähigkeit und Bereitschaft unter Beweis stellen, den ärztlichen Anweisungen zu folgen, Termine wahrzunehmen und Medikamente einzunehmen.
- **Psychosoziale Unterstützung: Die** Anwesenheit eines starken Unterstützungsnetzwerks ist oft erforderlich, da die Zeit nach der Operation anspruchsvoll ist.

2. Beurteilung vor der Transplantation :
   - **Lungenbeurteilung:** Dies umfasst eine Reihe von Tests zur Beurteilung der Lungenfunktion und -struktur, einschließlich Spirometrie, Gasdiffusion, Oximetrie und andere.
   - **Herzbeurteilung:** Zur Beurteilung der Herzfunktion werden eine Echokardiografie, eine Rechtsherzkatheteruntersuchung und andere Tests durchgeführt.
   - Umfassende **körperliche Untersuchung:** Um den allgemeinen Zustand des Patienten zu beurteilen und nach Kontraindikationen zu suchen.
   - **Labortests:** Dazu gehören u. a. Bluttests, Infektionstests, Tests der Nieren- und Leberfunktion.
   - **Psychosoziale Beurteilung:** Eine Beurteilung durch einen Psychologen oder Psychiater ist häufig erforderlich, um die mentale und emotionale Vorbereitung des Patienten auf die Transplantation und die Nachsorge zu beurteilen.
   - **Ernährungsbewertung:** Eine angemessene Ernährung ist entscheidend für die Genesung.

Die Lungentransplantation ist ein lebensrettender Eingriff, der jedoch mit vielen Herausforderungen verbunden ist. Die Zulassungskriterien und die gründliche Untersuchung vor der Transplantation stellen sicher, dass nur die Patienten ausgewählt werden, die die größten Chancen haben, erfolgreich zu sein und von diesem komplexen Eingriff zu profitieren. Jeder Patient ist jedoch einzigartig und die Entscheidungen werden auf individueller Basis unter Berücksichtigung zahlreicher Faktoren getroffen.

Nachsorge nach der Transplantation und Verhinderung von Ablehnung

Die Nachsorge nach einer Lungentransplantation ist ein kritischer Aspekt des Transplantationsprozesses. Eine sorgfältige Überwachung ist notwendig, um die optimale Funktion des Transplantats zu gewährleisten, Komplikationen wie die Abstoßung des Transplantats zu verhindern und zu behandeln und die Lebensqualität des Patienten zu sichern. Die Vermeidung von Abstoßungsreaktionen steht im Mittelpunkt dieser Nachsorge, da sie für das langfristige Überleben des Patienten von entscheidender Bedeutung ist.

1. Regelmäßige Nachbereitung :
   - **Regelmäßige Konsultationen:** Die Patienten werden in den ersten Monaten nach der Transplantation in der Regel häufig gesehen, danach werden die Konsultationen allmählich seltener, wenn alles gut läuft.
   - **Laboruntersuchungen: Es** werden regelmäßig Blutproben entnommen, um die Funktion des Transplantats, die Nierenfunktion, die Werte der immunsuppressiven Medikamente und andere Parameter zu überwachen.
   - **Bildgebung:** Regelmäßig werden Röntgenaufnahmen der Lunge oder Computertomografien des Brustkorbs durchgeführt, um Anomalien zu erkennen.
   - **Lungenfunktion:** Die Spirometrie und andere Lungenfunktionstests werden durchgeführt, um die Funktion des Transplantats zu überwachen.
2. Immunsuppressive Medikamente :
   - **Entscheidende Rolle:** Diese Medikamente reduzieren die Aktivität des Immunsystems, um eine Abstoßung des Transplantats zu verhindern.
   - **Dosis:** Die Dosis und die Kombination von Medikamenten werden auf der Grundlage der Bedürfnisse des Patienten, der Testergebnisse und möglicher Nebenwirkungen angepasst.
   - **Überwachung:** Regelmäßige Kontrollen sind notwendig, um die Blutspiegel dieser Medikamente zu überwachen, um Toxizität oder Unwirksamkeit zu vermeiden.
3. Verhinderung und Erkennung von Ablehnung :
   - **Anzeichen einer Abstoßung:** Die Patienten sollten über Anzeichen einer Abstoßung informiert werden, wie z. B.

Atemnot, Fieber, Müdigkeit oder eine Abnahme der Lungenfunktionsmessungen.

- **Lungenbiopsien:** Obwohl sie manchmal invasiv sind, sind sie oft notwendig, um eine Abstoßung zu bestätigen. Dabei wird ein kleiner Teil des Lungengewebes entnommen und unter dem Mikroskop untersucht.

4. Weitere Aspekte der Überwachung :

- **Vorbeugung von Infektionen :** Patienten nach einer Transplantation sind aufgrund der immunsuppressiven Medikamente anfälliger für Infektionen. Es können antivirale, antibakterielle oder antimykotische Prophylaxen verschrieben werden.
- **Überwachung von Komorbiditäten:** Transplantationspatienten können andere medizinische Probleme haben, z. B. Diabetes, Bluthochdruck oder Nierenprobleme, was teilweise auf die immunsuppressiven Medikamente zurückzuführen ist.

5. Bildung und Unterstützung :

- **Einhaltung der Behandlung :** Die Patienten sollten verstehen, wie wichtig es ist, alle Medikamente wie vorgeschrieben einzunehmen, an allen Konsultationen teilzunehmen und alle ungewöhnlichen Symptome zu melden.
- **Psychosoziale Unterstützung:** Patienten benötigen möglicherweise Unterstützung bei der Bewältigung von Stress, Depressionen oder Angstzuständen, die mit der Transplantation einhergehen.

Die Zeit nach einer Lungentransplantation ist eine heikle Zeit, die eine ständige medizinische Wachsamkeit und eine enge Zusammenarbeit zwischen Patient und medizinischem Team erfordert. Die Vermeidung und rasche Behandlung von Abstoßungsreaktionen sind für den langfristigen Erfolg der Transplantation von entscheidender Bedeutung. Mit der richtigen Nachsorge und dem Engagement des Patienten können sich viele Lungentransplantierte über viele Jahre hinweg einer deutlich verbesserten Lebensqualität erfreuen.

Verwaltung
immunsuppressive Behandlungen

Der Umgang mit immunsuppressiven Therapien ist für Patienten, die sich einer Organtransplantation unterzogen haben, von entscheidender Bedeutung. Diese Medikamente sind unerlässlich, um eine Abstoßung des transplantierten Organs zu verhindern, stellen aber auch Herausforderungen in Bezug auf Nebenwirkungen, Wechselwirkungen der Medikamente und die erforderliche Überwachung dar. Hier finden Sie einen detaillierten Überblick über den Umgang mit immunsuppressiven Therapien.

1. Ziel von Immunsuppressiva :
Die Hauptaufgabe der immunsuppressiven Medikamente besteht darin, die Immunreaktion des Körpers zu reduzieren oder zu hemmen und so zu verhindern, dass das Immunsystem des Empfängers das neue transplantierte Organ angreift und abstößt.
2. Wichtigste immunsuppressive Medikamente :
- **Kortikosteroide:** wie Prednison oder Methylprednisolon.
- **Calcineurin-Inhibitoren:** wie Tacrolimus (Prograf) und Ciclosporin (Neoral).
- **Antiproliferative Mittel:** wie Mycophenolatmofetil (CellCept) und Azathioprin (Imuran).
- **Biologische Wirkstoffe:** wie Basiliximab (Simulect) und Antikörper gegen Thymozyten (Thymoglobulin).
3. Herausforderungen beim Umgang mit Immunsuppressiva :
- **Schwierige Balance:** Es ist entscheidend, das richtige Gleichgewicht zwischen der Vermeidung von Abstoßungsreaktionen (die ausreichend hohe Medikamentenspiegel erfordern) und der Vermeidung von Nebenwirkungen (die mit übermäßig hohen Medikamentenspiegeln einhergehen) zu finden.
- **Nebenwirkungen:** Diese Medikamente können verschiedene Nebenwirkungen haben, darunter eine erhöhte Infektionsanfälligkeit, Bluthochdruck, Hyperglykämie, Magen-Darm-Beschwerden, Nieren- und Lebertoxizität, Zittern und ein erhöhtes Risiko für bestimmte Krebsarten.
- Wechselwirkungen mit **Medikamenten:** Immunsuppressiva können mit anderen Medikamenten wechselwirken und

entweder ihre eigene Wirksamkeit oder die anderer Medikamente beeinträchtigen.

4. Regelmäßige Überwachung :
   - **Bluttests:** Regelmäßige Blutentnahmen sind notwendig, um die Medikamentenspiegel im Blut zu überwachen. Dadurch wird sichergestellt, dass die Spiegel innerhalb des optimalen therapeutischen Bereichs bleiben.
   - **Überwachung von Nebenwirkungen:** Neben den Medikamentenspiegeln können Bluttests helfen, mögliche Toxizitäten wie Leber- oder Nierentoxizität zu erkennen.

5. Behandlungsadhärenz :
   - **Regelmäßigkeit:** Es ist wichtig, dass die Patientinnen und Patienten ihre Medikamente genau nach Vorschrift einnehmen, keine Dosen auslassen und sich an die Empfehlungen zu Einnahmezeitpunkten und Nahrungsaufnahme halten.
   - **Aufklärung:** Die Patienten müssen über die Bedeutung der Adhärenz und die möglichen Folgen einer Nichteinhaltung des Behandlungsschemas gut aufgeklärt werden.

6. Anpassung der Dosierungen :
   - **Individuelle Reaktion:** Jeder Patient kann anders auf Medikamente reagieren, sodass individuelle Anpassungen erforderlich sind.
   - **Entwicklung nach der Transplantation:** Im Laufe der Zeit kann sich der Bedarf an Immunsuppressiva ändern. Häufig können die Dosen nach der Anfangsphase nach der Transplantation reduziert werden.

7. Alltag und Vorsichtsmaßnahmen :
   - **Infektionsprävention:** Angesichts des erhöhten Infektionsrisikos sollten sich die Patienten der vorbeugenden Maßnahmen bewusst sein, wie z. B. einer angemessenen Impfung, der Vermeidung kranker Personen und strenger Hygienepraktiken.
   - **Regelmäßige Konsultationen:** Alle gesundheitlichen Veränderungen, das Auftreten von Nebenwirkungen oder die Einführung neuer Medikamente sollten mit dem medizinischen Team besprochen werden.

Die Behandlung mit Immunsuppressiva ist komplex und erfordert eine enge Zusammenarbeit zwischen dem Patienten und dem medizinischen Team. Eine angemessene Überwachung, Aufklärung und Unterstützung kann dazu beitragen, den Nutzen der Transplantation zu maximieren und gleichzeitig die mit den Medikamenten verbundenen Risiken zu minimieren.

Kapitel 36.
SPEZIELLE PFLEGETECHNIKEN
IN DER PNEUMOLOGIE

Bronchiale Absaugung

Die Bronchialabsaugung, auch Bronchosaugung genannt, ist ein medizinisches Verfahren zur Entfernung von Lungensekreten, die sich in den Atemwegen eines Patienten angesammelt haben. Dieses Verfahren wird häufig bei intubierten oder tracheotomierten Patienten durchgeführt sowie bei Patienten, die Schwierigkeiten haben, das Bronchialsekret wirksam zu entfernen.

1. Hinweise zur bronchialen Absaugung :
   - **Intubierte Patienten:** Mechanisch beatmete Patienten müssen möglicherweise regelmäßig abgesaugt werden, um zu verhindern, dass sich Sekrete ansammeln, die den Endotrachealtubus oder die Atemwege verstopfen können.
   - **Atelektase:** Der Zusammenbruch eines Teils oder der gesamten Lunge aufgrund von Schleimansammlungen kann eine Absaugung erfordern, um den betroffenen Bereich wieder zu öffnen.
   - **Lungenentzündung oder andere Infektionen :** Bei Patienten mit Lungeninfektionen kann es zu einer übermäßigen Sekretproduktion kommen.
   - **Unfähigkeit, effektiv zu husten:** Einige Patienten, z. B. solche mit Rückenmarksverletzungen oder bestimmten neuromuskulären Erkrankungen, sind möglicherweise nicht in der Lage, effektiv zu husten, und können von regelmäßigen Absaugungen profitieren.
2. Verfahren :
   - **Vorbereitung:** Der Patient wird in der Regel in eine halb sitzende Position gebracht. Dem Patienten wird das Verfahren erklärt, um ihn zu beruhigen und seine Mitarbeit zu gewinnen.
   - **Technik:** Eine sterile Absaugsonde wird durch die Nase, den Mund oder eine Trachealkanüle eingeführt, bis sie die Atemwege erreicht. Die Absaugung erfolgt dann durch das Anlegen eines Unterdrucks, während die Sonde vorsichtig

zurückgezogen wird. Es ist wichtig, die Absaugung schnell durchzuführen, um Beschwerden und Hypoxie zu minimieren.

- **Sauerstoffzufuhr:** Es wird häufig empfohlen, vor und nach dem Verfahren Sauerstoff zu verabreichen, um einer Hypoxie vorzubeugen.

3. Mögliche Komplikationen :

- **Hypoxie:** Die Sauerstoffzufuhr kann während des Verfahrens unterbrochen werden, weshalb eine Präoxygenierung und Überwachung wichtig ist.
- **Verletzungen der Atemwege:** Unsachgemäßes oder zu kräftiges Einführen der Sonde kann die Schleimhaut der Atemwege schädigen.
- **Bradykardie:** Die Aspiration kann den Vagusnerv stimulieren, was zu einer Verringerung der Herzfrequenz führt.
- **Blutungen:** Zu kräftiges Absaugen oder wiederholte Traumata können Blutungen verursachen.
- **Infektion:** Durch die Verwendung von nicht sterilen Geräten können Bakterien in die Lunge gelangen.

4. Empfehlungen nach dem Verfahren :

- **Überwachung:** Nach dem Verfahren müssen unbedingt die Herzfrequenz, die Sauerstoffsättigung und die Atmung des Patienten überwacht werden.
- **Hydratation:** Hydratation kann helfen, Sekrete zu verflüssigen, wodurch ihre natürliche Ausscheidung oder ihr späteres Absaugen erleichtert wird.

Die bronchiale Absaugung ist ein wichtiges Verfahren, insbesondere bei intubierten Patienten oder Patienten, die nicht in der Lage sind, ihre Atemwege freizumachen. Sie muss mit Sorgfalt, Kompetenz und Vorsicht durchgeführt werden, um die Risiken zu minimieren und die Sicherheit des Patienten zu gewährleisten. Eine angemessene Ausbildung und regelmäßige Praxis sind erforderlich, um diese wichtige Fertigkeit in der Lungenpflege zu beherrschen.

Sauerstofftherapie mit hohem Durchfluss

Die High Flow Oxygen Therapy (HFO) ist ein klinisches Verfahren, bei dem erwärmter und angefeuchteter Sauerstoff mit einer hohen Durchflussrate durch Nasenkanülen abgegeben wird. Diese Technik hat bei der Behandlung von Patienten mit akuten Atemwegssymptomen an Popularität gewonnen, da sie im Vergleich zu herkömmlichen Methoden der Sauerstoffzufuhr mehrere Vorteile bietet.

1. Grundsätze des OHD :

- **Sauerstoffabgabe:** Im Gegensatz zur Standard-Sauerstofftherapie, die Sauerstoff mit einer Durchflussrate von 1 bis 15 L/min liefert, kann die OHD Sauerstoff mit einer Durchflussrate von bis zu 60 L/min abgeben.
- **Befeuchten und Erwärmen:** Das OHD erwärmt und befeuchtet den Sauerstoff, wodurch die Reizung der Atemwege verringert und die Bewegung des Schleims erleichtert wird.

2. Vorteile des OHD :

- **Erhöhter Komfort:** Die Kombination von warmem und befeuchtetem Sauerstoff erhöht den Komfort des Patienten, was die Therapietreue erhöhen kann.
- **Verringerte Atemarbeit:** Die hohe Flussrate hilft, die Atemarbeit zu verringern, indem sie die CO_2-Entfernung verbessert und die Luftwiederaufnahme verringert.
- **PEEP (positiver exspiratorischer Druck) :** Das OHD erzeugt einen positiven Druck, der dazu beitragen kann, die Alveolen offen zu halten und so die Ventilation zu verbessern.

3. Indikationen für OHD :

- **Mäßige bis schwere Hypoxämie:** OHD wird häufig bei Patienten mit Lungenentzündung, akutem Lungenödem, Bronchiolitis (insbesondere bei Kindern) oder anderen Erkrankungen, die eine Hypoxämie verursachen, angewendet.
- **Notwendigkeit, die Befeuchtung zu erhöhen:** Bei Patienten mit zähem Sekret oder Schwierigkeiten beim Abhusten.
- **Unverträglichkeit anderer Formen der Sauerstofftherapie:** Manche Patienten vertragen die herkömmlichen Sauerstoffmasken nicht gut, vertragen aber möglicherweise die OHD besser.

4. Vorsichtsmaßnahmen und Erwägungen :

- **Überwachung:** Eine enge Überwachung der Sauerstoffwerte, der Atemfrequenz, der Atemarbeit und der Vitalzeichen ist erforderlich.

- **Einstellungen:** Einstellungen wie die Flussrate und die eingeatmete Sauerstofffraktion (FiO2) sollten an die Bedürfnisse des Patienten angepasst werden.
- **Hydratation:** Dehydrierung kann ein Grund zur Sorge sein, insbesondere wenn der Patient über einen längeren Zeitraum OHD erhält.

5. Einschränkungen :

- **Nicht für alle Patienten geeignet:** Obwohl die OHD für viele Patienten von Vorteil ist, ist sie nicht für alle geeignet. Patienten, die eine Intubation oder mechanische Beatmung benötigen, können nicht ausschließlich mit OHD behandelt werden.
- **Kosten:** OHD-Systeme können teuer sein, und nicht alle Gesundheitseinrichtungen haben Zugang zu dieser Technologie.

Die High-Flow-Sauerstofftherapie ist ein bedeutender Fortschritt bei der Behandlung von Patienten mit hohem Sauerstoffbedarf. Sie bietet eine komfortablere und potenziell wirksamere Alternative zur Standard-Sauerstofftherapie. Wie bei jeder Intervention sind jedoch eine sorgfältige Beurteilung und eine strenge Überwachung von entscheidender Bedeutung, um die Sicherheit und Wirksamkeit der Behandlung zu gewährleisten.

Verwendung von Verneblern

Vernebler sind medizinische Geräte, mit denen Medikamente in Form von Nebel oder Aerosol direkt in die Lunge verabreicht werden. Sie werden häufig zur Behandlung verschiedener Lungenerkrankungen wie Asthma, chronisch obstruktive Lungenerkrankung (COPD) und andere Atemwegserkrankungen eingesetzt.

1. Funktionsweise von Verneblern :
Ein Vernebler verwandelt flüssige Arzneimittellösungen in einen feinen Nebel, der tief in die Lunge eingeatmet werden kann. Das Gerät wird in der Regel von einem elektrischen Kompressor angetrieben, obwohl auch Ultraschallvernebler erhältlich sind.

2. Vorteile der Verwendung von Verneblern :

- **Direkte** Verabreichung**:** Medikamente, die direkt in die Atemwege abgegeben werden, können schneller wirken und sind wirksamer als bei oraler Einnahme.

- **Genaue Dosis:** Mit dem Vernebler kann eine genaue Dosis eines Medikaments verabreicht werden.
- **Für alle Altersgruppen geeignet:** Vernebler können bei Patienten aller Altersgruppen eingesetzt werden, auch bei Kindern und älteren Menschen, die möglicherweise Schwierigkeiten mit der Verwendung von Inhalatoren haben.

3. Häufig vernebelte Medikamente :
   - **Bronchodilatatoren:** wie Salbutamol oder Ipratropium, um die Bronchien zu erweitern.
   - **Kortikosteroide:** zur Verringerung von Entzündungen der Atemwege.
   - **Antibiotika:** zur Behandlung von Lungeninfektionen.
   - **Mukolytika:** verflüssigen zähes Sekret und erleichtern das Abhusten.

4. Wie man einen Vernebler benutzt :
   - **Zubereitung:** Bauen Sie den Vernebler gemäß den Anweisungen des Herstellers zusammen. Messen Sie die genaue Menge des Medikaments mit einer Spritze oder Pipette ab und geben Sie sie in den Behälter des Verneblers.
   - **Positionierung :** Setzen Sie den Mund auf das Mundstück oder legen Sie die Maske auf das Gesicht. Achten Sie auf eine gute Abdichtung, um zu verhindern, dass das Medikament verloren geht.
   - **Atmung: Atmen Sie** ruhig und gleichmäßig mit langen Atemzügen, damit das Medikament in die Lunge gelangen kann.
   - **Reinigung:** Nach jedem Gebrauch ist es entscheidend, den Vernebler zu reinigen, um Infektionen vorzubeugen. Befolgen Sie die Anweisungen des Herstellers.

5. Vorsichtsmaßnahmen :
   - **Sterilität:** Verwenden Sie stets sterile Medikamente und destilliertes oder sterilisiertes Wasser, um Verunreinigungen zu vermeiden.
   - **Pflege:** Ersetzen Sie regelmäßig abgenutzte Teile des Verneblers, wie z. B. Schläuche und Masken.
   - **Lagerung: Lagern Sie** das Medikament und den Vernebler an einem kühlen und trockenen Ort.

6. Einschränkungen :
   - **Zeit:** Vernebelungen können länger dauern als die Verwendung von Dosierungsinhalatoren oder Inhalationsgeräten mit Trockenpulver.

- **Tragbarkeit:** Obwohl tragbare Vernebler verfügbar sind, sind sie in der Regel weniger kompakt als Inhalatoren.

Vernebler sind wertvolle Hilfsmittel bei der Behandlung vieler Atemwegserkrankungen. Sie ermöglichen eine wirksame Abgabe von Medikamenten direkt dorthin, wo sie benötigt werden, in die Atemwege. Um ihre Wirksamkeit zu maximieren und die Sicherheit zu gewährleisten, ist es jedoch unerlässlich, dass sie richtig verwendet und regelmäßig gewartet werden.

Kapitel 37.
SCHLAFSTÖRUNGEN UND NICHT-INVASIVE BEATMUNG (NIV)

Schlafapnoe :
Ursachen, Symptome und Behandlung

Schlafapnoe ist eine häufige Atemstörung, die durch wiederholte Atempausen während des Schlafs gekennzeichnet ist. Diese Pausen können von einigen Sekunden bis zu mehreren Minuten dauern und häufig während der Nacht auftreten. Die häufigste Form ist das obstruktive Schlafapnoe-Hypopnoe-Syndrom (OSAH).

1. Ursachen der Schlafapnoe :
   - **Blockierung der Atemwege:** Bei OHSS erschlafft die Rachenmuskulatur während des Schlafs übermäßig, sodass die Zunge und das weiche Gewebe im Rachenraum zusammenfallen und die Atemwege blockieren können.
   - **Fehlfunktion des Gehirns:** Bei der zentralen Schlafapnoe leitet das Gehirn die Signale nicht richtig an die Muskeln weiter, die für die Atmung zuständig sind.
2. Symptome der Schlafapnoe :
   - Lautes und anhaltendes Schnarchen
   - Atempausen, die während des Schlafs beobachtet werden.
   - Plötzliches Erwachen mit einem Gefühl des Erstickens oder Erstickens.
   - Übermäßige Tagesschläfrigkeit.
   - Schwierigkeiten, sich tagsüber zu konzentrieren.
   - Morgendliche Kopfschmerzen.
   - Reizbarkeit, Depressionen oder Stimmungsschwankungen.
   - Schlaflosigkeit oder häufiges nächtliches Aufwachen
   - Trockener Mund oder Halsschmerzen beim Aufwachen.
3. Behandlungen von Schlafapnoe :
   - **CPAP-Gerät (Continuous Positive Airway Pressure):** Dies ist die häufigste Behandlungsmethode für mittelschwere bis schwere OSA. Es handelt sich um ein Gerät, das Druckluft durch eine Maske abgibt, die über die

Nase und/oder den Mund gelegt wird. Dieser kontinuierliche Druck hält die Atemwege offen.

- **Mundapparaturen:** Sie sind so konzipiert, dass sie den Unterkiefer vorschieben oder die Zunge zurückhalten, um die Atemwege offen zu halten. Sie werden in der Regel zur Behandlung von leichtem OHSS oder für diejenigen, die CPAP nicht vertragen, eingesetzt.
- **Chirurgie:** Eine Operation ist eine Option für diejenigen, die nicht auf die Behandlung ansprechen oder eine anatomische Anomalie haben. Zu den chirurgischen Eingriffen gehören Uvulopalatopharyngoplastik (UPPP), Kieferchirurgie, Genio-Glossus-Avancement (GGA) und Tracheotomie für schwere Fälle.
- **Verhaltenstherapie:** Gewichtsverlust, Änderung der Schlafposition (vermeiden Sie es, auf dem Rücken zu schlafen), Reduzierung des Alkoholkonsums oder des Konsums von Beruhigungsmitteln und andere Änderungen des Lebensstils können die Symptome verbessern.
- **Geräte mit adaptivem positivem Druck (APAP):** Sie stellen automatisch die Höhe des Drucks ein, der notwendig ist, um die Atemwege offen zu halten.

4. Assoziierte Komplikationen :

Unbehandelt kann Schlafapnoe zu verschiedenen Komplikationen führen, z. B. zu Herz-Kreislauf-Erkrankungen, Stimmungsschwankungen, erhöhter Tagesschläfrigkeit, die zu Unfällen führt, Bluthochdruck, Diabetes, Stoffwechselstörungen und Leberproblemen.

Schlafapnoe ist eine ernsthafte Störung, die ärztlich behandelt werden muss. Wenn Sie vermuten, dass Sie diese Störung haben, oder wenn Sie jemand darauf aufmerksam gemacht hat, dass Sie während des Schlafs Atempausen haben, ist es entscheidend, dass Sie einen Schlafspezialisten oder Lungenspezialisten aufsuchen, um eine angemessene Diagnose und Behandlung zu erhalten.

Einsetzen und Überwachen einer NIV

Die nicht-invasive Beatmung (NIV) ist eine Methode zur Unterstützung der Atmung, bei der über eine Gesichts- oder Nasenmaske Luft oder Sauerstoff unter Druck zugeführt wird, ohne dass eine endotracheale Intubation oder ein

Luftröhrenschnitt erforderlich ist. NIV wird zur Behandlung verschiedener akuter und chronischer Atemwegserkrankungen eingesetzt, u. a. bei akuter Ateminsuffizienz, COPD in Exazerbation, kardiogenem Lungenödem und neuromuskulärem Versagen.

1. Einsetzen der NIV :
- **Auswahl des Patienten: Es ist von** entscheidender Bedeutung, sorgfältig zu beurteilen, ob der Patient ein guter Kandidat für eine NIV ist. Zu den Ausschlusskriterien gehören extreme Atemnot, ein hohes Aspirationsrisiko, Gesichtstraumata oder schwere hämodynamische Instabilität.
- **Auswahl des Geräts und der Maske:** Das Gerät muss für den klinischen Bedarf geeignet sein (z. B. BIPAP vs. CPAP). Die Maske muss gut sitzen, um Leckagen und Druckstellen zu vermeiden und gleichzeitig den Komfort des Patienten zu gewährleisten.
- **Anfangseinstellungen:** Die NIV-Parameter, wie der inspiratorische und exspiratorische Druck, sollten an die zugrunde liegende Krankheit und die Toleranz des Patienten angepasst werden.

2. Verfolgung des NIW :
- **Klinische Überwachung:** Die Herzfrequenz, die Atemfrequenz, die Sauerstoffsättigung und das Bewusstsein des Patienten sollten regelmäßig überwacht werden.
- **Neubewertung:** Die Parameter der NIV sollten neu bewertet und entsprechend der klinischen Entwicklung des Patienten angepasst werden.
- **Verträglichkeit:** Es muss sichergestellt werden, dass der Patient die NIV gut verträgt. Es sollte auf das Auftreten möglicher Nebenwirkungen wie Mundtrockenheit, verstopfte Nase, Schmerzen oder Hautreizungen geachtet werden.
- **Überwachung der Ausrüstung :** Überprüfen Sie regelmäßig, ob die Maske richtig sitzt, ob das Gerät richtig funktioniert und ob die Filter sauber sind.

3. Kriterien für das Beenden der NIV :
Die Anwendung der NIV kann verringert oder beendet werden, wenn der Patient Anzeichen einer klinischen Besserung zeigt und sich die Blutgase normalisieren. Bei einigen Patienten, insbesondere bei Patienten mit neuromuskulären Erkrankungen

oder fortgeschrittener COPD, kann jedoch eine langfristige oder chronische NIV erforderlich sein.

4. Mögliche Komplikationen :
  - Unbehagen oder Unverträglichkeit.
  - Hautreizung oder -schädigung durch die Maske.
  - Aufblähung des Magens.
  - Desquamation der Hornhaut aufgrund der forcierten Luftzufuhr zu den Augen.
  - Absaugen, insbesondere bei Patienten mit hohem Erbrechensrisiko.

Die NIV ist eine wertvolle Intervention zur Unterstützung der Atmung bei vielen Patienten. Sie muss jedoch sorgfältig eingeführt und engmaschig überwacht werden, um ihre Wirksamkeit und die Sicherheit des Patienten zu gewährleisten. Sie sollte von oder unter Aufsicht von medizinischem Fachpersonal verabreicht werden, das in ihrer Anwendung geschult ist.

Die Rolle des Krankenpflegers in den Schlafeinheiten

Die Schlafeinheiten sind auf die Diagnose, Beurteilung und Behandlung von Schlafstörungen spezialisiert. Der Krankenpfleger spielt in diesen Abteilungen eine wesentliche Rolle und trägt zur ganzheitlichen Betreuung des Patienten bei. Im Folgenden erhalten Sie einen Überblick über die Rolle des Krankenpflegers in einer Schlafstation.

1. Ersteinschätzung :
  - **Erhebung von Informationen :** Der Krankenpfleger führt ein Erstgespräch mit dem Patienten, um Daten über seine Schlafgewohnheiten, Symptome, seinen Lebensstil und seine Krankengeschichte zu erheben.
  - Aufklärung**:** Der Krankenpfleger informiert den Patienten über bevorstehende Verfahren wie die Polysomnografie und beantwortet seine Fragen.
2. Einsetzen der Polysomnographie :
  - **Vorbereitung des Patienten:** Der Krankenpfleger erklärt den Ablauf der Untersuchung, beruhigt den Patienten und bereitet ihn körperlich vor, indem er die erforderlichen Elektroden anbringt.

- **Überwachung:** Während der Studie überwacht der Krankenpfleger den Patienten, stellt sicher, dass die Geräte ordnungsgemäß funktionieren, und greift bei Bedarf ein.

3. Therapeutische Unterstützung :

- **Nicht-invasive Therapien:** Bei Patienten mit Schlafapnoe kann der Krankenpfleger die nicht-invasive Beatmung (NIV) oder CPAP/BiPAP-Geräte einleiten und anpassen, dabei die Toleranz des Patienten überwachen und die Einstellungen optimieren.
- **Edukation:** Der Krankenpfleger unterrichtet den Patienten in der Anwendung und Pflege des Geräts zu Hause, in Techniken zur Verbesserung der Schlafhygiene und in der Bedeutung der Therapietreue.

4. Nachsorge nach der Diagnose :

- **Feedback:** Nach der Auswertung der Ergebnisse kann der Krankenpfleger daran teilnehmen, dem Patienten die Informationen zurückzugeben und die nächsten Schritte zu besprechen.
- **Orientierung:** Je nach den Bedürfnissen des Patienten kann der Krankenpfleger weitere Konsultationen empfehlen, z. B. einen Termin bei einem Lungenspezialisten, Neurologen oder HNO-Arzt.

5. Erzieherische Rolle :

- **Workshops:** Der Krankenpfleger kann Workshops oder Informationsveranstaltungen über gute Schlafpraktiken, die mit unbehandelten Schlafstörungen verbundenen Risiken und Methoden zur Verbesserung der Schlafqualität durchführen.
- **Auffrischung der Kenntnisse:** Der Bereich Schlaf ist einem ständigen Wandel unterworfen. Krankenpfleger müssen sich daher regelmäßig fortbilden, um über die neuesten diagnostischen und therapeutischen Fortschritte auf dem Laufenden zu bleiben.

6. Multidisziplinäre Zusammenarbeit :

- **Pflegeteam:** Der Krankenpfleger arbeitet eng mit Schlaftechnologen, Ärzten, Psychologen und anderen Spezialisten zusammen, um eine ganzheitliche Betreuung des Patienten zu gewährleisten.

7. Management und Verwaltung :

- **Dokumentation:** Der Krankenpfleger ist dafür verantwortlich, die Krankenakten der Patienten auf dem neuesten Stand zu halten, die Beobachtungen während der Schlafstudien zu dokumentieren und die Behandlungspläne zu verfolgen.

- **Stationsleitung:** In bestimmten Kontexten kann der Krankenpfleger eine Rolle bei der Stationsleitung spielen, z. B. bei der Terminplanung, der Koordination mit anderen Diensten und der Beaufsichtigung des Personals.

Die Rolle des Krankenpflegers auf den Schlafstationen ist multidimensional und entscheidend für eine optimale Versorgung von Patienten mit Schlafstörungen. Mit ihren klinischen, erzieherischen und zwischenmenschlichen Fähigkeiten sind Krankenpfleger wichtige Akteure, die den Patienten helfen, ihre Erkrankungen zu verstehen, zu bewältigen und zu behandeln.

Kapitel 38.
PNEUMOLOGIE IN DER SITUATION VON REISE UND HÖHE

Auswirkungen der Höhe auf die Atemfunktion

Die Höhe hat einen deutlichen Einfluss auf die Atemfunktion. Beim Aufstieg in die Höhe sinkt der Luftdruck, wodurch der Sauerstoffpartialdruck abnimmt. Infolgedessen steht weniger Sauerstoff für die Einatmung zur Verfügung, was den normalen Atmungs- und Sauerstoffaufnahmeprozess stören kann.

Mit zunehmender Höhe enthält jeder Atemzug weniger Sauerstoffmoleküle, wodurch das Atmen mühsamer wird. Um diese geringere Sauerstoffzufuhr zu kompensieren, reagiert der Körper mit einer Erhöhung der Atemfrequenz, d. h. man beginnt schneller zu atmen. Gleichzeitig wird der Herzschlag beschleunigt, um den Transport des verfügbaren Sauerstoffs in die Gewebe, die ihn benötigen, zu erleichtern.

Ein längerer Aufenthalt in großer Höhe kann auch zu einer sogenannten Akklimatisierung führen. Während dieses Prozesses steigert der Körper die Produktion von roten Blutkörperchen, um den Sauerstofftransport zu verbessern. Außerdem kommt es zu Veränderungen bei Enzymen und anderen zellulären Mechanismen, um die Abgabe und Nutzung von Sauerstoff in größeren Höhen zu optimieren.

Dennoch akklimatisieren sich nicht alle Menschen auf die gleiche Weise oder im gleichen Tempo an die Höhe. Manche Menschen können die akute Höhenkrankheit (AHK) entwickeln, die sich durch Kopfschmerzen, Übelkeit, Schwindel, starke Müdigkeit und Schlafstörungen äußert. Wenn sie weiter aufsteigen, ohne ihrem Körper Zeit zur Akklimatisierung zu geben, besteht die Gefahr, dass sie schwerere Erkrankungen wie das Höhenlungenödem (HLÖ) oder das Höhenhirnödem (HHH) entwickeln.
Die Auswirkungen der Höhe auf die Atemfunktion sind besonders für Bergsteiger, Skifahrer und andere Personen, die

sich in den Bergen aufhalten, relevant. Sie betreffen aber auch die in großer Höhe lebende Bevölkerung oder nicht akklimatisierte Touristen. Um die mit großen Höhen verbundenen Risiken zu minimieren, sollten Sie schrittweise aufsteigen, dem Körper die Möglichkeit geben, sich anzupassen, und auf Anzeichen und Symptome von höhenbedingten Krankheiten achten.

Die Höhe spielt eine entscheidende Rolle für die Atemfunktion, da sie die Verfügbarkeit von Sauerstoff verringert. Zwar ist der menschliche Körper in der Lage, sich durch Akklimatisierung an diese Bedingungen anzupassen, doch ist das Verständnis der Auswirkungen der Höhe von entscheidender Bedeutung für die Sicherheit und das Wohlbefinden bei Aufenthalten in den Bergen.

Tipps für Reisende mit Lungenkrankheiten

Reisende mit Lungenerkrankungen sollten bei der Planung und Durchführung von Reisen zusätzliche Vorsichtsmaßnahmen treffen. Egal, ob es sich um eine chronische Krankheit wie COPD, Asthma oder eine andere Lungenerkrankung handelt, hier finden Sie die passenden Tipps, um sicher zu reisen und das Beste aus der Erfahrung zu machen.

1. Beratung vor der Reise: Vor jeder Reise sollten Sie unbedingt Ihren Hausarzt oder Lungenfacharzt konsultieren, um die Reisefähigkeit zu beurteilen, die Behandlung gegebenenfalls anzupassen und sich speziell für das geplante Reiseziel beraten zu lassen.

2. Medikamente :

- **Menge:** Nehmen Sie genügend Medikamente für die gesamte Reisedauer und für unvorhergesehene Ereignisse ein paar zusätzliche Tage mit.
- **Aufbewahrung:** Bewahren Sie die Medikamente in der Originalverpackung mit einer Kopie des Rezepts auf und bewahren Sie sie im Handgepäck bei Flugreisen auf.
- **Bewahren Sie eine Liste mit allen** Medikamenten, ihrer Dosierung und dem Namen des verschreibenden Arztes auf.

3. Höhe: Für diejenigen, die in große Höhen reisen, ist es entscheidend, sich der möglichen Auswirkungen der Höhe auf die Atmung bewusst zu sein. Steigen Sie langsam auf und planen Sie Tage zur Akklimatisierung ein, wenn Sie Höhen über 2500 m erreichen.

4. Lufttransport :

- **Kabinendruck:** Der Druck in der Kabine eines Flugzeugs entspricht dem Druck in einer Höhe von 1500 bis 2500 Metern. Wenn Sie Atemprobleme haben, besprechen Sie mit Ihrem Arzt die Möglichkeit einer zusätzlichen Sauerstoffzufuhr während des Fluges.
- **Bewegung: Bewegen Sie sich** auf langen Flügen regelmäßig, um das Risiko einer tiefen Venenthrombose zu verringern.

5. Umwelt :

- **Umweltverschmutzung:** Informieren Sie sich über die Luftqualität an Ihrem Reiseziel. In großen Metropolen kann es eine hohe Luftverschmutzung geben, die Ihre Symptome verschlimmern könnte.
- **Allergene:** Wenn Sie Asthma oder andere Atemwegsallergien haben, informieren Sie sich über die Allergene, die an Ihrem Zielort häufig vorkommen.

6. Aktivitäten: Passen Sie Ihre Aktivitäten an Ihre Atemkapazität an. Wenn Sie Einschränkungen haben, wählen Sie Aktivitäten, die das Herz und die Atmung weniger beanspruchen.

7. Reiseversicherung: Achten Sie darauf, dass Sie eine Reiseversicherung haben, die mögliche Gesundheitsprobleme oder medizinische Bedürfnisse im Zusammenhang mit Ihrer Lungenerkrankung abdeckt.

8. Ausrüstung: Wenn Sie einen Sauerstoffkonzentrator oder ein anderes medizinisches Gerät verwenden, prüfen Sie die Bestimmungen der Fluggesellschaft und stellen Sie sicher, dass Sie genügend Batterien für die Reise dabei haben.

9. Impfungen: Achten Sie darauf, dass Sie mit den für Ihr Reiseziel empfohlenen Impfungen auf dem Laufenden sind, insbesondere wenn Sie eine eingeschränkte Lungenfunktion haben.

10. Kennen Sie Ihre Grenzen: Seien Sie sich Ihrer Grenzen bewusst und zögern Sie nicht, Pausen zu machen oder Ihre Pläne anzupassen, wenn Sie ungewöhnliche Müdigkeit oder Kurzatmigkeit verspüren.

Alles in allem erfordert das Reisen mit einer Lungenerkrankung zwar eine zusätzliche Planung, aber das bedeutet nicht, dass Sie das Abenteuer nicht in vollen Zügen genießen können. Wenn Sie gut vorbereitet sind und auf Ihren Körper hören, können Sie die Welt sicher und selbstbewusst erkunden.

Präventive Maßnahmen in großer Höhe

Das Reisen in großen Höhen stellt den Körper aufgrund des geringeren Luftdrucks und der geringeren Sauerstoffkonzentration vor einzigartige Herausforderungen. Für Reisende, Bergsteiger und Sportler sind die Vorbereitung und das Wissen um die Risiken, die mit großen Höhen verbunden sind, von entscheidender Bedeutung. Hier sind einige vorbeugende Maßnahmen, die Sie in großen Höhen ergreifen können:

1. Schrittweise Akklimatisierung :
   • **Steigen Sie langsam** auf: Wenn möglich, planen Sie Ihren Aufstieg schrittweise, damit sich Ihr Körper an die Bedingungen in großer Höhe akklimatisieren kann.
   • **Akklimatisierungstage:** Für jede weitere 1 000 Meter Höhe sollten Sie einen Akklimatisierungstag einplanen, um sich anzupassen. Wenn Sie z. B. in eine Region auf 3 500 m reisen, versuchen Sie, zuerst ein paar Tage auf 2 500 m zu verbringen.

2. Bleiben Sie hydratisiert: Die Luft in großen Höhen ist oft trocken, was die Dehydrierung beschleunigen kann. Trinken Sie ausreichend Wasser, vermeiden Sie Alkohol und schränken Sie Ihren Koffeinkonsum ein.

3. Ernährung: Essen Sie ausgewogene, kohlenhydratreiche Mahlzeiten, die die nötige Energie für die körperliche Aktivität in großer Höhe liefern.

4. Vermeiden Sie das Rauchen: Rauchen kann Ihre Lungenkapazität verringern und die Symptome der Höhenkrankheit verschlimmern.

5. Vorbeugende Medikamente : In bestimmten Situationen kann ein Arzt Medikamente wie Diamox (Acetazolamid) verschreiben, die helfen, der akuten Bergkrankheit (AMS) vorzubeugen.

6. Symptome, auf die Sie **achten sollten: Achten Sie** auf die Anzeichen und Symptome von MAM, wie Kopfschmerzen, Übelkeit, Kurzatmigkeit, Schwindel und Müdigkeit. Wenn bei

Ihnen Symptome auftreten, ist es entscheidend, dass Sie nicht weiter aufsteigen, bevor Sie sich vollständig erholt haben.

7. Körperliche Vorbereitung: Wenn Sie eine intensive körperliche Aktivität in großer Höhe planen, wie z. B. Wandern oder Bergsteigen, kann ein vorheriges Training in niedrigerer Höhe helfen, Ihren Körper vorzubereiten.

8. Zusätzlicher Sauerstoff: In einigen hoch gelegenen Reisezielen sind kleine Sauerstofftanks erhältlich. Sie können bei Bedarf nützlich sein, insbesondere bei intensiven Anstrengungen oder wenn die MAM-Symptome schwerwiegend werden.

9. Belastungsbeschränkung: Vermeiden Sie in den ersten Tagen in großer Höhe intensive Aktivitäten, um sich zu akklimatisieren.

10. Bleiben Sie auf dem Laufenden: Wenn Sie vorhaben, sich in einer sehr hohen oder abgelegenen Region aufzuhalten, informieren Sie sich über die örtlichen medizinischen Einrichtungen und die Verfahren zur Notevakuierung.

11. Kehren Sie gegebenenfalls in eine niedrigere Höhe zurück: Wenn sich die Symptome von MAM verschlimmern oder nach 24 Stunden nicht bessern, ist es lebenswichtig, in eine niedrigere Höhe abzusteigen.

Eine Reise in große Höhen kann eine lohnende Erfahrung sein, erfordert aber Vorsichtsmaßnahmen, um Ihre Gesundheit und Sicherheit zu gewährleisten. Eine angemessene Vorbereitung, ein allmählicher Aufstieg und die Beachtung von Anzeichen und Symptomen höhenbedingter Krankheiten sind entscheidend, damit Sie das Abenteuer in vollen Zügen genießen können.

Kapitel 39.
LUNGENPATHOLOGIEN UND SPORT

Auswirkungen des Jahres auf die Lungenfunktion

Bewegung hat einen tiefgreifenden Einfluss auf die Lungenfunktion und löst eine Reihe von physiologischen Reaktionen aus, die zusammenarbeiten, um den erhöhten Anforderungen des sich bewegenden Körpers gerecht zu werden. Wenn wir uns bewegen, verbrauchen unsere Muskeln Sauerstoff in einem schnelleren Tempo. Um diesem erhöhten Bedarf gerecht zu werden, passt sich unser Atmungssystem an und beschleunigt sich, was sich auf die Art und Weise auswirkt, wie wir atmen und den Sauerstoff verwerten.

Schon in den ersten Augenblicken einer körperlichen Aktivität steigt die Atemfrequenz. Dadurch gelangt mehr Sauerstoff in die Lunge, wo er an die roten Blutkörperchen weitergegeben und an die aktiven Muskeln verteilt wird. Gleichzeitig wird Kohlendioxid, ein Abfallprodukt der arbeitenden Muskeln, effektiver abtransportiert.

Die Übung erhöht jedoch nicht nur die Atemfrequenz, sondern verbessert auch die Effizienz jedes einzelnen Atemzugs. Die Atemmuskeln, wie z. B. das Zwerchfell, werden stärker und effizienter. Daher kann die Lungenkapazität oder die maximale Luftmenge, die die Lunge aufnehmen kann, bei regelmäßigem Training leicht ansteigen, auch wenn dieser Anstieg in der Regel nur bescheiden ist.

Mit der Zeit wird der Körper bei regelmäßigem Training effizienter darin, den Sauerstoff aus der Atemluft zu gewinnen und zu nutzen, wodurch die aerobe Kapazität optimiert wird. Dies ist auf eine Kombination aus Verbesserungen des Herz-Kreislauf-Systems und der Lunge sowie auf Anpassungen auf zellulärer Ebene zurückzuführen.

Bei Menschen, die an Lungenerkrankungen wie Asthma oder COPD leiden, kann Sport in einigen Fällen helfen, die Belastungstoleranz und die Lebensqualität zu verbessern.

Spezielle Atemübungen können diesen Personen helfen, ihre Symptome besser zu bewältigen, ihre Atemmuskulatur zu stärken und ihre Ausdauer zu erhöhen. Natürlich ist es immer unerlässlich, einen Arzt zu konsultieren, bevor Sie ein neues Bewegungsregime beginnen, insbesondere bei bereits bestehenden medizinischen Bedingungen.

Interessant ist auch, dass Bewegung eine schützende Wirkung auf die Lunge haben kann. Beispielsweise kann regelmäßige körperliche Aktivität dazu beitragen, das Risiko chronischer Lungenerkrankungen zu senken und die Lungengesundheit bei Rauchern, die mit dem Rauchen aufgehört haben, zu verbessern.

Bewegung spielt eine entscheidende Rolle bei der Verbesserung und Erhaltung der Lungengesundheit. Zwar reagiert unsere Lunge unmittelbar auf Anstrengung, indem sie unsere Atemfrequenz erhöht, doch die langfristigen Vorteile von Bewegung für die Lungenfunktion - von der Steigerung der aeroben Kapazität bis hin zur Verringerung des Krankheitsrisikos - sind ebenso beeindruckend und für ein gesundes und ausgeglichenes Leben unerlässlich.

Empfehlungen für Lungenpatienten

Patienten mit Lungenerkrankungen, seien es chronische Erkrankungen wie COPD, Asthma, Lungenfibrose oder andere Erkrankungen, haben besondere Bedürfnisse und Anliegen, um ihr Wohlbefinden aufrechtzuerhalten. Um ihre Gesundheit und Lebensqualität zu gewährleisten, sind hier einige allgemeine Empfehlungen für diese Patienten aufgeführt:

1. Regelmäßige medizinische Betreuung: Es ist entscheidend, regelmäßig einen Lungenfacharzt oder Hausarzt aufzusuchen, um das Fortschreiten der Krankheit zu überwachen, die Behandlung anzupassen und Komplikationen zu verhindern.
2. Einhaltung der Behandlung: Halten Sie sich strikt an die ärztlichen Anordnungen, egal ob es sich um Medikamente, Sauerstofftherapie oder andere Therapien handelt.
3. Therapieerziehung: Informieren Sie sich über Ihre Krankheit. Wenn Sie Ihre Erkrankung verstehen, können Sie besser mit den Symptomen und der Behandlung umgehen.

4. Impfungen: Achten Sie darauf, dass Sie mit den empfohlenen Impfungen auf dem Laufenden sind, insbesondere gegen Grippe und Pneumokokken, um Lungeninfektionen vorzubeugen.

5. Rauchstopp: Wenn Sie rauchen, suchen Sie sich Hilfe, um aufzuhören. Rauchen verschlimmert die meisten Lungenerkrankungen.

6. Vermeiden Sie Reizstoffe : Halten Sie sich von Rauch, Chemikalien, Allergenen und Luftschadstoffen fern, die die Symptome verschlimmern können.

7. Bewegung: Je nach Fähigkeiten und unter ärztlicher Aufsicht sollten Sie sich regelmäßig körperlich betätigen, um die kardiorespiratorische Funktion zu verbessern und die Atemmuskulatur zu stärken.

8. Diätetik: Halten Sie eine ausgewogene Ernährung ein. Ein gesundes Gewicht und eine gute Ernährung können die Lungenfunktion und die allgemeine Gesundheit unterstützen.

9. Maßnahmen bei einem Anfall: Halten Sie immer einen Aktionsplan für den Fall einer Verschlimmerung Ihrer Symptome oder eines Anfalls sowie die notwendigen Medikamente (z. B. einen schnell wirkenden Bronchodilatator für Asthmatiker) bereit.

10. Atemtechniken: Erlernen und üben Sie Atemtechniken wie die Pursed-Lip-Atmung, die Ihnen helfen, mit Kurzatmigkeit umzugehen.

11. Emotionale Unterstützung: Erwägen Sie, sich einer Selbsthilfegruppe anzuschließen oder mit einer psychosozialen Fachkraft zu sprechen, um den Stress oder die Angst im Zusammenhang mit Ihrer Krankheit zu bewältigen.

12. Vermeiden Sie Infektionen: Praktizieren Sie eine gute Hygiene, waschen Sie sich häufig die Hände und meiden Sie kranke Menschen.

13. Sauerstofftherapie: Falls verordnet, verwenden Sie Sauerstoff, wie von Ihrem Arzt verordnet. Er kann dabei helfen, sicherzustellen, dass Ihr Gewebe den benötigten Sauerstoff erhält.

14. Kenntnis der Medikamente : Seien Sie über die Medikamente, die Sie einnehmen, ihre Nebenwirkungen und die Art und Weise, wie sie miteinander interagieren, informiert.

15. Vorbereitung auf Reisen : Wenn Sie reisen, stellen Sie sicher, dass Sie genügend Medikamente und Ausrüstung dabei haben, und informieren Sie sich über die Verfügbarkeit medizinischer Versorgung an Ihrem Zielort.

Die Behandlung einer Lungenerkrankung erfordert einen proaktiven Ansatz, kontinuierliche Aufklärung und eine enge Zusammenarbeit mit den Angehörigen der Gesundheitsberufe. Wenn man sich an diese Empfehlungen hält und seinen Lebensstil anpasst, ist es möglich, trotz einer Lungenerkrankung ein erfülltes und aktives Leben zu führen.

Die Rolle des Krankenpflegers bei der Rehabilitation durch körperliche Aktivität

Die Rehabilitation durch körperliche Aktivität ist ein entscheidendes Element in der Behandlung vieler Patienten, insbesondere solcher mit chronischen Erkrankungen, Herz- und Lungenerkrankungen oder Erkrankungen des Bewegungsapparats. Der Krankenpfleger spielt in diesem Prozess eine zentrale Rolle, indem er als Drehscheibe zwischen dem Patienten, dem medizinischen Team und anderen Gesundheitsfachkräften fungiert. Lassen Sie uns diese Rolle in einem flüssigen Stil angehen :

In der weiten Welt des Gesundheitswesens wird der Krankenpfleger oft als die beruhigende Hand gesehen, die den Patienten durch die Mäander der Genesung führt und unterstützt. Im Zusammenhang mit der Rehabilitation durch körperliche Aktivität erhält diese Rolle eine noch dynamischere Dimension.

Von Anfang an beurteilt der Krankenpfleger die Bedürfnisse des Patienten, seine körperlichen Fähigkeiten, seine Krankengeschichte und seine persönlichen Ziele. Diese Anfangsbeurteilung ist von grundlegender Bedeutung, da sie die Erstellung eines maßgeschneiderten Rehabilitationsplans ermöglicht, der sowohl sicher als auch wirksam ist.

Die Beurteilung endet jedoch nicht hier. Während des gesamten Rehabilitationsverlaufs überwacht der Krankenpfleger die Fortschritte des Patienten genau, passt den Plan bei Bedarf an und stellt sicher, dass jeder Schritt mit dem größtmöglichen Nutzen und dem geringsten Risiko getan wird.

Ein weiterer entscheidender Aspekt der Rehabilitation ist die Motivation. Nach einer Krankheit oder einem Eingriff wieder körperlich aktiv zu werden, kann beängstigend oder sogar entmutigend sein. Hier tritt der Krankenpfleger als Coach auf, der den Patienten ermutigt, jeden noch so kleinen Erfolg feiert und emotionale Unterstützung bietet, wenn die Dinge schwierig werden.

Auch die Erziehung spielt eine zentrale Rolle. Der Krankenpfleger bringt dem Patienten die richtigen Techniken bei, erklärt ihm die Vor- und Nachteile der einzelnen Übungen und stellt sicher, dass er die Bedeutung von Regelmäßigkeit und Ausdauer versteht. Darüber hinaus liefert er wertvolle Informationen über Ernährung, Stressbewältigung und andere Aspekte des Wohlbefindens.

Der Krankenpfleger arbeitet eng mit anderen Gesundheitsfachkräften wie Physiotherapeuten, Ergotherapeuten, Ernährungswissenschaftlern und natürlich Ärzten zusammen. Er fungiert als Bindeglied und sorgt dafür, dass alle Maßnahmen koordiniert und auf das gleiche Ziel ausgerichtet sind: die Wiederherstellung der optimalen Funktionsfähigkeit des Patienten.

Last but not least: Der Krankenpfleger ist da, um zuzuhören. Jeder Patient hat seine eigene Geschichte, seine Sorgen, Hoffnungen und Ängste. Durch aktives Zuhören kann der Krankenpfleger die einzigartigen Bedürfnisse jedes Einzelnen besser verstehen und so eine wirklich personalisierte Pflege anbieten.

Bei der Rehabilitation durch körperliche Aktivität ist der Krankenpfleger gleichzeitig Führer, Wächter, Coach und Vertrauter. Seine Rolle ist entscheidend, um sicherzustellen, dass jeder Patient nicht nur seine körperliche Kraft, sondern auch sein Selbstvertrauen und seine Lebensfreude wiedererlangt.

Kapitel 40.
UMGANG MIT SCHMERZEN
BEI LUNGENPATIENTEN

Bewertung von Brustschmerzen

Die Beurteilung von Brustschmerzen ist ein wichtiger klinischer Schritt, um lebensbedrohliche Ursachen von anderen, weniger schwerwiegenden Erkrankungen zu unterscheiden. Sie umfasst eine Kombination aus Befragung, körperlicher Untersuchung und diagnostischen Tests. Lassen Sie uns in diese Beurteilung eintauchen und dabei einen flüssigen und detaillierten Stil beibehalten.

Wenn man von Brustschmerzen spricht, gibt es ein breites Spektrum an möglichen Erkrankungen, das von einer einfachen Muskelschwäche bis hin zu einer schweren Herzerkrankung wie einem Herzinfarkt reicht. Die Fähigkeit, diese Ursachen zu unterscheiden, hängt von einer sorgfältigen Beurteilung ab.

Die Befragung des Patienten ist der erste Schritt. "Wie lange haben Sie diesen Schmerz schon?", "Ist er konstant oder intermittierend?", "Wie würden Sie den Schmerz beschreiben: stechend, brennend, drückend?". Die Antworten auf diese Fragen können dem Arzt als Orientierungshilfe dienen. Beispielsweise kann ein drückender Schmerz in der Mitte der Brust, der in den linken Arm ausstrahlt, auf eine kardiale Ursache hindeuten.

Die medizinische Vorgeschichte ist ebenfalls entscheidend. Ein Patient mit Bluthochdruck, Diabetes oder Rauchen in der Vorgeschichte hat ein erhöhtes Risiko für Herzerkrankungen. Ebenso bedarf eine Person, die bereits Episoden von Brustschmerzen hatte oder eine Familiengeschichte von Herzerkrankungen hat, besonderer Aufmerksamkeit.

Danach folgt die körperliche Untersuchung. Das Abhören von Herz und Lunge, das Abtasten des Brustkorbs, das Überprüfen des Blutdrucks und das Messen der Herzfrequenz sind unumgängliche Schritte. Manchmal können spezifische

Anomalien, wie ein Herzgeräusch oder Rasseln in der Lunge, Hinweise auf die Ursache der Schmerzen geben.

Die Beurteilung endet jedoch nicht an dieser Stelle. Häufig sind diagnostische Tests wie ein Elektrokardiogramm (EKG) erforderlich, um die elektrische Aktivität des Herzens zu beurteilen und mögliche Anomalien zu erkennen. Auch ein Bluttest kann durchgeführt werden, um nach kardialen Markern zu suchen, die auf eine Schädigung des Herzmuskels hinweisen würden.
In manchen Fällen können weitere Untersuchungen wie eine Thoraxröntgenaufnahme oder eine Angiografie erforderlich sein, um die Diagnose zu verfeinern. Das Röntgenbild kann Lungenerkrankungen aufdecken, während bei der Angiografie die Koronararterien auf Blockaden hin untersucht werden.

Allerdings sind nicht alle Brustschmerzen kardial bedingt. Magen-Darm-Erkrankungen wie die gastroösophageale Refluxkrankheit, Lungenerkrankungen wie die Rippenfellentzündung oder sogar Probleme mit dem Bewegungsapparat können Brustschmerzen verursachen.

Die Beurteilung von Brustschmerzen ist eine heikle klinische Kunst, die eine Kombination aus genauem Zuhören, klinischer Beobachtung und diagnostischen Tests erfordert. Die Herausforderung besteht darin, die Ursache des Schmerzes schnell und genau zu bestimmen, um die richtige Behandlung einzuleiten und möglicherweise ein Leben zu retten.

Pharmakologische Behandlung und nicht-pharmakologisch

Die Behandlung von Brustschmerzen hängt weitgehend von der zugrunde liegenden Ursache ab. Sobald die Diagnose gestellt ist, kann die Intervention pharmakologisch, nicht-pharmakologisch oder eine Kombination aus beidem sein. Lassen Sie uns die Diskussion in einem flüssigen Stil fortsetzen und dabei auf diese beiden Teile der Behandlung eingehen.

Pharmakologische Behandlung :
Die medikamentösen Optionen sind je nach Krankheitsbild unterschiedlich.

- Herzerkrankungen :
  - Antianginöse Mittel wie Nitroglyzerin werden häufig verschrieben, um die Arterien zu erweitern und Angina-Schmerzen zu lindern.
  - Blutgerinnungshemmer oder Thrombozytenaggregationshemmer wie Aspirin oder Clopidogrel können verabreicht werden, um die Bildung von Gerinnseln in den Arterien zu verhindern.
  - Betablocker und ACE-Hemmer (Angiotensin Converting Enzyme) werden häufig verschrieben, um die Herzbelastung und den Blutdruck zu senken.
- Lungenerkrankungen :
  - Bei einer Lungenembolie werden in der Regel blutverdünnende Medikamente verschrieben.
  - Bei einer Pleuritis können nichtsteroidale Entzündungshemmer (NSAIDs) eingesetzt werden, um die Entzündung und die Schmerzen zu verringern.
- Gastrointestinale Erkrankungen :
  - Bei der gastroösophagealen Refluxkrankheit können Protonenpumpenhemmer oder H2-Rezeptorantagonisten eingesetzt werden, um die Produktion von Magensäure zu reduzieren.

Nicht-pharmakologische Behandlung :
Neben Medikamenten gibt es mehrere nicht-pharmakologische Maßnahmen, die bei der Behandlung oder Vorbeugung von Brustschmerzen helfen können.
- Änderungen des Lebensstils :
  - Eine ausgewogene Ernährung, das Aufgeben des Rauchens, die Reduzierung des Alkoholkonsums und regelmäßige körperliche Betätigung können dazu beitragen, vielen Ursachen von Brustschmerzen vorzubeugen, darunter auch Herzerkrankungen.
- Kardiale Rehabilitation :
  - Bei Patienten, die eine Herzoperation oder einen Herzinfarkt hinter sich haben, können beaufsichtigte Übungs- und Aufklärungsprogramme helfen, das Herz zu stärken und weitere Episoden zu verhindern.

- Stressbewältigung :
    - Entspannungstechniken wie Meditation, tiefes Atmen und Yoga können hilfreich sein, insbesondere wenn die Brustschmerzen mit Stress oder Angst verbunden sind.
- Positionierung :
    - In manchen Fällen kann ein Positionswechsel oder die Verwendung von Kissen zur Unterstützung einer bestimmten Körperhaltung helfen, die Schmerzen zu lindern.
- Therapeutische Interventionen :
    - Verfahren wie eine Angioplastie oder eine Herzoperation können erforderlich sein, um die zugrunde liegenden Ursachen der Brustschmerzen zu behandeln.
- Bildung :
    - Zu lernen, die Auslöser von Brustschmerzen zu erkennen und mit ihnen umzugehen sowie gesunde Verhaltensweisen zu erlernen, kann ein wesentlicher Bestandteil der Prävention sein.

Brustschmerzen mit ihren zahlreichen potenziellen Ursachen erfordern einen ganzheitlichen Behandlungsansatz. Ob durch medikamentöse oder nicht-pharmakologische Interventionen, jeder Patient benötigt einen individuellen Behandlungsplan, um eine optimale Behandlung seines Zustands zu gewährleisten und möglichen Komplikationen vorzubeugen.

Psychologische Implikationen von chronischen Schmerzen

Chronische Schmerzen haben aufgrund ihrer anhaltenden und oft aufdringlichen Natur Auswirkungen, die weit über die körperlichen Symptome hinausgehen. Sie haben einen tiefgreifenden Einfluss auf die Psyche einer Person und beeinträchtigen nicht nur ihre psychische Gesundheit, sondern auch ihre Beziehungen, ihre Arbeitsfähigkeit und ihre Lebensqualität im Allgemeinen. Vertiefen Sie die psychologischen Auswirkungen von chronischen Schmerzen in einem flüssigen und nuancierten Stil.

Stellen Sie sich vor, Sie tragen jeden Tag ein schweres Gewicht, ohne Ruhe und Erholung. Diese Analogie kann helfen, die psychische Belastung zu verstehen, die chronische Schmerzen mit sich bringen. Er ist ständig präsent, manchmal heimtückisch, manchmal überwältigend, und immer da, im Hintergrund des täglichen Lebens.

1. Stimmungsstörungen :
Chronische Schmerzen werden häufig mit Depressionen und Angstzuständen in Verbindung gebracht. Diese Beziehung ist bidirektional: Schmerzen können depressive Symptome verstärken, und Depressionen können ihrerseits die Schmerzwahrnehmung verschärfen. Ständige Schmerzen können ein Gefühl der Hilflosigkeit, Trauer um das frühere Leben oder ständige Angst vor einer Verschlimmerung hervorrufen.

2. Soziale Isolation :
Schmerzen können dazu führen, dass sich der Einzelne von seinen gewohnten Aktivitäten zurückzieht. Freunde haben vielleicht kein Verständnis oder die Aktivitäten werden zu schmerzhaft. Mit der Zeit kann diese Isolation die Gefühle von Einsamkeit und Entfremdung verstärken.

3. Schlafstörungen :
Schmerzen können den Schlaf beeinträchtigen, wodurch ein Teufelskreis entsteht, bei dem mangelnde Ruhe die Schmerzempfindlichkeit erhöht, was wiederum den Schlaf weiter stört.

4. Kognitive Schwierigkeiten :
Einige Personen mit chronischen Schmerzen berichten von "Gehirnnebel", Momenten, in denen die Konzentration, das Gedächtnis oder die Entscheidungsfindung schwierig werden. Dies kann direkt mit den Schmerzen oder den Medikamenten, die zur Behandlung der Schmerzen eingesetzt werden, zusammenhängen.

5. Selbstwertgefühl :
Chronische Schmerzen können das Selbstvertrauen untergraben. Einzelne Personen können sich weniger kompetent oder nützlich fühlen oder sich die Schuld für ihren Zustand geben.

6. Stress und Anspannung :
Der ständige Umgang mit Schmerzen, zusammen mit medizinischen Entscheidungen, den Nebenwirkungen von Behandlungen und finanziellen Sorgen, kann das Stressniveau einer Person erheblich erhöhen.

7. Abhängigkeit :

Manche Menschen können eine Abhängigkeit von Medikamenten entwickeln, insbesondere von Opioiden, wenn diese zur Schmerzbehandlung eingesetzt werden.

Trotz dieser Herausforderungen finden jedoch viele Menschen Wege, sich trotz chronischer Schmerzen anzupassen, mit ihnen umzugehen und ein erfülltes Leben zu führen. Multidimensionale Ansätze, die medizinische Behandlungen, Psychotherapie, Physiotherapie und Entspannungstechniken miteinander verbinden, können dabei helfen, die psychischen Auswirkungen chronischer Schmerzen zu lindern. Es ist eine Reise, die Zeit, Unterstützung und ein hohes Maß an Belastbarkeit erfordert, aber mit den richtigen Ressourcen ist eine Verbesserung möglich.

Kapitel 41.
DER KRANKENPFLEGER IN BEZUG AUF EPIDEMIOLOGIE UND PRÄVENTION IN DER PNEUMOLOGIE

Statistiken
und relevante epidemiologische Daten

Chronische Schmerzen sind ein großes Problem der öffentlichen Gesundheit, von dem weltweit Millionen von Menschen betroffen sind. Hier einige relevante Statistiken und epidemiologische Daten :

- **Weltweite Prävalenz:** Schätzungsweise 20% bis 30% der Weltbevölkerung leiden irgendwann in ihrem Leben an chronischen Schmerzen. Das sind weltweit etwa 1,5 bis 2 Milliarden Menschen.
- **Auswirkungen auf die Lebensqualität:** Etwa 10% der Erwachsenen, bei denen chronische Schmerzen diagnostiziert werden, haben aufgrund ihrer Schmerzen schließlich eine mittelschwere bis schwere Behinderung, die ihre täglichen Aktivitäten erheblich einschränkt.
- **Assoziierte Zustände :** Chronische Schmerzen sind oft mit anderen Erkrankungen verbunden, wie z. B. Depressionen, Angstzuständen und gestörtem Schlaf. Es wird geschätzt, dass bis zu 50 % der Menschen mit chronischen Schmerzen auch depressive Symptome entwickeln.
- **Wirtschaftliche Kosten:** Die direkten und indirekten Kosten, die mit chronischen Schmerzen verbunden sind, sind beträchtlich. Dazu gehören Arztkosten, Medikamente, Physiotherapie sowie Produktivitäts- und Arbeitsplatzverluste. Allein in den USA wird geschätzt, dass chronische Schmerzen jedes Jahr zwischen 560 Milliarden und 635 Milliarden US-Dollar kosten.
- **Häufige Ursachen :** Zu den häufigen Ursachen für chronische Schmerzen gehören Arthritis, Rückenschmerzen, Migräne, posttraumatische

Verletzungen, Neuropathien und viele andere Erkrankungen.

- **Prävalenz nach Alter:** Obwohl chronische Schmerzen Menschen aller Altersgruppen betreffen können, sind sie bei älteren Erwachsenen häufiger. Etwa 50 % der älteren Menschen, die in der Gemeinde leben, und bis zu 80 % derjenigen, die in Pflegeheimen leben, leiden an chronischen Schmerzen.
- **Behandlungen:** Opioide wurden häufig zur Behandlung chronischer Schmerzen verschrieben, aber ihr Gebrauch hat in einigen Ländern, vor allem in den USA, zu einer Epidemie von Missbrauch und Überdosierungen geführt.
- **Auswirkungen auf die Arbeit:** Chronische Schmerzen sind in vielen Ländern eine der Hauptursachen für Fehlzeiten am Arbeitsplatz und Frühverrentung.

Es ist von entscheidender Bedeutung, aktuelle epidemiologische Quellen und Datenbanken zu konsultieren, um aktuelle Statistiken und spezifische regionale Informationen über chronische Schmerzen zu erhalten. Weltgesundheitsorganisationen, Zentren für Krankheitskontrolle und -prävention und nationale Gesundheitsinstitute sind hervorragende Ressourcen, um diese Daten zu erhalten.

Präventionsprogramme auf nationaler und internationaler Ebene

Prävention ist ein Schlüsselelement, um die Inzidenz und die Auswirkungen von chronischen Schmerzen sowie anderen Krankheiten und Leiden zu verringern. Verschiedene Organisationen, sowohl auf nationaler als auch auf internationaler Ebene, haben Präventionsprogramme ins Leben gerufen, um die Öffentlichkeit zu sensibilisieren, Gesundheitsfachkräfte zu schulen und wirksame Strategien zur Bewältigung dieses Problems umzusetzen. Hier ein Überblick über einige Präventionsprogramme auf verschiedenen Ebenen.

Auf internationaler Ebene :
- Weltgesundheitsorganisation (WHO) :
    - Die globale Strategie der WHO zur Prävention und Kontrolle nichtübertragbarer Krankheiten enthält

Richtlinien für die Behandlung chronischer Schmerzen.
- Aufklärungskampagnen über die Gefahren und Folgen des Opioidmissbrauchs sowie Empfehlungen für eine verantwortungsvolle Verschreibung.
- International Association for the Study of Pain (IASP) :
  - Diese Organisation führt Forschungsarbeiten durch und stellt Bildungsressourcen zur Verfügung, um die Prävention, Diagnose und Behandlung von Schmerzen weltweit zu fördern.

Auf nationaler Ebene :

Die Programme sind von Land zu Land unterschiedlich, aber hier sind einige typische Beispiele:
- Sensibilisierungsprogramme :
  - Medienkampagnen zur Aufklärung der Öffentlichkeit über Verletzungsprävention, Schmerzmanagement und die potenziellen Gefahren von Schmerzmitteln.
- Bildungsprogramme :
  - Schulung für Angehörige der Gesundheitsberufe zur Verbesserung der Diagnose und Behandlung von chronischen Schmerzen.
  - Programme zur Aufklärung von Patienten über die eigenständige Schmerzbehandlung und nichtmedikamentöse Alternativen zur Schmerzbehandlung.
- Verschreibungsprogramme :
  - Einführung von Leitlinien für die Verschreibung von Opioiden, um das Risiko von Missbrauch und Abhängigkeit zu minimieren.
  - Verschreibungsüberwachungssysteme zur Überwachung und Regulierung der Verschreibung von Opioiden und anderen potenziell gefährlichen Medikamenten.
- Forschungsprogramme :
  - Finanzierung von Forschungsarbeiten über Schmerzen, ihre Ursachen, Behandlung und Präventionsstrategien.
- Rehabilitation und Unterstützungsprogramme :
  - Programme, die Menschen mit chronischen Schmerzen helfen sollen, ihre Funktion und Lebensqualität wiederzuerlangen, z. B. körperliche

Rehabilitation, kognitive Verhaltenstherapie und Selbsthilfegruppen.

Es ist wichtig zu beachten, dass die Prävention und Behandlung chronischer Schmerzen einen multidisziplinären Ansatz erfordert, der medizinische, physiologische, psychologische und soziale Interventionen miteinander verbindet. Der Erfolg der Programme hängt von einer engen Zusammenarbeit zwischen den Angehörigen der Gesundheitsberufe, den Patienten, den politischen Entscheidungsträgern, den Forschern und der Gemeinschaft als Ganzes ab.

Sensibilisierung und Bildung der Öffentlichkeit

Die Sensibilisierung und Aufklärung der Öffentlichkeit ist ein wesentlicher Bestandteil der Gesundheitsförderung, der Krankheitsprävention und des effektiven Managements von medizinischen Zuständen. Chronische Schmerzen erfordern aufgrund ihrer Prävalenz und ihrer Auswirkungen auf die Lebensqualität besondere Aufmerksamkeit in Bezug auf Aufklärung und Sensibilisierung. Lassen Sie uns in einem flüssigen Stil die Bedeutung der Sensibilisierung und Aufklärung der Öffentlichkeit in Bezug auf chronische Schmerzen erkunden.

In einer Welt, in der Informationen nur einen Mausklick entfernt sind, besteht die Herausforderung nicht so sehr darin, an Wissen heranzukommen, sondern vielmehr darin, dieses Wissen zu filtern, zu verstehen und sinnvoll anzuwenden. Chronische Schmerzen, die so viele Leben betreffen, werden oft nicht richtig verstanden, sowohl von denjenigen, die darunter leiden, als auch von der Gesellschaft im Allgemeinen. Hier kommen Aufklärung und Bildung ins Spiel.

1. Stigmata brechen :
Viele nehmen chronische Schmerzen als Schwäche oder Erfindung des Geistes wahr. Wenn man die Öffentlichkeit über die biologischen, psychologischen und sozialen Mechanismen von Schmerzen aufklärt, kann man die Stigmatisierung verringern und diejenigen, die Schmerzen haben, ermutigen, Hilfe zu suchen.

2. Korrekte Information :
Im Zeitalter des Internets können sich Mythen und Fehlinformationen schnell verbreiten. Gezielte Bemühungen, die Öffentlichkeit über chronische Schmerzen aufzuklären, können dazu beitragen, falschen Vorstellungen entgegenzuwirken und Informationen zu liefern, die auf wissenschaftlichen Erkenntnissen beruhen.

3. Vorbeugung :
Wenn man die Ursachen und Risikofaktoren für chronische Schmerzen versteht, kann dies zu wirksamen Präventionsstrategien führen. Aufklärungskampagnen können den Schwerpunkt auf vorbeugende Maßnahmen legen, wie korrekte Körperhaltung, regelmäßige Bewegung und Stressbewältigung.

4. Verfügbare Ressourcen :
Viele kennen die verfügbaren Ressourcen zur Bewältigung von Schmerzen nicht. Die Sensibilisierung der Öffentlichkeit für Schmerzkliniken, Selbsthilfegruppen, alternative Therapien und Rehabilitationsprogramme kann denjenigen, die Schmerzen haben, helfen, Lösungen zu finden, die auf ihre Bedürfnisse zugeschnitten sind.

5. Verantwortungsvoller Umgang mit Medikamenten :
Da die Probleme im Zusammenhang mit der Übernutzung von Opioiden zunehmen, ist es von entscheidender Bedeutung, die Öffentlichkeit über den verantwortungsvollen Gebrauch von Medikamenten, die potenziellen Gefahren der Abhängigkeit und die verfügbaren Alternativen aufzuklären.

6. Förderung der Forschung :
Die Sensibilisierung der Öffentlichkeit für die Bedeutung der Forschung über chronische Schmerzen kann die finanzielle Unterstützung und die Rekrutierung für klinische Studien fördern. Forschung ist der Schlüssel zur Entdeckung neuer Behandlungsmethoden und möglicherweise auch Heilmittel.

7. Ermächtigung :
Letztendlich verleiht Bildung Macht. Eine informierte Person ist besser darauf vorbereitet, fundierte Entscheidungen über ihre Gesundheit zu treffen, mit ihrem Arzt zu sprechen und wirksame Bewältigungsstrategien anzuwenden.

In einer zunehmend vernetzten Gesellschaft ist es von entscheidender Bedeutung, dass wir alle uns zur Verfügung stehenden Instrumente - von den sozialen Medien bis hin zu öffentlichen Kampagnen - nutzen, um das Bewusstsein für chronische Schmerzen zu schärfen und die Öffentlichkeit darüber aufzuklären. Jede unternommene Anstrengung kann ein Leben verändern, Leiden verringern und zu einem besseren Verständnis und Mitgefühl für diejenigen führen, die jeden Tag mit Schmerzen kämpfen.

Kapitel 42.
AUSBILDUNG UND BERUFLICHE ENTWICKLUNG VON KRANKENPFLEGERN IN DER PNEUMOLOGIE

Möglichkeiten zur Weiterbildung

Die Weiterbildung ist eine wichtige Säule für Angehörige der Gesundheitsberufe. Sie ermöglicht es ihnen, mit den medizinischen Fortschritten Schritt zu halten, neue Fähigkeiten zu erwerben und ihren Patienten die bestmögliche Versorgung zukommen zu lassen. Für Krankenpfleger, Ärzte und andere Fachkräfte, die im Bereich der Lungenheilkunde oder der chronischen Schmerzen arbeiten, ist es aufgrund der Komplexität und des schnellen Wandels in diesem Bereich umso entscheidender, über die jüngsten Fortschritte auf dem Laufenden zu bleiben.

Tauchen Sie in einem flüssigen und informativen Stil in ein Panorama der Weiterbildungsmöglichkeiten ein.

Das Navigieren in der sich ständig verändernden Welt der Medizin erfordert eine Leidenschaft für das Lernen und ein Engagement für berufliche Spitzenleistungen. Weiterbildungsmöglichkeiten sind die Leuchttürme, die dieses Streben nach Wissen lenken.

1. Kurse und Workshops :
Akademische Einrichtungen, Krankenhäuser und Berufsverbände organisieren regelmäßig Kurse und Workshops zu Spezialthemen. Sie bieten die Möglichkeit, in spezifische Techniken, therapeutische Fortschritte oder innovative Forschungsbereiche einzutauchen.

2. Konferenzen und Seminare :
Die Teilnahme an nationalen oder internationalen Konferenzen ermöglicht es Ihnen nicht nur, von Meinungsführern zu lernen, sondern auch, sich mit Gleichaltrigen zu vernetzen, Erfahrungen auszutauschen und an Forschungsprojekten mitzuarbeiten.

3. Zertifizierungsprogramme :
Zusätzliche Zertifizierungen in Subspezialisierungen wie Schmerzmanagement oder pulmonale Rehabilitation können nicht nur die Fähigkeiten einer Fachkraft verbessern, sondern auch die Tür zu neuen Karrieremöglichkeiten öffnen.

4. Medizinische Veröffentlichungen :
Das Abonnieren und regelmäßige Lesen medizinischer Fachzeitschriften gewährleistet, dass Sie stets über die neuesten Forschungsergebnisse, Fallstudien und systematischen Übersichten auf dem Laufenden gehalten werden.

5. Online-Schulungen :
Mit dem Aufkommen der digitalen Technologien bieten viele Plattformen Online-Kurse, Webinare und E-Learning-Module an. Sie bieten die Flexibilität, im eigenen Tempo und oft bequem von zu Hause aus zu lernen.

6. Simulationen und Praktisches Training :
Durch den Einsatz von Puppen, virtueller Realität oder Simulationen können Gesundheitsfachkräfte komplexe Verfahren in einer risikofreien Umgebung durchführen.

7. Mentoring-Programme :
Sich einem Mentorenprogramm anzuschließen, bei dem eine erfahrene Fachkraft eine weniger erfahrene Fachkraft anleitet, bietet eine Plattform für erfahrungsbasiertes Lernen, den Austausch von Fachwissen und Anleitung.

8. Forschungsstipendien :
Wer sich in der klinischen oder akademischen Forschung engagiert, trägt nicht nur zur medizinischen Wissensgrundlage bei, sondern lernt auch neue Methoden kennen und bleibt auf dem neuesten Stand der Fortschritte in diesem Bereich.

9. Berufsverbände :
Die Mitgliedschaft in spezialisierten Berufsverbänden bietet Zugang zu Ressourcen, Publikationen, Ermäßigungen für Konferenzen und ein Netzwerk von gleichgesinnten Fachleuten.

Das Streben nach Wissen ist eine endlose Reise. Im medizinischen Bereich, wo jede Entscheidung tiefgreifende Auswirkungen auf ein Menschenleben haben kann, ist Weiterbildung nicht nur eine Chance, sondern auch eine

Verantwortung. Diese Verantwortung auf sich zu nehmen, bedeutet, sich dafür einzusetzen, jedem Patienten immer wieder die qualitativ hochwertigste Pflege zukommen zu lassen.

Mögliche Spezialisierungen und Zertifizierungen

Die Medizin als ein weites und sich ständig weiterentwickelndes Feld bietet eine Vielzahl von Wegen zur Spezialisierung und Zertifizierung. Für Krankenpfleger, Ärzte und andere Gesundheitsfachkräfte, die sich für die Pneumologie und verwandte Gebiete interessieren, gibt es viele Möglichkeiten, die es zu erkunden gilt. Lassen Sie uns einen Eindruck von einigen dieser Spezialisierungen und Zertifizierungen gewinnen, indem wir ihren Umfang und ihre Bedeutung beschreiben.

Der Lebenssaft der Medizin liegt in ihrer Fähigkeit, sich zu diversifizieren, ihr Wissen an spezifische Situationen und Bedürfnisse anzupassen und so ein Spektrum an individueller und qualitativ hochwertiger Versorgung zu bieten.
1. Klinische Pneumologie :
   * **Umfang:** Diagnose, Behandlung und Prävention von Lungenerkrankungen.
   * **Zertifizierung:** Nach einem allgemeinen Medizinstudium absolvieren Ärzte eine Spezialausbildung in Pneumologie, um in vielen Ländern eine Zertifizierung zu erhalten.
2. Kritische Pflege und Intensivmedizin :
   * **Geltungsbereich:** Umgang mit schwerkranken Patienten, insbesondere mit akutem Atemversagen.
   * **Zertifizierung:** Ärzte können sich nach ihrer Erstausbildung auf Intensivpflege spezialisieren, was häufig eine Ausbildung in Pneumologie voraussetzt.
3. Allergologie und klinische Immunologie :
   * **Geltungsbereich:** Diagnose und Behandlung von Allergien, Asthma und anderen Immunerkrankungen.
   * **Zertifizierung:** Nach einer Grundausbildung ist eine weitere Spezialisierung erforderlich, um die Zertifizierung zu erhalten.

4. Physiotherapie der Atmung :
- **Umfang:** Unterstützung der Patienten bei der Verbesserung ihrer Atemkapazität durch physiotherapeutische Übungen und Techniken.
- **Zertifizierung:** Physiotherapeuten können zusätzliche Ausbildungen absolvieren, um sich auf die Behandlung von Patienten mit Atemwegserkrankungen zu spezialisieren.

5. Somnologie :
- **Umfang:** Erforschung und Behandlung von Schlafstörungen, von denen viele durch die Atmung verursacht werden.
- **Zertifizierung:** Nach einer Ausbildung in Pneumologie oder Neurologie kann eine zusätzliche Ausbildung in Somnologie fortgesetzt werden.

6. Therapeutische Bildung :
- **Umfang:** Hilft den Patienten, ihre Atemwegserkrankungen zu verstehen und zu bewältigen.
- **Zertifizierung:** Krankenpfleger, Ärzte und andere Angehörige der Gesundheitsberufe können sich in speziellen Kursen zu Therapiepädagogen ausbilden lassen.

7. Atmungsforschung :
- **Umfang:** Durchführung von klinischen und grundlegenden Studien zu Atemwegserkrankungen.
- **Zertifizierung:** Obwohl für die Forschung nicht immer eine bestimmte Zertifizierung erforderlich ist, können Abschlüsse und Kurse zur Spezialisierung auf Forschung von Vorteil sein.

8. Bronchiale Endoskopie :
- **Umfang:** Durchführung von diagnostischen und therapeutischen Verfahren im Inneren der Bronchien und der Lunge.
- **Zertifizierung:** Nach einer Ausbildung in Pneumologie sind in der Regel zusätzliche Schulungen in Bronchialendoskopie erforderlich.

Jede Spezialisierung und Zertifizierung bringt ihre eigene Palette an Fähigkeiten mit sich, erweitert den Horizont der möglichen Behandlungen und ermöglicht es, noch höhere Ebenen der Expertise zu erreichen. Für diejenigen, die sich leidenschaftlich für die Atemwegsmedizin interessieren, ist der Himmel die einzige Grenze.

Professionelle Netzwerke und Kongresse

Sich in die Medizin und insbesondere in ein Fachgebiet wie die Pneumologie zu vertiefen, erfordert ein ständiges Aktualisieren, Teilen von Informationen und den Austausch mit Gleichgesinnten. Professionelle Netzwerke und Kongresse spielen hierbei eine entscheidende Rolle. Sie ermöglichen es Fachleuten, sich zu vernetzen, zusammenzuarbeiten und über die Fortschritte in ihrem Fachgebiet auf dem Laufenden zu bleiben. Lassen Sie uns gemeinsam in einem flüssigen Stil die Bedeutung und die Möglichkeiten dieser Plattformen entdecken. **Die Welt der Medizin ist ständig in Bewegung.** Jeden Tag wird eine neue Entdeckung gemacht, eine Technik verbessert und ein Protokoll in Frage gestellt. In diesem Strudel der Entwicklung erscheinen professionelle Netzwerke und Kongresse wie Leuchttürme, die die Praktiker zu immer verfeinerten Kenntnissen führen.

1. Berufliche Netzwerke :
- **Verbindungsplattformen:** Diese Netzwerke, oft in Form von Verbänden oder Organisationen, bringen Fachleute mit gemeinsamen Interessen und Spezialisierungen zusammen. Sie ermöglichen den Austausch von Erfahrungen, Ratschlägen und methodischen Neuigkeiten.
- **Ressourcen in Reichweite:** Die meisten dieser Verbände bieten Datenbanken, Publikationen, Webinare und andere nützliche Ressourcen für die Weiterbildung an.
- **Möglichkeiten der Zusammenarbeit:** Die Mitgliedschaft in einem professionellen Netzwerk kann zu einer Zusammenarbeit in der Forschung, in der klinischen Praxis oder bei Bildungsinitiativen führen.
2. Kongresse und Konferenzen :
- **Am Puls der Forschung:** Kongresse bieten ein Schaufenster für die neueste Forschung und ermöglichen es Fachleuten, über die Fortschritte in ihrem Bereich auf dem Laufenden zu bleiben.
- **Praktische Workshops:** Neben theoretischen Vorträgen bieten viele Kongresse auch praktische Workshops an, in denen die Teilnehmer in neuen Techniken oder Methoden geschult werden.
- **Networking und Zusammenarbeit:** Diese Veranstaltungen bringen Fachleute aus der ganzen Welt zusammen und bieten unschätzbare Möglichkeiten zum

Networking, zum Austausch von Ideen und zur Einführung in neue kollaborative Projekte.
Beispiele für bemerkenswerte Netzwerke und Kongresse :

- **European Respiratory Society (ERS)**: Eine wichtige Organisation, die Fachleute für Atemwegserkrankungen aus ganz Europa zusammenbringt und einen der weltweit größten Kongresse für Lungenheilkunde veranstaltet.
- **Die American Thoracic Society (ATS)** : Eine weitere renommierte Organisation, die sich auf Lungenkrankheiten und kritische Erkrankungen konzentriert und ebenfalls einen großen Jahreskongress veranstaltet.
- **Nationale Kongresse:** Viele Länder haben eigene Gesellschaften für Pneumologie, die nationale Kongresse veranstalten, wie z. B. die Société de Pneumologie de Langue Française (SPLF) für Frankreich.

Im Streben nach medizinischer Spitzenleistung sind Zusammenarbeit und Wissensaustausch von entscheidender Bedeutung. Professionelle Netzwerke und Kongresse dienen als Sprungbrett und helfen den Angehörigen der Gesundheitsberufe, sich immer weiter nach oben zu arbeiten - zum Nutzen ihrer Patienten und der Wissenschaft selbst.

Kapitel 43.
UMGANG MIT KOMPLIKATIONEN
UND KOMORBIDITÄTEN
BEI LUNGENPATIENTEN

Erkennen von Warnsignalen

Das Erkennen von Warnsignalen ist ein grundlegendes Element in der Patientenversorgung, insbesondere in einem so lebenswichtigen Bereich wie der Pneumologie. Diese Frühwarnzeichen können auf eine Exazerbation, eine Komplikation oder eine neue Erkrankung hinweisen, die ein rasches Eingreifen erfordert. Die Fähigkeit, sie zu erkennen, kann den Unterschied zwischen einer erfolgreichen Frühintervention und einer potenziell ernsten Situation ausmachen. Tauchen wir in einem flüssigen Stil in die Bedeutung und das Wesen dieser Warnsignale ein.

Im lautlosen Ballett des menschlichen Körpers sind Warnsignale wie Misstöne, die darauf hinweisen, dass etwas nicht in Ordnung ist. Für Angehörige der Gesundheitsberufe sind diese Signale der Schlüssel zu einer wirksamen Intervention, einer optimalen Behandlung und letztlich zu einer Verbesserung der Prognose des Patienten.

1. Veränderungen der Atmung :
   - **Atemnot:** Eine plötzliche Zunahme der Kurzatmigkeit oder Atemnot, insbesondere im Ruhezustand, ist ein wichtiges Warnsignal.
   - **Anhaltender oder wechselnder Husten :** Ein Husten, der sich verschlimmert, länger andauert oder seine Art verändert, kann auf eine Infektion, eine Exazerbation oder eine andere Erkrankung hindeuten.
   - **Veränderungen des Sputums :** Das Auftreten von Blut, eine Veränderung der Farbe oder der Konsistenz sind Warnsignale.
2. Allgemeine Symptome :
   - **Erhöhte Müdigkeit:** Plötzliche und unerklärliche Müdigkeit kann Ausdruck einer Atem- oder Herzinsuffizienz sein.

- **Fieber und Schüttelfrost: Weisen** oft auf eine Infektion wie eine Lungenentzündung hin.
- **Brustschmerzen:** Jeder neue oder sich in seiner Art verändernde Brustschmerz muss ernst genommen werden.

3. Klinische Zeichen :
- **Zyanose:** Eine bläuliche Verfärbung der Lippen oder der Extremitäten weist auf eine verminderte Sauerstoffversorgung des Blutes hin.
- **Ödeme:** Das Auftreten von Schwellungen an den Knöcheln oder Beinen kann auf eine damit verbundene Herzinsuffizienz hinweisen.
- **Wheezing (Pfeifen) :** Ein pfeifendes Geräusch beim Ausatmen ist oft ein Zeichen für eine Verengung der Atemwege.

4. Verhaltensänderungen :
- **Verwirrung oder Desorientierung:** Ein Sauerstoffmangel im Gehirn kann zu kognitiven Störungen führen.
- **Erhöhte Angst:** Kann ein Erstickungsgefühl oder eine Hypoxämie widerspiegeln.

5. Vitalparameter :
- **Tachykardie:** Ein beschleunigter Herzschlag kann die Reaktion des Körpers auf eine Hypoxie sein.
- **Tachypnoe:** Eine erhöhte Atemfrequenz kann auf eine Atemnot hinweisen.

Warnsignale sind die stillen Boten des Körpers, die um Aufmerksamkeit und Pflege bitten. Für Angehörige der Gesundheitsberufe ist es die Grundlage ihrer Aufgabe, diese Signale zu erkennen und schnell darauf zu reagieren, um sicherzustellen, dass jeder Patient die Pflege erhält, die er zum richtigen Zeitpunkt benötigt. In der weiten Welt der Pneumologie ist das aufmerksame Hören auf diese Signale der Schlüssel zu einer erfolgreichen Behandlung.

Aufnehmen assoziierte Pathologien (kardiovaskulär, metabolisch usw.)

Die Behandlung von Patienten in der Pneumologie beschränkt sich nicht nur auf Lungenerkrankungen. Häufig weisen diese Patienten Begleiterkrankungen auf, die mit ihrer

Atemwegserkrankung in Zusammenhang stehen oder nicht. Diese Komorbiditäten können die Prognose, die Lebensqualität und das gesamte Management des Patienten beeinflussen. Lassen Sie uns in einem flüssigen Stil eintauchen in die Art und Weise, wie assoziierte Erkrankungen, insbesondere Herz-Kreislauf- und Stoffwechselerkrankungen, im Rahmen der Pneumologie behandelt werden.

Im Herzen der Komplexität des menschlichen Körpers tanzt jedes Organ nach dem Rhythmus der anderen. Wenn die Lunge beeinträchtigt ist, kann diese Melodie schnell aus dem Takt geraten und andere Systeme beeinflussen, insbesondere das Herz-Kreislauf- und das Stoffwechselsystem.

1. Herz-Kreislauf-Erkrankungen :
   - **Pulmonale arterielle Hypertonie (PAH):** Diese Krankheit, die speziell mit dem hohen Druck in den Lungenarterien zusammenhängt, erfordert eine kombinierte Behandlung durch den Lungenfacharzt und den Kardiologen.
   - **Herzinsuffizienz:** Patienten mit chronischen Atemwegserkrankungen sind gefährdet, eine Herzinsuffizienz, insbesondere des rechten Herzens, zu erleiden. Überwachung, frühzeitige Diagnose und angemessene Behandlung sind von entscheidender Bedeutung.
   - **Ischämische Herzerkrankungen:** Patienten mit COPD beispielsweise haben aufgrund der systemischen Entzündung ein höheres Risiko, Herzerkrankungen zu entwickeln.
2. Stoffwechselerkrankungen :
   - **Diabetes:** Einige Medikamente, die zur Behandlung von Atemwegserkrankungen eingesetzt werden, wie z. B. Kortikosteroide, können die Regulierung des Blutzuckerspiegels beeinflussen. Daher ist es entscheidend, den Blutzuckerspiegel regelmäßig zu überwachen und die Behandlung ggf. anzupassen.
   - **Osteoporose:** Eine weitere häufige Komorbidität bei Patienten mit chronischen Atemwegserkrankungen, die teilweise auf den langfristigen Einsatz von Kortikosteroiden zurückzuführen ist.
Integrierte Versorgung :
   - **Multidisziplinärer Ansatz:** Die Zusammenarbeit von Lungenärzten, Kardiologen, Endokrinologen und anderen

Fachärzten gewährleistet eine umfassende Betreuung des Patienten.

- **Patientenschulung: Die Aufklärung der** Patienten über die mit ihren Erkrankungen verbundenen Risiken und die Warnzeichen für Komorbiditäten ist für eine frühzeitige Behandlung von entscheidender Bedeutung.
- Regelmäßige **Überwachung:** Regelmäßige Untersuchungen wie Echokardiographien, Lungenfunktionstests und Stoffwechselbilanzen helfen dabei, Begleiterkrankungen frühzeitig zu erkennen und zu behandeln.
- **Anpassung der Behandlung :** Die Behandlung von Lungenerkrankungen sollte an die Komorbiditäten angepasst werden. Beispielsweise können bestimmte Medikamente bei Patienten mit einer Vorgeschichte von Herzerkrankungen vermieden oder mit Vorsicht angewendet werden.

Die Behandlung in der Pneumologie ist wie ein Balanceakt, bei dem jedes Element des Wohlbefindens des Patienten berücksichtigt werden muss. In diesem heiklen Tanz der Medizin sind das Erkennen und der Umgang mit Begleiterkrankungen von entscheidender Bedeutung, um eine optimale Lebensqualität und eine günstige Prognose zu gewährleisten. Jeder Patient ist ein einzigartiges Universum, und jede Komorbidität ist ein Stern, der dieses Universum beeinflusst. Die Angehörigen der Gesundheitsberufe sind in ihrer Weisheit und ihrem Fachwissen die Navigatoren, die jeden Patienten durch die komplexen Zusammenhänge seiner Körpergalaxie führen.

Strategien zur Risikominimierung

Die Minimierung der Risiken bei der Behandlung von Atemwegserkrankungen, insbesondere wenn Komorbiditäten wie Herz-Kreislauf-Erkrankungen oder Stoffwechselerkrankungen ins Spiel kommen, ist ein wichtiges Anliegen der Gesundheitsfachkräfte. Von der Prävention über die Überwachung bis hin zur Wahl der Therapie können verschiedene Strategien eingesetzt werden, um die Versorgung zu optimieren. Lassen Sie uns gemeinsam in einem flüssigen Stil durch diese verschiedenen Ansätze navigieren.

Im Labyrinth der medizinischen Komplikationen sind Risiken wie Steine auf dem Weg, die nur darauf warten, den Fortschritt zu behindern. Aber für jedes Risiko gibt es eine Strategie, um es zu mindern, sodass Ärzte und Krankenpfleger ihre Patienten sicher auf dem Weg der Genesung führen können.

1. Risikobewertung :
   - **Umfassende Beurteilung:** Eine ausführliche klinische Untersuchung, die durch Labortests und bildgebende Verfahren ergänzt wird, ermöglicht eine umfassende Beurteilung des Patienten.
   - **Risikoscoring:** Instrumente wie der Charlson-Score oder der BODE-Index (für COPD) können helfen, das Risiko von Mortalität oder Komplikationen zu bewerten.
2. Präventiver Ansatz :
   - **Impfung:** Eine Immunisierung gegen Infektionserreger wie Grippe und Pneumokokken kann akuten Exazerbationen vorbeugen.
   - **Erziehung:** Die Vermittlung von Techniken zur Bronchialhygiene und Atemübungen kann dazu beitragen, das Risiko von Lungeninfektionen zu verringern.
3. Optimierung der medikamentösen Behandlung :
   - **Sorgfältige Auswahl der Medikamente :** Vermeidung von Medikamenten, die Komorbiditäten verschärfen können, z. B. vorsichtiger Einsatz von Beta-Blockern bei COPD-Patienten.
   - **Anpassung der Dosierung:** Anpassung der Dosierungen, um Nebenwirkungen zu minimieren und gleichzeitig die therapeutische Wirksamkeit zu maximieren.
4. Beobachtung und Überwachung :
   - **Regelmäßige Konsultationen:** Regelmäßige Besuche beim Facharzt, um den Verlauf der Krankheit zu beurteilen und die Behandlung entsprechend anzupassen.
   - **Überwachung zu Hause:** Geräte wie Pulsoximeter können bei der Überwachung zu Hause helfen, damit bei einer Verschlechterung schnell eingegriffen werden kann.
5. Koordination der Pflege :
   - **Multidisziplinäres Team:** Eine koordinierte Behandlung zwischen Lungenärzten, Kardiologen, Endokrinologen und anderen Fachärzten.
   - **Effektive Kommunikation:** Gewährleistung einer reibungslosen Kommunikation zwischen den

verschiedenen Beteiligten, einschließlich des Hausarztes, um eine umfassende Betreuung zu gewährleisten.

6. Umgang mit Komorbiditäten :

- **Integrierte Behandlungspläne:** Erstellen Sie Behandlungspläne, die nicht nur die Atemwegserkrankung, sondern auch die damit verbundenen Komorbiditäten behandeln.

- **Rehabilitation:** Programme zur pulmonalen Rehabilitation, die kardiorespiratorische Übungen und Ernährungsberatung für einen ganzheitlichen Ansatz integrieren.

Die Minimierung von Risiken in der Medizin ist wie die Beleuchtung eines Weges im Dunkeln, wobei jede Strategie eine Laterne ist, die Pfleger und Patienten zu sichereren Ausgängen führt. Mit einer gut durchdachten, individualisierten und multidisziplinären Behandlung kann man diese Risiken erheblich reduzieren und Hindernisse in einfache Schritte zur Genesung verwandeln. Die Risiken werden immer da sein, aber mit der Wissenschaft als Kompass und der Wachsamkeit als Wächter können wir alle sicherer durch die komplexe Landschaft der Lungenheilkunde und darüber hinaus navigieren.

Kapitel 44.
SCHLUSSFOLGERUNG: DIE ZUKUNFT DER PNEUMOLOGIE UND DER KRANKENPFLEGER

Die Auswirkungen der Technologie über Pneumologie

Die Technologie mit ihren unaufhaltsamen Fortschritten hat die Medizin und insbesondere die Lungenheilkunde tiefgreifend beeinflusst. Sie hat bessere Beurteilungen, wirksamere Behandlungen und ein tieferes Verständnis der Atemwegserkrankungen ermöglicht. Lassen Sie uns gemeinsam in einem flüssigen Stil herausfinden, wie die Technologie die moderne Pneumologie geprägt hat und weiterhin prägt.

Die Schnittmenge von Technologie und Pneumologie ist ein sich ständig erweiternder Horizont. Wo wir uns früher hauptsächlich auf Auskultation und Beobachtung verließen, stehen uns heute hochmoderne technologische Hilfsmittel zur Verfügung, die unser Verständnis und die Behandlung von Atemwegserkrankungen revolutioniert haben.

1. Diagnose und Bildgebung :
   - **Computertomographie (CT) und Magnetresonanztomographie (MRT):** Mit diesen Techniken können wir detaillierte Bilder der Lunge und der Brustkorbstrukturen erstellen, was die Früherkennung und genaue Diagnose verschiedener Erkrankungen erleichtert.
   - **Bronchoskopie mit Videounterstützung :** Moderne Bronchoskope mit Miniaturkameras ermöglichen eine direkte Sicht auf die Atemwege und erleichtern Biopsien und therapeutische Eingriffe.
2. Heimüberwachung :
   - **Angeschlossene Pulsoximeter:** Diese Geräte ermöglichen eine Echtzeitüberwachung der Sauerstoffsättigung von Patienten und übermitteln die Daten direkt an das Pflegepersonal.

- **Apps zur Verfolgung von Symptomen:** Patienten können nun ihre Symptome und Medikamente auf ihren Smartphones verfolgen und die Informationen mit ihren Ärzten teilen.

3. Technologiegestützte Behandlungen :
  - **Intelligente nicht-invasive Beatmung (NIV) :** Moderne NIV-Geräte können sich automatisch an die Bedürfnisse des Patienten anpassen und so den Komfort und die Effizienz verbessern.
  - **Elektronische Inhalatoren:** Diese Geräte können die Anwendung überwachen, für eine genaue Medikamentenabgabe sorgen und sogar an die Einnahme der Medikamente erinnern.

4. Telemedizin :
  - **Fernkonsultationen:** Mit den Fortschritten in der Kommunikationstechnologie können Lungenärzte ihre Patienten nun auch aus der Ferne konsultieren, was besonders für Patienten, die in abgelegenen Gebieten leben, hilfreich ist.
  - **Fernüberwachung:** Verbundene Geräte können Vitaldaten an Ärzte übermitteln, sodass diese den Zustand der Patienten in Echtzeit überwachen können.

5. Bildung und Ausbildung :
  - **Simulatoren:** Angehende Pneumologen können nun an hochtechnisierten Puppen oder virtuellen Simulationen üben, bevor sie Eingriffe an echten Patienten durchführen.
  - **Online-Lernplattformen:** Mithilfe von Online-Kursen und Webinaren können Berufstätige auf dem neuesten Stand der Forschung und Technik bleiben.

Die Vereinigung von Technologie und Pneumologie ist ein harmonischer Tanz, bei dem jede neue Innovation das Fachgebiet auf neue Höhen der Präzision, Effizienz und des Mitgefühls treibt. Während wir in die Zukunft blicken, mit künstlicher Intelligenz, Nanotechnologie und anderen vielversprechenden Bereichen am Horizont, ist klar, dass sich der Kurs der Pneumologie auf einem aufsteigenden Pfad befindet, angetrieben von der Macht der modernen Technologie. Das Versprechen ist einfach: eine bessere Lebensqualität für die Patienten, genauere Diagnosen und immer wirksamere Behandlungen. In dieser Verschmelzung von Wissenschaft und Technologie atmet die Zukunft Hoffnung.

Zukünftige Herausforderungen und Chancen

In dem Maße, in dem sich die Pneumologie durch den technologischen Fortschritt weiterentwickelt, entstehen neue Herausforderungen und Chancen. Einige dieser Herausforderungen sind das Ergebnis der Fortschritte selbst, während andere aus demografischen, ökologischen und gesellschaftlichen Veränderungen entstehen. Lassen Sie uns in einem flüssigen Stil die Herausforderungen und Chancen erkunden, die sich am Horizont der modernen Pneumologie abzeichnen.

Im sich wandelnden Kaleidoskop der Medizin befindet sich die Pneumologie, wie auch andere Fachgebiete, an einer spannenden Schnittstelle von Innovationen, Herausforderungen und neuen Möglichkeiten.

Herausforderungen :
1. **Antibiotikaresistenz:** Mit dem zunehmenden Einsatz von Antibiotika wird die Resistenz zu einem großen Problem, wodurch bestimmte Lungeninfektionen immer schwieriger zu behandeln sind.
2. **Klimawandel:** Der Anstieg der Luftverschmutzung und extreme Wetterereignisse könnten zu einer Zunahme von Atemwegserkrankungen führen.
3. **Zugänglichkeit:** Obwohl die medizinische Technologie Fortschritte macht, bleibt der Zugang zu einer hochwertigen Gesundheitsversorgung ungleich, insbesondere in abgelegenen oder unterentwickelten Regionen.
4. **Überdiagnose:** Technologische Fortschritte sind zwar vorteilhaft, könnten aber auch zu Überdiagnosen führen, bei denen Patienten potenziell unnötige Tests und Behandlungen über sich ergehen lassen müssen.

Möglichkeiten :
1. **Personalisierte Therapien :** Mit den Fortschritten in der Genomik und der Molekularbiologie bewegen wir uns auf gezielte Therapien zu, die auf dem genetischen Profil des Patienten basieren.
2. **Telemedizin:** Die Fähigkeit, Fernkonsultationen anzubieten, kann dazu beitragen, die Kluft beim Zugang zu medizinischer

Versorgung zu überbrücken, insbesondere in abgelegenen Gebieten.

3. Künstliche Intelligenz (KI): KI könnte die Diagnostik in der Pneumologie revolutionieren, indem sie eine schnellere und genauere Analyse von Lungenbildern und Patientendaten ermöglicht.

4. Forschung und Zusammenarbeit: Mit digitalen Plattformen wird die internationale Zusammenarbeit in der Forschung einfacher, wodurch die Entdeckung und Einführung neuer Behandlungsmethoden beschleunigt wird.

An der Schwelle zu dieser neuen Ära befindet sich die Pneumologie auf Messers Schneide und balanciert Herausforderungen mit nie dagewesenen Chancen aus. Aber wie die Geschichte der Medizin schon immer gezeigt hat, kommt mit jeder Herausforderung auch die Chance für Innovation, Fortschritt und erneute Hingabe an die Sache der menschlichen Gesundheit. Die Zukunft der Pneumologie ist zwar mit Herausforderungen gespickt, leuchtet aber voller Hoffnung und Versprechungen, erleuchtet von der unaufhörlichen Flamme der Neugier, der Wissenschaft und des Mitgefühls.

Motivieren
die neue Generation von Krankenpflegern

Um die neue Generation von Krankenpflegern für den Beruf zu begeistern, insbesondere für ein anspruchsvolles Fachgebiet wie die Pneumologie, bedarf es eines dynamischen Ansatzes, der ihre Wünsche, ihren Innovationsdrang und ihren Wunsch, etwas zu bewirken, anspricht. In einem flüssigen Stil wollen wir erkunden, wie wir die neue Welle von Krankenpflegern inspirieren und dazu bringen können, mit Leidenschaft in die Welt der Pneumologie und der Krankenpflege im Allgemeinen einzutauchen.

Im pulsierenden Theater der Medizin sind Krankenpfleger die unverzichtbaren Schauspieler, die die Bühne zum Leben erwecken. Sie sind das Bindeglied zwischen Wissenschaft und Seele, Technik und Berührung. Wie können wir heute, da sich die Welt in einem atemberaubenden Tempo verändert, die neue

Generation fesseln und sie dazu einladen, diese lebenswichtige Rolle zu spielen?

1. Die Macht der Wirkung :
Erzählen Sie ihnen Geschichten von geretteten Leben, überwundenen schwierigen Momenten, Freudentränen und der Dankbarkeit der Patienten. Zeigen Sie ihnen, dass jede Handlung, jede Entscheidung und jede Geste des Mitgefühls ein Leben verändern kann.

2. Technologie und Innovation :
Die nächste Generation ist im digitalen Zeitalter geboren. Stellen Sie die technologischen Innovationen in der Pneumologie in den Vordergrund, von der Telemedizin bis hin zu hochmodernen Diagnoseinstrumenten. Zeigen Sie ihnen, dass die Pneumologie an der Spitze der medizinischen Innovation steht.

3. Ausbildungsmöglichkeiten :
Bieten Sie spezielle Fortbildungsprogramme, Workshops und Seminare an. Ermutigen Sie sie, sich weiter zu spezialisieren und zu Experten in bestimmten Nischen der Pneumologie zu werden.

4. Anerkennung und Wertschätzung :
Schätzen Sie ihre Beiträge. Organisieren Sie Auszeichnungszeremonien, Anerkennungstage und Veranstaltungen, um ihre Erfolge und ihren Einsatz zu feiern.

5. Kollaborativität :
Fördern Sie die Teamarbeit. Zeigen Sie ihnen, wie sie durch die enge Zusammenarbeit mit Lungenfachärzten, Physiotherapeuten, Psychologen und anderen Gesundheitsfachkräften eine ganzheitliche Patientenbetreuung anbieten können.

6. Gemeinschaftliches Engagement :
Geben Sie ihnen die Möglichkeit, an Aufklärungsprogrammen, Bildungsmaßnahmen zur Raucherentwöhnung oder anderen Gemeinschaftsinitiativen teilzunehmen. Dadurch können sie nicht nur ihre Wirkung erweitern, sondern auch mit der Gemeinschaft in Verbindung treten.

7. Ermutigung zur Führung :
Inspirieren Sie sie dazu, Führungspositionen einzunehmen, Ausbilder, Mentoren oder sogar Forscher in der Lungenheilkunde zu werden.

Für die neue Generation geht es nicht nur um die Wahl einer Karriere, sondern um die Wahl einer Berufung. Es ist ein Aufruf zum Handeln, zur Wirkung, zur Veränderung. In der sanften Mischung aus Wissenschaft und Menschlichkeit, die die Pneumologie darstellt, gibt es einen Platz für diese jungen, hellen Köpfe, leidenschaftlichen Herzen und geschickten Hände. Indem wir sie anleiten, inspirieren und an sie glauben, schmieden wir nicht nur die Zukunft der Pneumologie; wir lassen ein Licht der Hoffnung, der Heilung und des Fortschritts für die ganze Welt leuchten.